AF368592

ESSAI

SUR

LES AVANTAGES CLINIQUES

DE LA

DOCTRINE DE MONTPELLIER

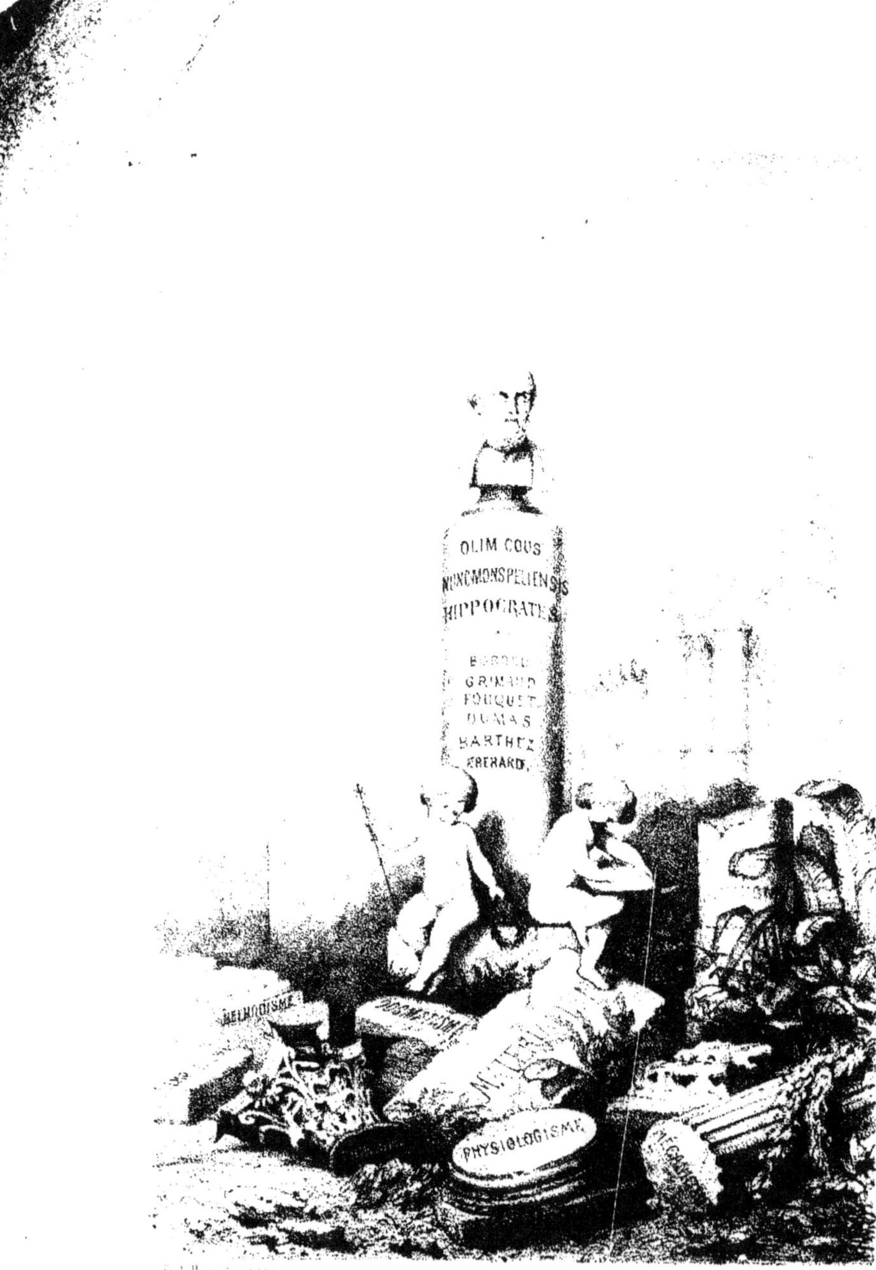

OLIM COUS
NUNC MONSPELIENSIS
HIPPOCRATES
BORDEU
GRIMAUD
FOUQUET
DUMAS
BARTHEZ
FRERARD
MÉTHODISME
PHYSIOLOGISME

ESSAI

SUR

LES AVANTAGES CLINIQUES

DE

LA DOCTRINE

DE MONTPELLIER

PAR

Ferdinand-Joseph HAAS

DOCTEUR EN MÉDECINE.

Orné de cinq Dessins, lithographiés par l'Auteur.

> Les paroles sont bonnes, mais ce n'est pas ce qu'il y a de meilleur. Le meilleur ne devient pas clair par des paroles. L'esprit qui nous anime est ce qu'il y a de plus élevé.
>
> GOETHE.

PARIS

J.-B. BAILLIÈRE ET FILS

LIBRAIRES DE L'ACADÉMIE IMPÉRIALE DE MÉDECINE
rue Hautefeuille, 19

MONTPELLIER

C. COULET, LIBRAIRE-ÉDITEUR
Grand'rue, 5.

1864

Montp., BOEHM & FILS.

A ma Patrie.

F.-J. HAAS.

A MON PÈRE, A MA MÈRE.

F.-J. HAAS.

A MON AMI

LOUIS KÖSTER.

F.-J. HAAS.

A mes Maîtres.

Lorsque j'entrepris de traiter ce sujet, épineux sous plus d'un rapport, je ne me faisais nullement illusion sur les difficultés que comporte un tel travail, et par sa nature et par son exécution. Suivant l'esprit du temps, j'aurais pu descendre dans le royaume des faits, en choisir un parmi mes observations, disserter là-dessus de mon mieux, et, en cas de réussite, m'effacer modestement dans le silence de mon diplôme.

Mais, frondeur de natur', je devais me jeter dans les contraires, ennemi de toute habitude, il me fallait rompre avec elle ; ami du danger, je ne pouvais pas résister à l'envie de mesurer mes forces dans une entreprise qui certes les dépasse,' et d'où je me retirerai tout au plus avec les honneurs de la guerre.

Pénétré de cette conviction, je ne puis apporter ici que des prétentions fort modérées, et je me croirai amplement récompensé si mes Juges m'écoutent avec indulgence, et m'acquittent avec la consolante sentence : Honneur au courage malheureux !

Mais comment faire excuser une hardiesse aussi téméraire que celle de me présenter devant mes Maîtres avec ce léger bagage de bonne volonté ; comment solliciter leur bienveillance sans provoquer leur sourire ; comment invoquer leur indulgence sans les importuner ? J'avais songé à me faire petit derrière le titre timide d'Essai ; mais le plus souvent, on le sait, il n'est qu'un voile transparent pour d'orgueilleuses prétentions, et je ne voulais point me parer du manteau de Diogène. Que faire pourtant ?...

Le Hasard, ce dieu des simples, me servit en me jetant sous la main une vieille thèse d'un siècle presque de date, rongée par la vétusté et précédée d'une dédicace qui résume toute ma pensée, et à laquelle je n'ai rien à ajouter, rien à changer, si ce n'est l'adresse :

« A Henri FOUQUET.

Citoyen,

» Permettez que je me glorifie publiquement d'être votre disciple. Vous n'aurez rien à souffrir des erreurs que je pourrais avoir mêlées à la Doctrine sublime dont vous êtes un des fondateurs ; votre réputation et mon obscurité vous en sont les garants. »

Montpellier, le 18 thermidor an v de la République.

La thèse portant cette dédicace a pour titre : « *Réflexions sur la nécessité de la physiologie dans l'étude et l'exercice de la médecine* » et fut présentée à l'École de santé de Montpellier, l'an v de la République.

Quel en était l'auteur? Un jeune citoyen d'alors, étudiant obscur qui successivement devint un médecin de réputation, professeur éloquent, doyen de l'École de Montpellier, écrivain élégant, publiciste distingué, « le représentant le plus autorisé de l'École dont il personnifie les doctrines et dont il est la gloire », professeur honoraire de ladite École, chevalier, officier, commandeur de la Légion d'Honneur, grand dignitaire de l'État. Cet homme, qui a eu le rare bonheur de devenir durant sa vie presque séculaire une autorité traditionnelle, en ce temps-là signait tout court « **Jacques LORDAT** »; aujourd'hui la vénération générale lui a décerné l'épithète familière de « **Père LORDAT** ».

La modestie sied bien à qui a le sentiment intime de sa faiblesse. A part les brillantes destinées réservées à l'homme illustre que je viens de nommer, je suis, pour tout le reste, placé dans les conditions extérieures où se trouvait, en 1796, celui qui était alors tout simplement Jacques LORDAT, candidat docteur. Qu'il me permette donc de lui emprunter sa dédicace et de l'adresser à mes Maîtres de l'École de Montpellier :

A mes Maîtres.

MESSIEURS,

Permettez que je me glorifie publiquement d'être votre disciple. Vous n'aurez rien à souffrir des erreurs que je pourrais avoir mêlées à la Doctrine sublime dont vous êtes les représentants; votre réputation et mon obscurité vous en sont les garants.

Montpellier, le 20 mars 1864.

FERDINAND HAAS.

AVANT-PROPOS

En cherchant à formuler la Doctrine hippocratique, nous n'y apportons point la prétention d'exprimer avec une entière fidélité, ni la pensée du divin Vieillard, ni l'enseignement de l'École de Montpellier, auquel cette pensée servirait pour ainsi dire de base officielle.

L'École de Montpellier a, comme toute institution scientifique, ses croyances, sa façon de penser, sa manière d'agir, ses tendances propres, qui se manifestent dans son sein et en dehors avec des nuances plus ou moins variées ou prononcées. Mais il y a un esprit qui les domine presque toutes, une communauté, nous ne dirons pas doctrinale, mais une communauté de pensée, un quelque chose qui est dans l'air ambiant de l'École, qui donne aux membres de ce Corps savant un certain cachet de ressemblance, un air de famille qu'on retrouve partout dans leurs ouvrages, dans leurs leçons et jusque dans leurs conversations, un cachet typique dont les disciples mêmes portent l'empreinte ; on dirait des enfants de la même mère, nourris du même lait, portant dans leur sein la même entité diathésique.

C'est ce quelque chose, ces traits communs, qui font de l'École de Montpellier une unité, malgré les dissidences que nous avons cherché à saisir et à exprimer en tant qu'il nous était possible d'y pénétrer ; nous avons *hippocratisé* en quelque sorte dans l'esprit de Montpellier, et nous soumettons le résultat de nos efforts, comme simple **Essai**, au jugement bienveillant des représentants de cette École.

Nous avons dit avoir *hippocratisé* dans le sens de Montpellier, et nous pensons devoir donner une explication préalable de ce terme un peu vague et du sens que nous y ajoutons, pour éviter toute méprise.

C'est une vérité incontestable que la plupart des sectes médicales de tous les temps se sont constamment abritées derrière le grand nom d'Hippocrate, et que toutes ont usé et abusé de ce puissant patronage, pour se légitimer en quelque sorte dans le temple de la science. Cela seul démontre d'une manière irrécusable la haute valeur qu'on attribua, d'un sentiment commun, aux dogmes de l'immortel Médecin de Cos. Les opinions les plus divergentes proclament Hippocrate le fondateur de la science, et s'accordent à lui donner le nom impérissable de *Père de la médecine*.

Le nom d'Hippocrate est tellement identifié avec le nom de la médecine, et qui plus est de la bonne médecine, que, ni le savant, ni le vulgaire même ne prononcent le nom de l'un sans penser à l'autre, et *vice versâ*. Il est devenu un nom générique, qui, tout en se rapportant à la personne d'Hippocrate, sert généralement à qualifier les hommes et les institutions scientifiques que l'histoire de la médecine et la voix générale désignent comme de vrais médecins ou comme des Écoles d'un bon enseignement.

C'est ainsi que personne ne s'opposera à nommer Galien le second Hippocrate grec, Celse l'Hippocrate latin, Boerhaave l'Hippocrate hollandais, Sydenham l'Hippocrate anglais, Barthez l'Hippocrate français, Hufeland l'Hippocrate allemand, puisque tous ces membres de la grande famille médicale se sont distingués par une reconnaissance franche des vérités hippocratiques, par une application rigoureuse de ses préceptes, par une marche spéculative dans son esprit et d'après son exemple.

Mais il en est de cette famille comme de toute autre : il y a des enfants qui écoutent les sages conseils de leur père, il y en a qui ferment les oreilles et s'en écartent, ce qui du reste ne les empêche pas d'invoquer à l'occasion la même paternité. C'est un droit qu'à la rigueur on ne saurait leur enlever ; mais ce qu'on peut leur contester, c'est la prétention de vouloir joindre au nom invoqué le bénéfice de la similitude des actions, qui sont souvent en contradiction flagrante avec celles de leur générateur. Ainsi donc, nous sommes dans notre droit si nous refusons ce nom honorifique à tous les novateurs qui ont tenté de détruire l'œuvre du divin Vieillard et de le supplanter.

Il en est de même des écoles et des institutions scientifiques. Les unes acceptent franchement l'héritage du grand homme, s'efforcent de marcher sur ses traces et de suivre ses préceptes, se souvenant des paroles du maître : *« que tout ce qui manque pour la perfection de cet art se trouvera, si des gens habiles et bien instruits des règles anciennes en font la recherche et tâchent d'arriver à ce qui est inconnu par ce qui est connu »* ; d'autres, interprétant les dogmes d'Hippocrate à leur façon, « hippocratisent à leur fantaisie », dénaturent l'œuvre du maître et la rendent méconnaissable.

En tête des premières il faut compter sans contestation l'*École de Montpellier*, qui sut de bonne heure s'imprégner des dogmes institués par l'Oracle de Cos; qui parvint à les perpétuer dans leur pureté et à les défendre contre d'innombrables attaques; qui réussit à les perfectionner et à en élargir le cadre; en un mot, c'est l'École de Montpellier, dont les principes et l'enseignement portent jusqu'à nos jours le cachet imprescriptible du vrai hippocratisme, de sorte que les expressions *École de Montpellier* et *École Hippocratique* sont devenues tellement synonymes, qu'on peut se servir indistinctement de l'une ou de l'autre pour désigner le même objet, dans l'acception des savants comme dans celle du vulgaire.

Ce n'est donc pas une épithète octroyée à notre École par un baptême officiel, c'est tout simplement la force des choses qui lui a valu cette dénomination ; ce n'est pas un titre de noblesse usurpé ou réclamé par une vanité banale, c'est un titre d'honneur noblement gagné sur le champ de bataille des travaux et des labeurs de six siècles, et, quand l'École s'en glorifie, c'est à bon droit et non par une arrogance arbitraire et un mesquin égoïsme de clocher.

Elle met un orgueil légitime à s'appeler l'École hippocratique, hommage pieux pour le grand homme dont elle se proclame la digne et sincère émule.

Tout cela ne veut pas dire que notre École se soit strictement renfermée dans les limites de l'œuvre d'Hippocrate : une telle stabilité aurait été même anti-hippocratique et opposée à son esprit; bien au contraire, elle a cherché à les étendre, à « découvrir l'inconnu », à agrandir le domaine de la science *« tum manu, tum mente, »* mais sans altérer la base établie par l'immortel Maître, qu'elle a reconnue comme la seule vraie en médecine.

Cette manière d'agir donc : observer et pratiquer, rechercher, penser et conclure comme Hippocrate, qui appartient en propre à notre École, c'est ce que nous appelons *hippocratiser*, et c'est dans ce sens que nous avons employé ce mot pour caractériser l'esprit qui prédomine dans notre modeste travail, en tant que nous avons été assez heureux pour saisir cet esprit et assez capable pour nous en pénétrer.

Passant humblement condamnation pour les imperfections qui pourront s'y trouver, nous prions nos Maîtres de vouloir bien lui accorder le bénéfice des circonstances atténuantes, en raison de notre bonne volonté.

Ferdinand HAAS.

ESSAI

SUR

LES AVANTAGES CLINIQUES

DE LA

DOCTRINE MÉDICALE

DE MONTPELLIER

───※───

PREMIÈRE PARTIE

DE LA VIE.

> « *Quod oculorum aciem effugiunt hæc*
> *intelligentiæ visu comprehenduntur.* »
> HIPP.; *De Arte.*

Le premier fait, le plus grand, le plus éblouissant qui frappe nos sens et notre intelligence dans la contemplation de la nature, c'est la *vie*. Partout où nous jetons nos regards, nous voyons la matière céder sous l'impulsion de forces occultes, dont les phénomènes d'un mouvement en tous les sens dénotent la présence, mais dont nous ne pouvons percevoir la forme ni pénétrer l'essence. Rien n'est isolé ; tout se lie, tout s'adapte, tout se confond, tout s'engrène, tout naît, vit et meurt ; tout se fait avec ordre, et l'infinité des mouvements se rapporte à une seule essence d'où émane cette communauté d'action, la *vie*.

Resserrée par la vie et modelée dans des formes arrêtées, dont la collectivité constitue les types, la matière subsiste par les forces qui l'ont sollicitée, combinée ; abandonnée par elles, elle se désagrège et transmet ses molécules disséminées dans le réservoir commun, où elles ne tardent pas à être reprises pour former une nouvelle vie. Les forces, quoique différentes entre elles, restent les mêmes ; distinctes par leur caractère, elles sont unies dans leur essence ; toutes travaillent pour chacune, et chacune pour toutes ; rien ne change que la forme des individus : les genres, les espèces gardent leur cachet typique.

En effet, quel spectacle merveilleux que le jeu de ces acteurs secrets qui se manifeste dans une variété infinie de productions de toutes formes, différentes et dissemblables entre elles, et cependant réunies par des caractères généraux qui nous permettent de les diviser, de les classer ! Tantôt nous voyons des effets d'une force isolée, comme dans la nature inorganique ; tantôt nous en voyons qui sont produits par la réunion de plusieurs ou de toutes ensemble, comme dans la nature organique.

Depuis le brillant cristal enfoui dans les entrailles insondables du globe, jusqu'aux corps célestes qui planent au-dessus de nous dans des espaces incommensurables ; depuis l'onde argentée qui sillonne nos prairies, depuis l'Océan qui baigne les côtes de la vieille terre, jusqu'au brasier des basaltes en fusion qui en supporte l'épiderme ridé ; depuis le grain atomique de sable qui tourbillonne sur la plage, jusqu'au granit éternel dont le sommet effondre l'azur du firmament ; depuis la mousse des glaciers jusqu'au cèdre majestueux du Liban ; depuis le zoophyte rayonné jusqu'à l'homme, le chef-d'œuvre de la création, quelle immense échelle de merveilles ! Et cependant, toutes ces myriades de choses distinctes sont pétries de la même pâte, de cet instrument passif de la nature qu'on nomme *matière*, évoquées par la même cause, stimulées par la même force, la *vie*.

Faut-il rester oisif devant ce spectacle inexplicable, émouvant ? Faut-il se borner à s'agenouiller dans une admiration muette et béate, et se courber sans manifestation aucune sous le poids des grands faits qui nous entourent ? Non, mille fois non ! tel n'est pas l'attribut de l'intelligence humaine, tel ne peut être son désir, telle ne peut être son ambition. Une force irrésistible la pousse vers l'examen de tout ce qui l'entoure, de tout ce qu'elle voit et perçoit. Connaître ce qui lui est caché, savoir ce qu'elle ne sait pas, explorer les profondeurs de l'inconnu, résoudre ce qui est une énigme pour elle, lors même que ce serait impossible : telle est sa tâche, telle est son aspiration.

Elle entre hardiment dans toutes les voies de la spéculation, n'en dût-elle rapporter que des déceptions ; rien ne l'arrête, ni succès, ni revers ; c'est sa destinée fatale à laquelle elle ne peut échapper, c'est sa vie, car sans cela elle ne vivrait pas, et, *ne pas vivre, c'est ne pas exister !* La nature a sagement fait de voiler le secret de ses créations, autrement la spéculation n'aurait plus de but, l'intelligence plus d'élan, et son extinction serait une nécessité.

Vérité et erreur, ces deux pôles du savoir humain, dérivent de la même source ; leur antagonisme harmonique conditionne la vie intellectuelle, comme l'antagonisme de la santé et de la maladie la conditionne dans l'ordre animal. De même que ces deux dernières sont des modalités de la vie, les premières le sont de l'intelligence ; toutes les deux sont des conditions indispensables, fondamentales du mouvement intellectuel.

La première question que nous nous adressons : qu'est-ce que nous percevons ? que voyons-nous ? que touchons-nous ? nous amène aussi la première et la plus grande déception. Cette première question reste en même temps la dernière ; sa permanence marque les limites du pouvoir de notre intelligence. L'essence des choses repose dans le sein de la création même, et aucune puissance humaine ne brisera la digue qui nous en sépare.

Revenons donc d'un problème que notre impuissance rend à jamais insoluble, et examinons ce qui tombe dans le domaine de nos connaissances.

La nature se présente sous deux états primitifs, dont l'un est *passif*, c'est-à-dire matière, instrument ; l'autre *actif*, force, mouvement. Le premier représente la partie non organisée, une collection de corps bruts *à force latente;* le second sa partie organisée, collection de faits *à force patente.*

1º Qu'est-ce qu'un corps non organisé ? C'est un corps non sollicité par les forces, restant fixe dans sa forme et dans son existence, pouvant exister *seul.*

2º Qu'est-ce qu'un corps organisé ? C'est un corps sollicité par les forces, qui acquiert, en raison de son agrégation particulière, déterminée par une force propre, une vie à part ; qui s'émancipe de la matière, forme l'individu, se manifeste en actes et en fonctions, et qui ne peut pas exister *sans* les autres.

Dans le domaine des premiers tombent les corps solides, biluides et gazeux, faisant, par rapport à leur état élémentaire et composé, et par rapport aux forces qui les déterminent, l'objet de la géologie, géognosie, minéralogie, physique, chimie et astronomie.

Dans celui des seconds se rangent les végétaux , les animaux et l'homme, en tant qu'animal. Les végétaux font le sujet de la botanique ; les animaux celui de la zoologie.

On a établi trois règnes dans l'histoire naturelle : le règne minéral , le règne végétal et le règne animal. Un quatrième règne pour l'homme est en litige : Buffon l'accepte , Cuvier le repousse ; de façon que l'homme, qui a classé tout le reste de la nature, ne sait pas se classer lui-même , et ne l'est, en définitive , pas encore aujourd'hui. C'est lui qui fait l'objet de notre travail , et il nous importe de revenir en son temps sur cette question.

A la tête des êtres doués de vie se trouve , comme son expression la plus parfaite, l'homme, ou, comme les anciens l'appelaient si judicieusement, le petit monde. C'est donc vers l'homme que nous devons nous tourner, si nous voulons étudier ses lois, connaitre sa nature , examiner son activité pour en déduire une théorie qui nous la fera comprendre dans toutes ses phases , dans toutes ses manifestations de quantité et de qualité , d'état normal et anormal ; en un mot, c'est seulement sur l'homme vivant que nous devons étudier le phénomène de la vie avec tout ce qui s'y rapporte.

La constitution de l'homme, — ce vaste sujet ayant pour but la plus intéressante, la plus élevée des notions auxquelles l'esprit humain puisse aspirer : la connaissance de soi-même, — ne pouvait manquer d'attirer l'attention des penseurs de tous les temps , de tous les peuples ; aussi voyons-nous, depuis la plus haute antiquité jusqu'à nos jours , une foule d'élus et de non-élus s'occuper de cette importante question. Tour à tour ce furent les philosophes, les biologues, les naturalistes, les médecins, les religieux, etc. , qui cherchèrent à se rendre compte des phénomènes si variés , si contraires, dont le corps vivant est le théâtre. Que de systèmes, que de théories ont vu le jour, qui témoignent d'une activité écrasante de la spéculation humaine! mais aussi quels égarements, quelles erreurs marquent les routes divergentes de sa marche ascendante et descendante! Toutes les ressources de l'imagination ont été épuisées, tous les ressorts de l'intelligence ont été mis en jeu pour jeter de la lumière dans ces ténèbres; et malheureusement ce n'étaient trop souvent que des feux-follets qui entraînaient le voyageur égaré et le laissaient dans des ténèbres plus profondes encore.

L'intelligence sert aussi bien l'erreur que la vérité, et peut-être plus souvent la première, celle-ci étant la règle, l'autre l'exception. Est-ce une loi qu'il en soit ainsi? Je ne le sache pas, mais le fait est incontestable. Toute l'histoire démontre que la faiblesse humaine a un penchant prononcé pour l'erreur; si elle n'existe pas, on la crée: les siècles qui se sont traînés dans son ornière en sont les tristes témoins. Le monde n'aime pas la figure sans fard et austère de la Vérité; s'il savait de la trouver, il rebrousserait chemin; il préfère courir après les paillettes et le clinquant de l'erreur, aller « *per tenebras* » aussi doucement que possible « *ad lucem* », plutôt que d'y aller tout court et tout droit, quand cela peut se faire. Une stupidité, servie avec méthode, chatouille sa sensibilité plus que la nourriture saine et simple de la vérité; les fidèles murmurent leur *credo*, pourvu que leurs appétits pervers soient flattés et satisfaits. « *Recti apud nos locum tenet error, ubi publicus factus est.* » (Senèque.)

Basées sur l'ignorance et l'orgueil, d'un côté, sur la cupidité et toutes les excitations des passions, de l'autre, une foule de théories ont été inventées, dont la perversité ne le cède qu'au ridicule. À quoi bon les exhumer d'un oubli par trop mérité? La plupart sont mortes avec leurs apôtres, après une existence éphémère.

Il y en a cependant qui ont fait du chemin, qui s'en distinguent par des tendances plus franches, qui, quoique entachées de vice et émanées d'une logique erronée, sont pourtant marquées du cachet d'un effort légitime de l'esprit pour arriver à la solution des problèmes. Ce sont celles qui subsistent encore aujourd'hui plus ou moins, auxquelles les principaux auteurs des temps modernes se sont ralliés, et dont nous effleurerons, suivant l'utilité relative, la pensée fondamentale dans la courte analyse historique nécessaire pour prouver la supériorité de notre doctrine, qui, seule, a survécu dans son intégrité, et qui s'est constamment raffermie, malgré les attaques les plus furieuses et les plus insensées qui furent dirigées contre elle pendant des siècles.

Nous ne nous proposons pas d'écrire une histoire des nombreuses vicissitudes qu'a subies cette doctrine depuis son institution jusqu'à nos jours: une telle entreprise serait en dehors du but de ce travail, et, ce qui est une raison plus concluante, nous ne croyons pas disposer d'une substance plus fixe que celle de l'infortuné Icare, afin de nous préparer des ailes assez solides pour un tel vol. Ce ne sont pas là nos prétentions; nous serons amplement récompensé si nos Maîtres trouvent que leurs savantes leçons ne sont pas tombées sur un sol tout à fait stérile, et s'ils nous accordent une bienveillante appréciation.

Quand parut Hippocrate, la science de l'homme était presque nulle. Les artisans-guérisseurs faisaient un empirisme aveugle sans base scientifique, et les philosophes en jugèrent d'après la suggestion de leurs pensées. D'un côté un terrain aride, de l'autre une végétation luxuriante sur le sol mobile

des caprices de l'esprit et de l'imagination, voilà le champ
que le grand homme devait transformer en terre fertile, pour
y jeter les semences des vérités dont vingt-deux siècles n'ont
pu ternir l'éclat éblouissant. Son génie comprit qu'il n'y a
point de science sans base solide, et il en traça les délinéa-
ments en déterminant le principe de la vie, de ce « dynamisme propre à fabriquer ses instruments, à les entretenir
et à s'en servir, pour l'exécution de toutes les fonctions arrêtées et de toutes celles que les éventualités peuvent exiger
dans l'intérêt de l'être. » (Lordat, *Constitution de l'homme*,
pag. 29.)

Il en sépara nettement tout ce qui se rapporte aux phénomènes intellectifs et raisonnés, et en fit un ordre distinct,
qui n'avait rien de commun dans son essence avec le premier.

Sans connaissances positives et détaillées de l'agrégat matériel de l'homme, il en admit la totalité comme un système
d'instruments indispensables pour les manifestations du dynamisme vital et intellectuel.

L'homme se composait de trois principes : 1º d'un mécanisme; 2º d'un principe d'intelligence substantiel; et 3º du
principe vital proprement dit. Les rapports du dernier avec
les deux premiers lui assignent le caractère d'un principe
intermédiaire, quoique étant autonome et incommunicable
de sa nature intime.

C'est ce qui constitue la dualité du dynamisme humain,
consistant : 1º en un principe intelligent, volontaire, ayant
connaissance de ses actions et en étant responsable ; 2º en un
principe de nature purement vitale, analogue à l'instinct de
la bête, agissant aveuglément, « sans le savoir, vers sa destinée, comme elle agirait si le bon sens l'avait dirigée. »
(Lordat, *loc. cit.*, pag. 36.)

M. Lordat signale (*loc. cit.*, pag. 51), après les ressemblances, les différences qu'Hippocrate énonce entre l'âme
pensante et la nature vivante de l'homme. Entre autres, il
cite, parmi les caractères distinctifs de la dernière, l'*autonomie*. Nous ne pouvons pas admettre ce caractère comme
caractère de « différence», puisque l'âme doit le posséder
également. Si l'âme pensante ne jouit pas d'une autonomie
analogue, il n'y a plus de duodynamisme, parce que l'essentiel des deux dynamismes doit être leur autonomie absolue
et relative. De plus (pag. 55), en formulant la pensée hippocratique en doctrine vitaliste, il modifie en quelque sorte le
caractère d'autonomie donné par ce dernier à la force vitale
(*elle fait tout d'elle-même*), et la dit : «non indépendante,
puisqu'elle est susceptible de cohésion avec une autre force
vitale». Nous ne pouvons pas voir dans cet acte de «cohésion»
supposée une « non-indépendance », puisque nous ne voyons
dans cette rencontre efficiente de deux forces vitales pour la
réalisation d'une troisième, qu'une spontanéité absolue et autonome de deux côtés, résidant substantiellement dans l'essence de chacune des deux vies, qui opère indépendamment
sur un substratum commun et prend le caractère d'une indépendance relative seulement par rapport à la matière à
l'aide de laquelle les deux se réalisent dans une troisième.
Sans vouloir l'affirmer, nous pensons que c'est la pensée
d'Hippocrate, quand il dit que la nature fait tout *d'elle-même;*
pensée qui est d'ailleurs confirmée par Barthez, quand il s'exprime ainsi : «On pourrait encore multiplier le nombre des
faits généraux qui donnent lieu de croire que le principe vital
existe par lui-même. » (*Élém.*, pag. 40, 1ʳᵉ édit.)

Cette doctrine de la constitution de l'homme s'appelle la
doctrine vitaliste, la seule qu'on puisse extraire légitimement
des écrits du Vieillard de Cos, la seule qui puisse donner à la

science médicale une base solide, tant pour la théorie que pour la pratique. Hippocrate l'avait établie par l'inspection immédiate de la nature, par l'observation et l'étude des faits qui se manifestent dans l'homme en santé et dans l'homme malade.

L'espace mesuré de notre travail nous oblige de passer rapidement sur plusieurs siècles où l'Hippocratisme luttait contre les sectes qui se créaient. Nous laissons Hérophile, qui croyait renverser l'Hippocratisme par le scalpel, et qui ne parvint qu'à créer un empirisme funeste à la science, que ses disciples Phylinus et Thémison augmentèrent encore outre mesure ; nous laissons de même Asclépiade, le créateur de la polypharmacie, pour arriver d'un bond à Galien, l'homme, comme dit M. Lordat, qui sembla avoir été providentiellement chargé de populariser les notions hippocratiques de la constitution de l'homme parmi les médecins de son siècle et ceux des siècles futurs.

En effet, doué d'une intelligence supérieure, soutenue par des connaissances variées et par une vaste érudition, Galien sut comprendre les grandes conceptions d'Hippocrate et en tirer ce qu'elles renfermaient, mieux qu'aucun de ses prédécesseurs et de ses contemporains. Quoique peut-être trop prolixe dans ses élucubrations médicales, et nuisant par cela à la clarté et à la précision de son exposition, ébauchant des tableaux immenses dans lesquels la masse du détail nivelait tous les plans et effaçait la netteté des groupes principaux, on n'y trouve pas moins des figures à contours arrêtés, qui dominent l'ensemble et donnent, détachées de tout ce qui peut en détourner le regard, une valeur réelle et supérieure à ses conceptions. C'est ainsi qu'il prononce entre autres une proposition qui seule suffût pour lui assigner une des places les plus marquantes dans le domaine de la science ayant pour but la désignation des sources en thérapeutique. Quoiqu'en apparence ne se rapportant qu'à cette dernière, cette proposition contient et résume tous les devoirs du médecin et les énumère dans l'ordre de leur opportunité. La voici : « On doit tirer l'indication de l'essence de la maladie, et, lorsqu'on ne peut reconnaitre cette essence, de la saison, de la constitution atmosphérique, du genre de vie, de l'état des forces, de la constitution individuelle, mais *fort rarement des symptômes.* » (*De meth. medendi,* lib. XI et XII.)

L'idée en était bien renfermée dans l'œuvre d'Hippocrate, mais pas assez clairement pour éclore; et c'est le mérite de Galien d'avoir obtempéré à cette nécessité et d'avoir rendu un immense service à la science en mettant en lumière les parties inaperçues de l'Hippocratisme et en développant son idée.

A partir de l'époque de ce grand homme, qui avait le plus contribué à répandre les vérités des dogmes d'Hippocrate par son enseignement et sa pratique étendue, nous accompagnerons la science à travers près de quinze siècles de vicissitudes et de luttes avec les anciennes sectes et les sectes nouvelles créées par les anatomistes et les chimiâtres ; nous passerons rapidement devant l'image confuse et nuageuse de Paracelse, flottant dans des excentricités de bon et de mauvais, et nous nous arrêterons un instant devant un homme d'un puissant génie, qui voulait réformer la science et lui donner une nouvelle base, et qui, malgré ses erreurs, occupera toujours une grande page dans l'histoire, par la clarté et le cachet scientifiques qu'il donna à ses œuvres : nous voulons parler de Van Helmont.

Tout en acceptant le dogme d'Hippocrate de la nature médicatrice, il se séparait de lui par l'adoption d'un amalgame où étaient réunis la nature et le principe de l'intelligence, qu'il appelait *archée*. Cet archée principal lui-même était constitué par la réunion de plusieurs archées subordonnés , répandus dans tous les organes, où ils jouissaient d'une vie propre et de fonctions spéciales, dont l'archée principal avait la haute direction. Le siége de ce dernier était dans l'estomac. On voit d'un coup d'œil les différences et les ressemblances avec la théorie hippocratique. L'archée principal , contenant la raison , réunit trop deux ordres d'éléments que l'Hippocratisme sépare nettement. Sa division en une foule de vies spéciales propres, n'ayant qu'un faible lien de dépendance avec le directeur de toute la machine , sépare trop ce que l'Hippocratisme lie étroitement. Quoi qu'il en soit, personne ne niera l'influence de l'Helmontisme sur la science par beaucoup d'idées lucides, dignes du grand Vieillard de Cos. Enfin, n'oublions pas que Van Helmont est en même temps le précurseur de deux hommes qui devaient faire époque dans l'histoire de la science.

Pendant le moyen âge, les saines idées philosophiques des anciens furent à peu près délaissées ; la scolastique tenait tous les esprits courbés sous son joug, et, comme elle n'était qu'une continuation de la philosophie des Pères de l'Église, son caractère essentiel était l'union plus ou moins intime de la philosophie, surtout de la dialectique, avec la théologie. Un pareil régime scientifique, soumettant tout à sa juridiction agressive, ne se soutenant que par la contrainte, mettant l'autorité à la place des arguments, ne pouvait avoir qu'une durée limitée et devait cesser dès que l'esprit humain commencerait à sentir son joug accablant et que, poussé par le désir de l'indépendance, il serait assez hardi pour s'élever contre les préjugés enracinés du temps, et pour se dégager des entraves qui enchaînaient sa liberté.

L'homme qui entreprit cette œuvre réformatrice était Descartes. Il parut à l'époque où le désordre dans les esprits était à son comble, où l'on disputait de tout et sur tout, où une lutte souvent acharnée avait lieu entre l'affirmation et la négation, dont le seul critérium admis était l'autorité présentée avec une dialectique bâtarde. Au lieu de s'engager sur un tel chemin et de se perdre dans le raffinement des subtilités, il fit *tabula rasa* du tout, afin de poser par une nouvelle méthode une base positive pour la résurrection de la philosophie et des autres sciences. Il rejeta donc tout l'amas incohérent du passé, ne considérant rien comme solidement bâti, établit un scepticisme provisoire universel, et ne se fia dans ses déductions qu'à l'évidence et à la raison. Dans le scepticisme universel qu'il avait institué, rien n'échappait à cette hypothèse du doute que l'existence personnelle. Le premier point de départ de sa métaphysique était son célèbre enthymème : « *Cogito, ergo sum* »; et il se servit de cette vérité pour établir l'existence de Dieu, du moi et du corps. Descartes distingua nettement l'esprit de la matière, et donna de la constitution humaine une idée qui, soutenue par une logique mathématique, fut rapidement acceptée. L'être pensant, ou l'âme, disait-il, est essentiellement distinguée du corps, dont l'essence est l'étendue, par sa simplicité, son immatérialité, d'où résulte son immortalité, et par la liberté, qui est l'attribut de l'âme, parce qu'elle pense librement. Mais l'âme ne pense pas tout clairement ; dans beaucoup de cas elle est sujette au doute, et sous ce rapport elle est un être imparfait, final. Le corps vivant n'était pour lui qu'un système d'instruments automatiques, dont toutes les fonctions étaient attribuées aux lois de la physique. L'homme était donc un composé d'une âme et d'un être automate, et, comme il ne pouvait pas nier les rapports entre ces deux éléments,

il les expliqua par une coopération divine (*assistentia Dei*).
Que ces deux substances se séparent à la mort, que l'âme
pensante survive aux organes, rien de plus aisé à concevoir ;
c'est peut-être ce qui explique l'enthousiasme avec lequel fut
accueillie la théorie nouvelle. Les animaux, dépourvus d'âme,
n'étaient que de véritables automates fonctionnant comme
les rouages d'une horloge.

Au lieu de rapporter les phénomènes de la vie à leur véritable cause, à un principe dynamique inconnu dans son
essence, comme l'avait fait avant lui Hippocrate, le réformateur moderne les assujétit vicieusement à des lois qui
ne peuvent pas en rendre raison ; aussi souscrivons-nous de
grand cœur à la proposition de M. Jaumes, que : « Descartes
»a été funeste à la médecine, en supprimant l'autonomie et la
»spontanéité de la cause vitale, en mettant à la place un
»principe mécanique, en subordonnant l'observation à ce
»principe; il a ainsi détruit le but de notre science et faussé
»la méthode favorable à son étude. » (*De l'influence des
doctrines philosophiques de Descartes et de Bacon sur les
progrès de la médecine.* Thèse de concours, pag. 51.)

L'admission de l'hypothèse formulée par Descartes sur la
constitution de l'homme, donna naissance à la secte médicale représentée par Borelli, et connue sous le nom de *iatro-
mécanique.* Ce système est un mélange des idées de Descartes et de celles de Sylvius, qui expliquait toutes les maladies par les lois de la chimie et par les altérations des
humeurs. D'après la doctrine iatro-mécanique, l'état de santé
est le produit d'un mouvement des fluides proportionné à
la réaction des solides; quand l'équilibre est rompu, il y a
maladie ; ce qui lui donne naissance, c'est toujours une altération des solides (modification vicieuse de la tonicité ,

de l'élasticité, de la contractilité), ou bien des liquides dont la densité augmente ou diminue, qui se meuvent avec plus de rapidité ou dans une direction anormale. La théorie mécanique de Borelli différait, comme on le voit, beaucoup de celle des mécaniciens de l'antiquité: ceux-ci faisaient reposer leur doctrine sur une base tout à fait chimérique; tandis que Borelli, pour établir la sienne, l'appuyait sur quelque chose de vrai, qu'il avait seulement le tort d'exagérer et de trop généraliser. N'oublions cependant pas de mentionner que Borelli eut le grand mérite d'appliquer le premier les lois de la mécanique aux mouvements des muscles.

Glisson et Baglivi furent les défenseurs du *solidisme*, doctrine qui expliquait tous les phénomènes de la vie physiologique et pathologique par la contraction de la fibre. L'activité du solide vivant consiste dans l'irritabilité de sa fibre, indépendante des esprits vitaux.

L'analogie avec les archées particuliers de Van Helmont n'est pas à méconnaître ici ; ce qui était le principe distinct de l'organe devient mouvement physique de cet organe dans la théorie susdite. Les solides s'emparent des matériaux nutritifs, les élaborent et les changent en un liquide, lequel est ensuite absorbé par les organes, qui s'en assimilent les principes. Dans l'économie, tout dépend des solides, eux seuls sont affectés, du moins primitivement ; les liquides ne jouent qu'un rôle passif.

Telle était la doctrine qu'embrassèrent Fr. Hoffmann et son École, qui posaient en principe que la vie et ses phénomènes se passent dans les solides, et que les modifications éprouvées par les liquides sont constamment le résultat et le produit des actions exercées par les premiers. Hoffmann soutient que l'économie animale accomplit les fonctions qui lui sont propres, en vertu de propriétés particulières dévolues à la matière organisée.

A cette époque, surgirent deux hommes illustres qui se partagèrent la domination de la science. L'un la posséda sans rival un certain temps, jusqu'à ce que l'autre fût entré dans l'arène pour la lui disputer et la lui enlever.

Le premier de ces deux champions était Boërhaave. Il tenta de concilier les idées qui régnaient de son temps ; mais son système se ressent de la connaissance étendue qu'il avait des principes de la physique, de la mécanique, de la chimie, de sorte que le tout forme un mélange quelquefois mal assimilé de théories mécaniques. D'après ce médecin, la fibre, dont les organes se composent, jouit d'une force de cohésion qui la rend apte à céder, dans une mesure convenable, sous l'impulsion des liquides, et à réagir contre cette impulsion. La maladie est due à l'augmentation ou à l'affaiblissement de cette force. Toutes les parties de l'économie sont sujettes à des altérations (rigidité ou relâchement) de la fibre organique et constituante. De plus, il est des affections qui sont dues à l'acidité, à l'alcalinité, à l'acrimonie des humeurs, etc.

Quand on lit les œuvres médicales de Baglivi, de F. Hoffmann, de Boërhaave, il est facile de s'assurer que, par une inconséquence heureuse, ces grands médecins abandonnaient, au lit du malade, toutes leurs idées théoriques, pour ne se souvenir que des préceptes du Vieillard de Cos. On reconnaît à tout moment, dans leurs écrits, l'influence des dogmes purs et immuables de l'Hippocratisme. Si l'on examine les discours médicaux de Boërhaave, par exemple, on reconnaîtra au premier coup d'œil ce que nous affirmons. Dans son premier discours, *De commendando studio Hippocratico* (Leyden, 1701), il recommande ardemment l'étude du grand

Vieillard, prouve la justesse de sa doctrine et ses qualités éminentes ; dans son second, *De usu ratiocinii mechanici in medicina* (Leyden, 1703), il s'en éloigne ; dans son troisième, *Quæ repurgatæ medicinæ facilis asseritur simplicitas* (Leyden, 1709), il y revient, en voulant reconduire la médecine à la simplicité hippocratique ; dans les discours suivants, il s'en éloigne de nouveau, pour revenir entièrement à sa première idole dans son dernier, et peut-être son meilleur, *De honore medici, servitute*, où il déclare le médecin le ministre de la nature, et fait consister son rôle à découvrir et diriger ses mouvements, axiome dont il ne s'était jamais éloigné dans l'exercice de son immense pratique.

Son grand disciple, Haller, regardait toute la partie métaphysique de la constitution de l'homme comme une hypothèse ; ses célèbres travaux sont plutôt propres à éclairer la physiologie proprement dite, qu'à contribuer à donner une étendue plus vaste à la science médicale.

Le mécanisme cartésien et les sectes qui en dérivent ne pouvaient subsister longtemps sans rencontrer des adversaires. Le premier et le plus vigoureux fut Stahl, qui battit en brèche le système prétendant expliquer, par les lois seules de la mécanique, les fonctions si admirables et si compliquées du corps vivant, en démontrant toute l'absurdité d'une telle opinion. Il s'appliqua à prouver que la vie suppose un principe dynamique supérieur au simple mécanisme, et que le jeu des organes est dirigé par une puissance qui leur imprime l'impulsion nécessaire. La réaction suscitée par le célèbre médecin de Halle fut avantageuse, en ce qu'elle affranchit la médecine de l'empire absolu qu'exerçaient sur elle les théories physiques et chimiques alors en vogue. Malheureusement, à l'hypothèse qu'il venait de ruiner, Stahl en substitua une nouvelle, lorsqu'il soutint, comme Aristote l'avait fait avant lui, que le principe qui préside à toutes les fonctions du corps humain, c'est l'*âme pensante*, «*anima præses omnium actuum in homine*». Il y aurait en elle *deux vies*, celle de la pensée réfléchie et de la volonté en pleine possession d'elle-même, et puis, avant celle-là et au-dessous d'elle, la vie organique, en vertu de laquelle l'âme, à l'origine, s'empare du germe, l'organise et s'arrange elle-même son propre domaine; après avoir construit ses organes, c'est elle qui les maintient, les administre, et, quand le corps est atteint par la maladie, c'est encore elle qui s'occupe, avec la plus grande activité, de faire ce qui est nécessaire au retour de la santé.

On ne doit nullement s'étonner qu'avec une pareille doctrine, Stahl revienne à tout moment sur l'autocratie de la nature et sur l'utilité des mouvements qui se produisent dans le cours des maladies. La médecine devient, pour ainsi dire, nulle; le médecin joue un rôle tout à fait passif, puisque c'est l'âme qui sait trouver le remède à nos maux; elle emploie, dans ce but, surtout la fièvre et les hémorrhagies. Jamais, d'après Stahl, la fièvre ne tend à une terminaison fâcheuse; l'âme la fait naître pour expulser au dehors la matière morbifique et réparer le désordre causé par elle. Quant aux hémorrhagies, elles doivent être considérées comme des évacuations utiles, dues à des mouvements toniques organisés par l'âme dans un but curateur, et l'on doit, dans la majorité des cas, les favoriser, ou tout au moins les respecter.

Les conséquences thérapeutiques de la doctrine stahlienne sont faciles à prévoir: laisser l'âme accomplir son œuvre salutaire en toute paix, ne pas la troubler dans ses tendances, parce qu'elle sait trouver spontanément les moyens de solution. Son auteur et propagateur conseillait, dans la plupart des maladies, un régime hygiénique dont l'action était favorisée par l'emploi des émissions sanguines et quelquefois par l'administration de purgatifs légers. C'était donc plutôt un anéantissement de la médecine et du médecin qu'une réformation, qui réduisait la première à de bien humbles proportions, à une espèce d'hygiène contemplative, et le second à un garde-malade sans initiative, parce que l'âme se chargeait de tout, et que ses opérations sur le corps étaient toujours intelligentes et volontaires, avec exclusion absolue de chaque action instinctive.

L'âme de Stahl est, comme on voit, une toute-puissance en miniature, agissant toujours avec intelligence, sans intermédiaire sur le corps, qui n'est autre chose que le laboratoire de l'âme. De là résulte que l'idée de M. Peisse : « le principe vital ne me parait être qu'une sorte de démembrement de l'âme stahlienne; il (Barthez) l'a coupée en deux, et a ensuite adjugé à chacune de ces moitiés une partie des attributions et des pouvoirs qu'elle cumulait primitivement » (*la Médecine et les médecins*, tom. I, pag. 285), est entièrement sans fondement.

Précisément cette force, qui agit instinctivement, *aveuglément*, dans le corps vivant, et qui donne à la doctrine de Barthez son caractère essentiel, le *principe vital*, manque chez Stahl, où tout est *intelligence*. Or, l'illustre chancelier n'a pas pu trouver dans l'âme stahlienne ce 'qui n'y était pas; *le principe vital*, cette puissance instinctive, inconsciente, ayant de bonnes et de mauvaises tendances, est une création propre de Barthez, d'après l'ébauche que le Père de la médecine en avait tracée, et que l'âme de Stahl ne cumulait pas primitivement.

« Ainsi, en admettant un autre principe que l'âme pour

diriger toutes nos fonctions, principe intimement uni avec elle, mais qui ne jouit pourtant pas des mêmes attributs, on résout une partie des objections qui combattent le stahlianisme. » (Desèze ; *Recherches physiques et philosophiques sur la sensibilité ou la vie animale*, pag. 59.)

« Le tort de Stahl, comme celui de Perrault, est de n'avoir pas reconnu dans l'âme, à côté de l'activité consciente et volontaire, une activité instinctive, inconsciente, antérieure à la volonté et à l'intelligence, indépendante de l'une et de l'autre, par laquelle s'accomplissent les opérations de la vie. » (Bouiller, *Du principe vital*, pag. 243.)

Ce manque est précisément le côté vulnérable de l'idée de Stahl ; car, si l'âme agit toujours avec intelligence, conscience et liberté, tout devrait aller pour le mieux dans la machine humaine. Mais il n'en est pas ainsi : des désordres, des maladies et d'autres troubles se manifestent en nombre effrayant dans le genre humain. Comment les expliquer avec ce gouverneur infaillible qui est incapable même de se tromper ? Comment se rendre compte qu'une puissance pourvue de tous les moyens pour faire le bien, veuille le faire et produise le mal ? C'est contre cet écueil que l'idée de Stahl se brisait ; toutes les explications ingénieuses et tous les sophismes que son génie lui fournissait, n'étaient pas suffisants pour masquer ce défaut; la maladie et la mort survinrent comme toujours, et le péché originel même, qu'il introduisait comme argument, était aussi impuissant à expliquer leur origine que ses autres raisons. Que Barthez ait aperçu cette lacune, rien de plus naturel; qu'il en ait tiré profit, nous ne le nierons pas, mais voilà tout ce qu'on peut lui imputer légitimement.

D'ailleurs, l'Animisme repose sur un principe qui n'est pas expérimentalement démontré et qui conduit aux déductions les plus étranges. Quelle idée devrait-on se faire, par exemple, de la vie des animaux ? Faudrait-il leur donner une âme, ou bien l'expliquer en renouvelant l'hypothèse cartésienne ? Ce serait une curieuse coïncidence. Stahl sentait très-bien cet embarras, et, pour en avoir le cœur net, il inventa une âme exprès pour les bêtes, qu'il appela « *âme vivifiante, sui generis* » (M. T. Blondin), nouvelle hypothèse qui n'est justifiée par aucune raison valable.

Le portrait que M. Lordat ébauche en quelques lignes (pag. 408 de la *Constitution de l'homme*) porte malheureusement, à côté d'une brièveté peu en rapport avec la grandeur du sujet, l'empreinte d'un certain exclusivisme qui défigure les traits majestueux du grand professeur de Halle, et dont notre vénérable Maître n'est pas entièrement libre, quand il s'agit de doctrine et de dogme. Cela est peut-être à sa place contre les détracteurs de notre École, mais nullement vis-à-vis de Stahl, qui, loin d'en être l'ennemi, en était, au contraire, l'ami et le bienvenu chez elle ; non-seulement ses idées trouvaient un accueil sympathique parmi nous, mais nous ajouterons qu'il était un élément nécessaire au développement de notre doctrine, sans lequel Barthez aurait été impossible peut-être.

Ce qui nous a le plus péniblement frappé, c'est que M. le professeur Lordat dit (*loc. cit.*, pag. 411) que Stahl, « effrayé par la vogue du cartésianisme, n'osa pas lutter contre cette vogue, » qu'il préféra faire une lâcheté, c'est-à-dire « transiger avec ces insensés progressistes », et qu'il renia finalement l'œuvre immortelle de toute sa vie, en se « décidant à mentir contre son saint esprit ». Voilà des accusations graves sur lesquelles le jugement de l'histoire et du monde savant n'est pas encore fixé.

Nous avons vu Galilée se rétracter devant le bûcher ; c'est une vérité qui ne demande d'autre preuve que celle de l'histoire ; mais un reproche semblable vis-à-vis de Stahl a besoin, à côté de la preuve historique, d'être démontré scientifiquement, sous peine de passer pour gratuit et mal fondé. Nous ne jugeons pas si notre illustre Nestor a encouru cette critique ; nous nous contenterons de réconcilier les mânes du grand homme par les hommages qu'un savant confrère de M. Lordat, et disciple de la même École, M. Blondin, leur offre avec une entière connaissance de cause.

Je cite d'abord quelques paroles du célèbre Fourcroy, qui valent, pour ainsi dire, tout un livre.

Fourcroy dit « que Stahl a pendant un demi-siècle dominé toute la science, qu'il embrassait en entier dans son esprit vaste et profond. » Quant au mensonge, nous laisserons la parole à M. Blondin, qui a doté la science, avec son érudit collaborateur M. le professeur Boyer, d'une œuvre qui lui a coûté quinze ans de labeurs pénibles, et qui permettra, comme il l'annonce, de voir Stahl sous un tout autre jour. Si cela est ainsi, le reproche de M. Lordat est encore plus regrettable, surtout parce qu'il se trouve dans un ouvrage didactique, nuancé d'un cachet officiel assez prononcé. Voici ce qui dit M. Blondin :

« Au point de vue théorique, notre auteur est invariable dans ses principes. Prenez sa thèse inaugurale de 1684, lisez son *Collegium casuale*, qui n'a vu le jour qu'en 1730, quatre ans avant la mort de Stahl, et vous verrez si l'auteur n'est pas toujours le même, à l'âge de vingt-quatre ans comme à celui de soixante et dix. Parcourez ses *Fragmenta ætiologiæ physiologico-chimicæ*, etc., qu'il a produits en 1685, à l'âge de vingt-trois ans à peine ; comparez-les avec ses immortels *Fragmenta chimicæ dogmaticæ et experimentalis*, qu'il a publiés en 1723, et jugez si partout ce ne sont pas les mêmes principes, les mêmes doctrines, et si dans l'élève on ne voyait pas déjà tous les éléments nécessaires pour produire le génie qui devait dominer toute la science chimique pendant un demi-siècle. » (Stahl, *Doctrine* et *Œuvres*, préface, pag. xxi.) « Stahl entreprit de faire pour la médecine ce qu'il avait fait pour la chimie (*loc. cit.*, pag. xxii), et après avoir ainsi consacré sa vie entière à la protéger (son œuvre médicale) contre les attaques des hommes et du temps, il s'endort paisiblement dans l'immortalité » (*loc. cit.*, pag. xviii).

Quoique nous ne partagions pas en entier l'admiration de M. Blondin et de son savant collaborateur M. le professeur Boyer, nous devons reconnaître l'immense mérite de ce génie moderne d'avoir sauvé la science médicale d'une putréfaction séculaire, d'avoir empêché son entière décomposition par les immenses abus de la philosophie cartésienne, de l'avoir retrempée par la grandeur de ses conceptions, et replacée par ses œuvres immortelles sur le piédestal majestueux dont elle était descendue depuis des siècles.

Le *mécanicisme* ne peut être le principe de la vie ; elle demande un principe infiniment supérieur. Cette idée, créée, développée et démontrée par Stahl, fut le signal de la régénération de la science.

Nous trouvons une expression plus explicite, plus complète de notre pensée dans le passage suivant de M. Blondin, le consciencieux traducteur des œuvres de notre héros (Stahl, *Doctrine* et *Œuvres*, préface, pag. xix), que nous aimons à citer: « C'est ainsi que Stahl, vivant dans un siècle en proie aux plus graves erreurs, a combattu le matérialisme de tous les temps et de toutes les époques, en renversant à jamais les prétentieuses assertions d'Asclépiade, d'Épicure et de Démocrite ; il a fermé la bouche à l'iatro-chimisme, en découvrant les exagérations coupables dans lesquelles étaient tombés Paracelse, Sylvius de Le Boé, Willis et Van Helmont lui-même, dont il estimait cependant les travaux ; il a démontré, enfin , le ridicule attaché aux théories erronées des iatro-mécaniciens et iatro-mathématiciens, en faisant tomber une à une les illusions spéculatives des Pitcarn, des Boërhaave et de son collègue , ami et antagoniste redoutable , F. Hoffmann. »

Si l'on voulait trouver quelque exagération dans ces paroles ardentes , auxquelles j'ose souscrire de tout mon cœur, je n'ai peut-être pas le droit de les adopter dans mes conditions modestes, mais j'en ai le devoir. M. le professeur Lemoine dit « que Stahl n'a été bien compris , bien connu , bien suivi, qu'à Montpellier. » Quoi qu'il en soit, il y a là de la vérité. Ce sont des paroles graves d'un homme éminent; Sauvages , Grimaud , Roussel, et un de nos Maîtres vénérés actuels, en sont des témoins irrécusables. Il n'y a pas bien longtemps que des hommes illustres, des bouches éloquentes, ont fait retentir nos chaires des vérités inspirées par le génie sublime du grand homme. Fr. Bérard constate cela pour l'École de Montpellier, en disant : « Le stahlianisme n'a fleuri en France, au xviiie siècle, qu'à Montpellier. » (*Doctr. méd. de Montpellier.*)

Il n'est donc pas un étranger ici , mais un membre honoraire de cette docte cité, une ancienne bonne connaissance de notre École, dont le souvenir n'est pas encore effacé ; et, le fût-il , ce serait notre devoir de le rappeler dans ce moment solennel, et de le rappeler glorieusement.

Maintenant , jugez avec bienveillance, mes Maîtres très-honorés ! Ce que nous avons dit de juste, mettez-le sur le compte de notre devoir ; ce qu'il y a de trop, sur le compte de notre orgueil patriotique. Votre disciple est l'humble compatriote du grand homme.

Si l'on s'en tient à l'observation exacte des faits , si on les examine d'une manière impartiale et sans idée préconçue , il est impossible de ne pas ranger en deux catégories distinctes les phénomènes qui se passent dans l'homme vivant. En effet, les uns s'exécutent sous l'empire de la volonté, le moi en a conscience ; les autres au contraire se produisent malgré nous , sans que nous puissions volontairement les entraver ou les suspendre. Conséquemment, n'est-il pas logique de considérer ces effets différents comme dépendant de causes différentes , ainsi que l'enseigne le Vitalisme hippocratique , renouvelé et perfectionné par Barthez ?

D'après cette doctrine , les phénomènes psychiques se rapportent à l'âme intelligente et raisonnable, tandis que la cause des actes vitaux est une puissance instinctive, aveugle, qui forme les organes , les conserve et les répare quand ils sont altérés. Cette cause inconnue des phénomènes vitaux est communément désignée sous le nom de *principe vital* , de *force vitale.*

Si l'on ne regarde pas l'homme à travers le prisme d'un système , qu'on l'envisage franchement tel qu'il se présente sur la scène de la nature, on comprendra sans beaucoup de frais de philosophie et de métaphysique pourquoi l'École de Montpellier a accepté les belles vues d'Hippocrate , pourquoi elle marche sans dévier sur ses traces , et pourquoi elle ne les abdiquera pas.

C'est que tous les dogmes qui dérivent du Père de la médecine sont marqués au coin du bon sens et de la vérité , qu'ils sont le fruit de longues observations, qu'ils ne sont pas formulés sur des hypothèses , mais sur des faits confirmés par l'expérience ; enfin, qu'ils ne sont nullement exclusifs, et peuvent admettre toute nouvelle vérité sans être altérés. Il faut bien remarquer que notre École ne s'attache à rien en aveugle : un examen sévère , une mûre réflexion lui fait distinguer les grains de la balle ; tout est pesé, scruté, sondé, avant de passer dans le sein de sa doctrine et de son enseignement.

Ce n'est pas le nom d'Hippocrate qui a introduit ses dogmes et ses idées dans l'École de la moderne Cos, c'est leur sublime valeur qui a procuré à leur auteur la place d'honneur dans son atrium. Que ce soit Hippocrate, ou Barthez, ou tout autre, n'importe ; l'École s'occupe peu des noms, l'essentiel pour elle est l'œuvre : si celle-ci est bonne, elle tresse volontiers à l'auteur des couronnes, comme elle l'a fait pour Hippocrate et tous les hommes illustres, ses dignes émules, qui ont épuré, perfectionné et complété son œuvre. M. le professeur Anglada s'exprime ainsi : « C'est vous dire, Messieurs, que, »quelles que soient mes sympathies personnelles, dont je ne »dois compte qu'à moi-même , je n'ai de préférence exclu- »sive, ni pour les anciens, ni pour les modernes ; et je m'as- »socie, en toute franchise, au projet d'alliance si élégamment »formulé par Baglivi : *Novi veteribus non opponendi, sed »quoad fieri potest , perpetuo jungendo fœdere.* » (*De la pathologie*, etc., pag. 53.)

Mais on nous objecte que nous faisons idolâtrie avec un être divin qui n'a jamais prononcé les oracles sur lesquels sont fondés nos dogmes médicaux, que le divin Vieillard de Cos est aussi étranger à Montpellier qu'Aristote chez les Peaux rouges ; on commence par se chagriner de la belle inscription que Barthez a fait placer au-dessus du buste antique d'Hippocrate dans la salle des séances de la Faculté [1]. M. Pidoux, quoique vitaliste, lui lance quelques traits d'iro-

---

[1] *Olim Cous, nunc Monspelliensis Hippocrates.*

nie, et un célèbre philosophe de la Faculté de Lyon la trouve
« emphatique ». (*Du principe vital*, etc., chap. IV, pag. 57.)
Nous voulons bien admettre, dit notre à jamais regrettable
Maître et ami Lassalvy, avec sa verve spirituelle, « que cette
» légende ne pèche pas par excès de modestie ; mais qu'im-
» porte, si elle est vraie ! » C'est précisément ce que le savant
professeur nous conteste. Il nous passerait volontiers ce coup
d'encensoir, si nous en avions un droit quelque peu légitime ;
mais c'est là ce qu'il nie, en prouvant avec une logique brillante et avec l'attirail superbe d'une vaste érudition, « qu'on
» lui attribue (à Hippocrate), fort à tort et sans aucune
» espèce de preuves, quelque assurance qu'on affecte, la
» doctrine de Montpellier, que M. Bouiller combat. »

Il commence par dire qu'Hippocrate ne s'était jamais exprimé dans le sens de la doctrine de Montpellier, « qu'on n'avait
jamais plus abusé des textes et des équivoques» que dans
la polémique sur les œuvres d'Hippocrate ; que ces textes
ne sont pas clairs et permettent pour ainsi dire, selon la
plaisante expression de M. Peisse, à chacun « d'hippocratiser à sa fantaisie, » droit dont M. Bouiller s'arroge, tout en
accusant les autres, une assez large part. Car, que fait-il ? Il
attaque, comme dit Barthez, « l'édifice par les girouettes» ;
il arrache des œuvres d'Hippocrate quelques lambeaux de
phrases passibles d'être interprétées de différentes manières,
hippocratise à sa façon, et y trouve naturellement et facilement ce qu'il veut y trouver, c'est-à-dire le contraire de ce
que toutes les grandes illustrations d'une École que l'Europe
admire, y ont trouvé par des siècles d'études et de labeurs
consciencieux.

Nous admettons volontiers que M. Bouiller est un homme
supérieur, un esprit cultivé, un logicien habile : son livre
d'ailleurs nous en donne une preuve éclatante : mais nous

ne pensons pas, quelle que soit sa valeur, qu'il puisse mettre le résultat des recherches (ici il ne s'agit pas d'invention ou de découverte) d'un seul homme dans la balance avec l'œuvre séculaire de tant de lumières. Il nous semble que cela seul est déjà une objection très-valable contre notre savant adversaire. Ne voit-il pas qu'il commet le même péché dont il accuse les autres ? Est-ce dans ces quelques phrases détachées qu'on peut et qu'il faut étudier l'esprit d'Hippocrate ? Il accuse M. Lordat de renvoyer à Le Clerc ; M. Jaumes de renchérir sur M. Lordat. Et que fait M. Bouiller lui-même ? il nous renvoie tout simplement à M. Bouiller. Autorité pour autorité, M. Bouiller avouera que Le Clerc était un homme fort compétent et dans la langue grecque et dans la matière, qu'on peut faire intervenir aussi bien dans une guerre de virgules que d'idées.

Les phrases n'ont pas constitué la doctrine de Montpellier ; c'est l'esprit qui résulte de l'ensemble, et qu'on ne saisit pas dans une étude d'occasion. « Donnez-moi un mot de votre main, et je vous ferai pendre », disait le grand cardinal ; voilà ce qu'on peut faire avec un mot détaché. N'y en a-t-il pas qui ont lu de cette façon dans l'Évangile qu'il faut dresser des bûchers ?

Une seconde objection que nous faisons à M. Bouiller est la suivante. Croit-il qu'un homme qui a fait ses études classiques, qui traîne la simarre doctorale des lettres et des sciences, qui même s'est acquis une réputation hors ligne dans sa branche ; croit-il, demandons-nous à M. Bouiller, que cet homme, par cela seul, soit apte et se trouve dans les conditions indispensables pour lire, comprendre et expliquer les œuvres *médicales* du plus grand médecin de tous les temps, et qu'il puisse prétendre imposer son opinion à tout le monde comme la seule valable ? Si M. Bouiller veut parler

la main sur le cœur, il dira que non ; il nous répondra : il
faut n'être pas seulement lettré et philosophe, il faut être
médecin avant tout, ou avec le reste ; comme il faut être ma-
thématicien pour comprendre et apprécier Archimède , astro-
nome pour saisir les œuvres de Newton, etc. Or M. Bouiller
n'est pas médecin , et cependant il juge en expert autorisé.
Cela ne nous étonne pas ; M. Bouiller partage avec beaucoup
d'hommes d'esprit l'idée que la médecine est une science
un peu du domaine de tout le monde, — comme autrefois ,
lorsqu'on exposait les malades dans les rues de Babylone pour
recevoir les conseils des passants, — et que par conséquent
chacun a le droit de dire son petit mot et d'apporter ses conjectures ; mais ce n'est que faute de l'avoir étudiée qu'on
peut conserver une idée semblable, innocente en elle-même,
mais qui devient très-embarrassante quand il s'agit de traiter
le sujet à fond.

Nous pensons donc que c'est le médecin seul , le médecin
philosophe , si vous aimez mieux , qui peut énoncer un jugement valable sur un ouvrage médical. Et ce n'est certes pas
un privilége pour la médecine seule que nous réclamons ;
nous le demandons comme M. Bouiller demanderait un philosophe pour la critique de sa philosophie, un ingénieur pour
les ouvrages de Vauban.

« Hippocrate avait dit à tous les philosophes de son temps
que l'exercice de la médecine pratique pouvait seul donner
des connaissances véritables sur la nature de l'homme vivant,
et que tout ce que les personnes étrangères à notre art en
avaient écrit, pourrait servir tout au plus à des peintres ,
parce qu'elles n'avaient que décrit les formes extérieures de
la santé et des maladies, sans remonter aux lois de ces formes
et de ces phénomènes »(F. Bérard, *Gén. de la méd.*, pag. 9.)
Hippocrate dit plus loin (*Lib. de prisc. med.*): « *Censeo*

vero, quod de natura (hominis) manifestum quidpiam cognoscere non aliunde possibile fuit, quam ex arte medica: quod quidem facile erit penitus nosse, si quis ipsam artem medicam universam probe complexus fuerit. »

Partout où nous rencontrons M. Bouiller sur le terrain de la philosophie, nous lui reconnaissons toutes les qualités du philosophe de premier ordre ; partout où il touche le terrain médical, qui lui est étranger, nous remarquons relativement moins de solidité d'exposition. Nous trouvons la confirmation de cette pensée dans la critique excellente à laquelle un autre éminent philosophe, Émile Saisset, soumet le livre de M. Bouiller. « Pour dire en deux mots toute notre pensée, le livre de M. Bouiller nous paraît à la fois très-fort et très-faible. Il est très-fort quand il réclame, au nom de l'observation, contre certaines exagérations, réelles ou possibles, du spiritualisme de Maine de Biran et de Jouffroy ; mais il devient très-faible, à notre avis, lorsqu'il passe de la négation à l'affirmation, et nous présente comme un résultat scientifiquement démontré « la réduction des forces vitales et des fonctions intellectuelles à l'unité d'un seul et même principe. »

Un seul exemple peut suffire. M. Bouiller dit (pag. 47) : « Tout en donnant à l'âme la puissance vitale, rien ne nous empêche d'accorder des propriétés spéciales aux diverses parties de la matière organisée. De récentes expériences semblent d'ailleurs démontrer l'existence de ces propriétés. Avec la pile électrique, on a constaté, sur des membres coupés, sur un corps récemment privé de vie, la persistance, pendant un temps assez long, de faits d'irritabilité de nerfs et de contractilité dans les muscles, qu'il paraît impossible d'expliquer par les lois des êtres inorganisés. Si ces faits allaient toujours en décroissant, à partir de la mort jusqu'à leur complète cessation, on pourrait dire qu'ils ne sont qu'un simple retentissement, qu'une vibration prolongée de la vie qui vient de cesser. Tout au contraire, l'observateur s'étonne de les voir aller en augmentant ; ce n'est que quinze ou même vingt heures après la mort, qu'ils atteignent leur maximum d'intensité, pour bientôt après disparaître tout à fait. »

Remarquons d'abord une petite erreur : c'est que M. Bouiller dote les nerfs d'une qualité qu'ils n'ont pas et qui appartient aux muscles. Haller a très-nettement séparé la sensibilité de l'irritabilité; ce n'est que la première qui appartient aux nerfs, la seconde n'appartient qu'aux muscles, ou plus exactement à la fibre musculaire, que Blumenbach appelle *force musculaire*, tandis qu'il appelle la sensibilité *force nerveuse*. L'irritabilité dans les nerfs est donc une expression erronée ; mais cette erreur pourrait devenir grave si M. Bouiller avait supposé au mot irritabilité le sens de Glisson, dans lequel elle renferme la sensibilité : c'est la contractilité de Bichat; par conséquent, irritabilité et contractilité sont synonymes.

M. Bouiller expliquerait les faits de l'irritabilité et de la contractilité, s'ils allaient en décroissant, par « une vibration prolongée de la vie qui vient de cesser ». Le mot est pittoresque, séduisant; mais c'est de la poésie, ce n'est pas de la médecine. Aussi longtemps qu'il y a des vibrations, il y a encore vie, et, s'il y en a après qu'elle a cessé, elles dépendent de l'action d'une ou de plusieurs forces autres que la vie. Et les effets de la pile pourraient décider M. Bouiller à admettre des propriétés spéciales à la matière organisée ! A-t-il bien examiné? C'est ce que nous verrons.

Qu'est-ce que le corps privé de vie ou un membre coupé ? C'est une machine compliquée dans laquelle le mouvemert est arrêté. Qu'est-ce que l'électricité? Une force spéciale dont on se sert entre autres comme agent moteur pour les appareils, les machines, etc. Que faites-vous donc quand vous opérez, par le moyen de la pile, sur le corps mort? Vous opérez sur une machine dont le rouage est encore en ordre, et l'agent moteur, l'électricité, lui communique son mouvement, qui apparaît en raison de la disposition des parties. Ces parties sont les fibres, formant un réseau d'entrecroisement inextricable, qui possède pendant la vie, comme mouvement typique, la contractilité. Mises en mouvement par un agent moteur quelconque, elles exécuteront leur mouvement typique de contractilité ordinaire, lequel a lieu déjà pendant la vie avec la participation de l'électricité (vitalisée), qui elle-même, comme nous le verrons après, sert sous le drapeau du principe vital. Nous ne voyons rien là que nous ne puissions expliquer d'après les lois des êtres inorganisés : l'électricité met un corps, une machine en mouvement, comme elle le fait pour une machine quelconque, voilà tout. A-t-on songé à attribuer pour cela des propriétés spéciales à la machine, parce qu'elle est en mouvement? Faites cesser la cause, et l'effet cessera.

Ce n'est donc pas une nouvelle propriété que le corps acquiert; c'est l'effet que produit sur lui un agent du mouvement et qui tombe parfaitement sous les lois générales. Si nous pouvions artificiellement façonner un membre quelconque dans toute sa texture et avec des substances conductrices, l'électricité produirait le même effet.

M. Bouiller s'étonne de voir aller en augmentant ces phénomènes de contractilité jusqu'à environ quinze ou vingt heures après la mort, et il y ajoute une grande importance. Dans le corps vivant, il y a, outre la sensibilité, la motilité, l'irritabilité ou contractilité, encore une autre force que Glisson appelle *irritabilité générale*, Stahl *tonicité*, et Haller *élasticité;* c'est la simple élasticité physique, une force morte qui, d'après

Haller, n'est pas une puissance vitale et qui reste après la
mort. C'est cette force, croyons-nous, sur laquelle l'électricité opère, et qui est le médium des phénomènes de contraction musculaire, en tant que l'état des fibres reste tel qu'elles
puissent servir de conducteurs, pour établir le courant,
puisque ce sont principalement les substances animales qui
s'y prêtent. Le membre coupé ou le corps mort n'est donc
pas autre chose qu'un moyen pour établir la communication
entre les deux électricités positive et négative, sans autre
propriété spéciale que celle de subir l'influence de l'agent
moteur qui appartient à chaque corps conducteur. On peut
bien admettre que le membre sur lequel on opère cumule,
par l'opération continuée, une quantité croissante d'électricité,
qui augmente nécessairement les contractions, jusqu'à ce que
les conducteurs s'altèrent par le commencement de la décomposition et de la putréfaction, qui a lieu plus ou moins rapidement, quinze ou vingt heures après la mort, si vous
voulez.

Si l'on frictionne une boule de moelle de sureau d'une manière prolongée, elle s'agite quand on cesse la friction, et
continue pendant quelque temps à sauter, ce qui ne peut être
attribué qu'à l'influence du fluide cumulé en elle. On a dé-
couvert tout récemment une plante au Mexique, nommée
yerba de flecha, dont les grains, mis sur une feuille de
papier ou sur la terre, entrent dans une danse très-mouve-
mentée, ce qu'on doit attribuer également à l'influence d'une
quantité d'électricité dont ils sont chargés.

Si nous examinions maintenant l'emploi de l'électricité sur
le corps vivant comme moyen thérapeutique, dans certaines
maladies et surtout dans les maladies paralytiques, où le
mouvement est aboli en partie ou en totalité, nous verrions
que l'électricité produit là le même effet, de stimuler la con-

tractilité. M. Bouiller sait sans doute que le courant électrique provoque dans le corps vivant de violentes secousses, qui produisent une contraction convulsive et par contre-coup une sensation pénible. Nous profitons de cette propriété de l'électricité pour provoquer, dans les membres privés de mouvement, une espèce d'activité et produire un stimulus sur la motilité latente, et nous savons par expérience que nous réussissons exclusivement dans les paralysies du mouvement, tandis que nous n'avons aucun succès ou que très-peu dans les paralysies par défaut de sensibilité, où il faut encore admettre que l'amélioration ne se fait pas, pour ainsi dire, directement, mais par un contre-coup que produit la sollicitation violente de la contractilité. Nous avons fait nous-même l'observation de deux cas semblables, extrèmement curieux, dans l'Hôtel-Dieu de Montpellier, en 1854, que nous nous proposons d'expliquer à une autre occasion. Pour cette fois donc, M. le professeur Bouiller n'aura pas besoin d'inventer des propriétés spéciales pour quelques corps, afin de prouver que « l'Animisme ne repose pas, comme on l'a prétendu, sur l'hypothèse de l'inertie absolue de la matière ; les lois existantes suffisent pour expliquer ce qui lui parait inexplicable.

Tout ce que nous désirons, c'est que le savant professeur de Lyon s'approprie certaines connaissances en médecine, quand il veut s'attaquer aux problèmes de cette science ; cela fait, un esprit lucide comme le sien jettera de vives lumières sur tout ce qu'il traitera, et il ne soutiendra plus des assertions comme celle-ci (p. 45) : « Où est la différence entre le » cadavre récemment abandonné par la vie et le corps vivant ? » Rien n'est changé, ni dans la matière, ni dans les circon-» stances extérieures, et cependant la vie a disparu. » Si rien n'est changé dans le corps par la mort, nous ne nous demandons pas avec M. Bouiller : qu'est-ce qu'elle nous ravit ? mais : qu'est-ce qui est ajouté au corps quand il vit ? Évidemment il prend l'apparence grossière pour le fait ; la matière ne peut plus être la même que ce qu'elle était sous l'influence de la vie. Que veut-il dire avec ces mots : *circonstances extérieures ?* Sont-ce les phénomènes apercevables de la vie qui tombent dans le domaine de nos sens ? Nous ne connaissons pas d'autres « circonstances extérieures ». Dans ce cas, la différence entre le cadavre et le corps vivant est bien appréciable ; elle consiste dans l'absence absolue de ces phénomènes. Ou bien voulait-il parler des rapports avec le monde extérieur ? Nous ne pensons pas : ceux-là sont trop flagrants pendant la vie, pour qu'on ne puisse s'en apercevoir quand ils manquent dans un corps quelconque.

Nous reviendrons, pour un moment, sur ce que nous disions tout à l'heure. C'est donc le médecin philosophe seul que nous croyons capable d'extraire des œuvres d'Hippocrate sa vraie pensée, de la développer, formuler et compléter. Un homme seul pourra se tromper, m'objectera-t-on. C'est vrai ; mais à Montpellier, c'est tout un corps médical qui travaille depuis des siècles à cette œuvre de développement et de juste appréciation de la pensée hippocratique, et c'est ce que l'École appelle perfectionner l'Hippocratisme. Nous ne sachions pas qu'elle ait prétendu perfectionner les principes ; nous savons seulement qu'elle a cherché à les poser d'une manière durable et qu'elle les a déclarés immuables. C'est l'arbre millénaire qui étend plus loin chaque année son feuillage verdoyant, pousse des gerbes de nouvelles fleurs et répand partout ses fruits salutaires. On ne touche jamais à son tronc majestueux ; on coupe les branches mortes, et on stimule la jeune pousse à une nouvelle floraison. Le reproche de M. Bouiller est donc

purement gratuit et ressemble bien à une leçon de philosophie dont notre École, Dieu merci! n'a pas besoin. Elle ne
fait qu'exécuter la pensée d'Hippocrate, qui est très-explicite sur ce point, et qui certainement aurait fait supprimer à
M. Bouiller un philosophisme mal à propos, s'il avait connu,
c'est-à-dire s'il avait lu Hippocrate tout entier, au lieu d'y
rapsodier au fur et à mesure des besoins de ses conclusions
critiques. Voici ce que pensait Hippocrate : « Que ce qui
»manquait encore à la médecine pouvait être aisément trouvé,
»si quelque homme habile, instruit des découvertes des
»autres, s'appliquait avec ardeur à les augmenter. » (*De
prax. med.*, lib. 1.)

Notre École voit dans l'homme trois ordres de choses
parfaitement distincts, dont elle admet l'alliance intime,
mais qu'elle sépare nettement en trois éléments fondamentaux différents en leur essence. *Un élément visible*, la matière de l'ordre physique ; *deux éléments invisibles*, le principe vital de l'ordre vital et le principe du sens intime de
l'ordre intellectuel : voilà la constitution de l'homme conçue
par Hippocrate, élaborée et renouvelée par Barthez, adoptée,
sauf quelques légères différences, presque généralement par
l'École de Montpellier.

Par le premier de ces éléments, il appartient à la matière
dite inerte, il en est la combinaison la plus compliquée, la
plus parfaite; par le second, il appartient à la nature organisée, il en est la création la plus complète, la plus harmonieuse; par le troisième, il appartient à un règne *sui generis*,
qui n'a point d'analogue dans la nature.

On a divisé tous les corps en trois règnes, ou en quatre.
Le premier est le règne minéral ; le deuxième, qui comprend
les êtres organisés, forme deux règnes, les végétaux et les animaux. Si l'on admet trois règnes : minéral, végétal et animal,

l'homme fait partie du troisième en qualité d'animal perfection
né (il est un mammifère monodelphe bimane). Si, avec nous,
on en adopte quatre, l'homme fait un règne à part, son propre
règne, le *règne hominal*. En effet, la suite ascendante des phénomènes les plus simples jusqu'aux plus compliqués que nous
rencontrons dans toute la nature, et dont nous trouvons dans
l'homme la plus haute expression, lui assigne parmi les êtres
doués de vie la place la plus élevée; mais ce qui l'éloigne totalement de la sphère purement animale, c'est la *pensée*, dont
nous ne trouvons rien d'analogue dans tout le reste de la nature
vivante, et qui est un fait tellement étranger à tout ce que
nous voyons dans le monde des êtres, qu'il semble l'arracher
violemment du giron bestial. De plus, n'apercevons-nous pas
dans sa vie animale des phénomènes qui l'éloignent même
de celle du règne animal ? L'homme marche debout, il est
ἀνθρῶπος, un être regardant au-dessus de lui et loin autour
de lui[1]; c'est le premier affranchi de la nature, qui de plus
choisit sa nourriture, tandis que l'animal est un esclave
courbé dont la nourriture est fixée et reste toujours la même.
L'homme possède la langue. Peut-on comparer avec elle les
quelques sons inarticulés de la bête ? Toute la distance qui
sépare les rudiments de ces organes chez la bête, de leur état
de perfection chez l'homme, éloigne le dernier de la première.
Donc, non-seulement la pensée, mais encore la vie animale
de l'homme, demandent un règne à part, un règne propre
de l'homme. L'homme n'a-t-il pas des instincts mille fois plus
féroces que la bête, dont les appétits sont cerclés d'une manière invariable ? La bête assassine-t-elle de sang froid son
semblable; fouille-t-elle voluptueusement dans ses entrailles pour le manger ?

---

[1] *Os homini sublime dedit, cœlumque tueri*
Jussit, et erectos ad sidera tollere vultus.

Voilà un point capital qu'on nous conteste. On nous dit que toute la nature vivante n'est qu'une échelle d'êtres partant de l'imperfection et s'élevant graduellement jusqu'à la perfection, où la plus simple plante se trouve au pied, l'homme au sommet. Cependant nos adversaires, qui refusent à l'homme un règne à part, en ont bien fait deux en séparant la plante de l'animal. Ils donnent pour raison de cette division, que l'animal proprement dit possède un élément de vie de plus, un principe de vie qui constitue l'élément fonctionnel et qui manque aux végétaux. La plus simple logique demande d'être conséquent avec soi-même et d'en faire autant pour l'homme, puisque chez lui se trouve un nouvel élément qui manque à son tour aux animaux, l'*âme pensante*, élément bien autrement différent de celui par lequel l'animal se distingue de la plante. Mais ils ont préféré le laisser dans son état platonique, animal à deux pieds sans plumes, avec l'addition de larges ongles provoqués par le coq plumé de Diogène; et ils ont oublié que Platon dit dans son *Timée* que l'homme n'est pas une plante de la terre, mais une plante du ciel. Nous croyons qu'il tient à tous les deux, et c'est pour cette raison que nous adoptons l'institution d'un quatrième règne, qui d'ailleurs est reconnu par les savants les plus éminents de nos temps modernes. Geoffroy Saint-Hilaire, Lordat, Cuvier, Moquin-Tandon, Longet, de Quatrefages, Bouchut, ont remplacé le singe perfectionné par le règne. hominal. Nous l'examinerons rapidement et principalement sous le rapport de sa vie animale, puisque c'est elle qui se charge du rôle décisif dans les différents états de santé et de maladie sous lesquels l'homme se présente.

Qu'est ce que *la vie*? Est-ce un corps comme l'air, la lumière, la chaleur? Est-ce un principe immatériel, un souffle? Hippocrate ne fait que l'indiquer, aucun des textes ne l'explique avec précision ; ce sont des morceaux de minerai qui contiennent beaucoup d'or pur, mais dont l'extraction est difficile, et tout le monde ne possède pas l'habileté d'un Galien, d'un Sylvius, d'un Fernel, d'un Gaspard Hoffmann, d'un Rivière, d'un Barthez, d'un Lordat. Heureusement leurs œuvres sont là, et nous pouvons en profiter.

Prenons, dans la série de ces hommes illustres, celui qui s'est particulièrement occupé de cette question obscure, et qui passe pour l'homme le plus marquant de notre École : Barthez. Quelle explication donne-t-il du principe de la vie ? D'abord, il l'appelle indistinctement PRINCIPE, *puissance*, *force*, *faculté*, et s'exprime ainsi sur sa nature : « On ne peut donner que des assertions négatives et des conjectures sur la nature du principe vital de l'homme ; mais ces considérations sceptiques, développées, sont utiles pour préparer et rendre plus sûre l'étude des forces et des affections de ce principe. (*Nouv. élém.*, pag. 27, II.) Le principe vital ne doit pas être conçu comme une des facultés de l'âme (*loc. cit.*, pag. 29). Le principe vital produit dans l'homme tous les mouvements nécessaires à la vie »(*ibid*). Nous voyons que Barthez n'est pas très-explicite ; page 55, il ajoute : « Il est douteux si le principe vital de l'homme existe par lui-même ou seulement en tant qu'il est uni au corps humain, dont il est faculté vitale et génératrice. » Il appelle le principe vital (pag. 102, 1re éd.): « une entité abstraite et indéterminée. »

« Je regarde ce principe (le principe vital) comme la cause expérimentale la plus générale ou de l'ordre le plus élevé, que nous présentent les phénomènes de la santé et des maladies. » (Barthez ; *Disc. prél.*, pag. XXVIII.) Hippocrate avait déjà dit : « *Quæ faciunt in homine sano, actiones sanas, eadem in ægroto morbosas.* » Barthez aurait pu ajouter : comme une cause « *sui generis* », ce qui est certainement sous-entendu, parce que nous ne trouvons nulle part quelque chose d'analogue. En donnant ces attributs au principe vital, il exclut absolument toute explication de son essence. En effet, si nous ne pouvons expliquer un fait qu'en le ramenant à un fait plus général, nous ne pouvons pas procéder ainsi par rapport au principe vital, puisqu'il est « de l'ordre le plus élevé » et *sui generis*, un fait final qui s'impose tel quel, sans qu'on puisse le rapporter à un fait plus élevé. Barthez ajoute logiquement : « Je pense qu'on doit se réduire à un scepticisme invincible sur la nature du principe de la vie dans l'homme. »

Le fil rouge qui parcourt toutes ces assertions, c'est un doute méthodique sur la nature du principe de la vie ; et il rejette finalement toute recherche dans ce sens comme inutile. « La meilleure manière de philosopher, celle du moins qui peut être pour l'esprit un exercice utile, consiste à omettre l'essence des choses et à débattre les liens et les rapports des phénomènes. » (*Montp. méd. Disc. de Barthez*, trad. par A. Espagne, pag. 154.) En réfléchissant bien, Barthez a raison, et son scepticisme est plus rassurant que ces mille explications qui n'expliquent rien. Si on avait suivi son sage conseil, le monde n'aurait pas retenti de toutes ces disputes ingénieuses et extravagantes élevées sur un sujet inabordable dans son essence. Toutes ces opinions divergentes ne se sont formées que parce qu'on voulait expliquer quelque chose qui est et qui restera inexplicable.

Les philosophes qui noyaient le problème dans un océan de méditations, gravitaient sans cesse autour de lui sans jamais le saisir, et étaient obligés de confesser humblement leur impuissance devant l'évidence.

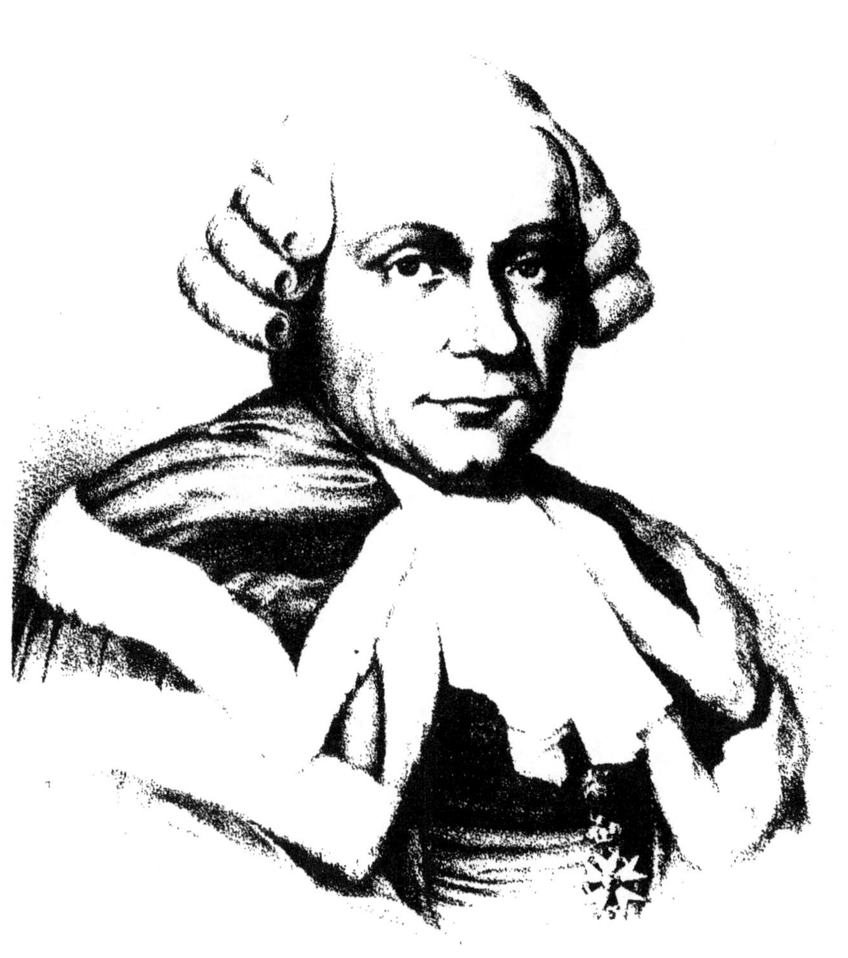

P. I. BARTHEZ

Les physiologues qui cherchaient à dissoudre le nœud gordien s'y prirent à la façon d'Alexandre, sans être aussi heureux. Malgré les belles découvertes de Glisson, Haller, Bell, Muller, et en dernière ligne de M. Flourens, qui a poursuivi le fuyard obstiné jusque dans son dernier refuge, qui a rétréci son immense habitation jusqu'à une prison cellulaire de deux, puis d'une ligne de grandeur, et finalement de la grosseur de la tête d'une épingle seulement, dans laquelle il le tient cerné, nous n'en connaissons pas davantage, et toutes les illusions illimitées que nous inspiraient l'audace du scalpel, la curiosité centuplée du microscope, s'évanouissent en chimères. Le capricieux fuyard entre dans sa tête d'épingle et en sort, sans que la loupe de M. Flourens, braquée sur lui, s'en aperçoive ou puisse l'arrêter. De là, rien de nouveau.

Mieux font encore les mécaniciens et ceux qui nient la vie. Ils se passent logiquement de toute recherche. *Sapienti sat !*

Suivons maintenant, pour un moment, les traces de notre inconnu dans la nature, et examinons comment il se présente et quels sont les phénomènes de sa présence. Nous remarquons dans la nature une échelle croissante de manifestations de la force vitale, depuis la simple molécule, en apparence inerte, jusqu'à la construction complexe du corps vivant de l'homme ; et cela, non pas par des changements brusques, saccadés, produisant subitement des êtres d'une nature plus élevée, mais par une marche ascendante régulière, transitive, sans secousses, sans interruption, élaborant une succession de nouveaux êtres dont chacun se distingue de son précédent par un accroissement notable, par une complexion augmentée, une composition plus variée. Le nouvel être reste lié à son prédécesseur par des caractères communs, comme une somme, en mathématiques, se lie à l'unité ; mais il s'en éloigne par un certain changement de qualité et de quantité, qui tient à l'état précédent par ce qui est, et tend à l'état nouveau par ce qui sera.

La molécule devient minéral, le minéral végétal, le végétal animal. Dans le premier, nous voyons les forces physiques et chimiques seules en action ; dans le second, une force nouvelle, d'une nature différente, d'une forme organisatrice vivifiante, se manifeste (non d'un seul coup, mais par degrés, elle se crée pour ainsi dire en créant), qui devient avec chaque nouvel être qu'elle produit plus prononcée, et qui dans la création de l'homme (en tant qu'animal) dit son dernier mot. On peut admettre, et les recherches des savants l'ont prouvé, que les transformations des divers règnes qui s'opèrent dans notre époque simultanément, constituaient, à d'autres époques de notre globe, autant d'époques propres de développement, dans lesquelles chaque règne parcourait un temps donné pour arriver à un certain degré de perfection avant de commencer sa transition ultérieure. C'est ainsi que ce que nous appelons le chaos, ou la matière en désordre, a précédé les végétaux, et ceux-ci les animaux.

La nature devait passer par d'immenses révolutions, comme autant d'essais manqués, pour arriver à l'élaboration de l'homme ; elle devait faire, pour ainsi dire, une profonde étude pendant des milliers de siècles, pour déterminer sa constitution, s'élevant elle-même à chaque pas de ses progrès spontanément et graduellement, avec sa nouvelle création et d'après ses nouveaux besoins, à une intensité plus considérable.

Qu'on compare les deux pôles de l'échelle du règne animal, depuis le zoophyte moitié plante, moitié animal, jusqu'au corps vivant de l'homme. La vie dans son essence est la même; harmonie des fonctions, sensibilité, motricité, tout y existe d'après le but et les besoins des deux êtres; et cependant il y a un contraste immense de simplicité et de multiplicité de manifestations, de simplicité et de complication de structure.

La vie est donc la plus haute expression phénoménale de la finalité de la nature; *sujet*, c'est-à-dire sans conscience, dans la bête, elle devient, par la conscience, *sujet* et *objet* en même temps dans l'homme.

Comme nous l'avons déjà remarqué, la vie n'entre pas brusquement dans la scène de la nature : elle se développe de puissance en acte, pour ainsi dire, insensiblement dans les ordres les plus inférieurs du règne animal. Elle marche pas à pas, par une suite de créations qui marquent autant de degrés de perfection, c'est-à-dire une intensité plus concentrée, laquelle est indispensable pour produire un être plus compliqué, dont la phénoménalité présente un nombre et une diversité d'aspects comme nous n'en remarquons pas chez un être d'une structure plus simple, et qui sont propres à lui imprimer le cachet d'une nouvelle espèce d'une complexion augmentée. L'être le plus parfait que nous connaissions, c'est l'homme; par suite, c'est lui aussi chez lequel la force qui le constitue doit avoir atteint le point culminant de son activité.

Le principe de la vie ne peut se manifester dans sa toute-puissance que dans l'homme; c'est donc chez lui qu'il faut l'étudier dans les différents états sous lesquels il se présente.

Si la vie est purement l'effet ou le résultat de l'organisme, la première question qui s'impose à l'esprit est : d'où vient l'organisme lui-même? Est-ce une agglomération spontanée et arbitraire de la matière selon les dispositions de ses propriétés inhérentes, mises dans des conditions spéciales ou sous l'im-

pulsion des forces physiques et chimiques? Jamais une secousse électrique n'a produit une mouche; jamais on n'a
vu sortir du creuset un oiseau. J.-J. Rousseau disait : « Je
croirai à la chimie quand elle aura produit un grain de blé. »
Qu'on ne soutienne pas que les corps organisés doivent la vie
à une composition plus multiple, plus complexe de la matière. N'y a-t-il pas bon nombre de corps bruts qui sont plus
complexes dans leur composition que la cellule microscopique, abreuvée de suc, où tout est similaire, et d'où sort
un être vivant?

Si nous regardons la matière brute dans la vie inorganique,
nous remarquons une stabilité relative qui n'a rien de commun avec la métamorphose continuelle des corps vivants ;
dans celle-ci, point de formes géométriques, point de permanence immuable, mais un état contingent, variable sans
interruption.

La molécule entre dans le tourbillon de l'économie, elle
est saisie, transformée, assimilée et rejetée ; d'un moment à
l'autre, toute la matière qui sert les besoins de la vie est
changée, tout paraît et disparaît ; rien ne subsiste, que l'infatigable moteur de toutes ces transformations, se perpétuant
dans la génération et se transmettant par elle à de nouveaux
êtres, créés par lui en tout semblables aux précédents pour
la forme générale, entièrement dissemblables pour les innombrables détails de structure et d'agrégation spéciale. Que deviennent les assertions des organiciens devant les merveilles d'un
œuf fécondé, dans lequel l'albumine se change, sous l'influence
de la chaleur, en os, en muscles, en plumes ; et d'où sort
un être vivant, dont les investigations les plus minutieuses
n'ont pu découvrir une trace seulement de rudiment dans le
liquide homogène renfermé dans une coque imperméable?
N'est-ce pas le démenti le plus formel que peut leur infliger

l'Ouvrier invisible qu'ils renient avec tant de persistance ?

Le mouvement ou le changement de coexistence ne peut pas exister avant le ressort qui doit l'exécuter. De même le ressort peut-il exister sans être conçu et composé en vue du mouvement par la main de l'artiste ?

Quelle étrange aberration de l'intelligence humaine ! Quel triste spectacle que de la voir s'aveugler devant l'évidence des faits, s'humilier et se rabaisser sous la matière brute, infiniment inférieure à elle ; que de l'entendre nier le souffle puissant d'une genèse, attribuer à la glèbe impure les ingénieuses conceptions de la structure humaine, les lois qui président au jeu incomparable des ressorts de l'organisme ; enfin, lui imputer la production de toutes les merveilles qui constituent l'ensemble admirable de l'agrégat humain et en font le chef-d'œuvre de la création !

Si la matière contient la raison de la vie, l'homme n'est qu'un accident fortuit, qui n'a aucune raison d'exister que celle *qu'il existe*. Étant matière, la vie ne peut avoir d'autre destinée que celle qui est inhérente à la matière ; elle est soumise aux lois qui la régissent ; toute activité libre et spontanée cesse, et l'agrégat devient machine à marche ordonnée. Sa mission est accomplie quand la matière va s'engloutir dans l'abîme de son origine, et tout est dit.

La vie serait donc l'instrument passif des propriétés inhérentes de la matière, créée par elle pour satisfaire les besoins de ses phases d'évolution ? Et rien autre chose ? Comment ! cette masse inerte que je vois là, cet amas de corpuscules hétérogènes commencerait tout à coup *par lui-même* à s'agglomérer, à s'accroître, à prendre une forme humaine, à sentir, à se mouvoir, à se nourrir, à produire des fonctions ? Peut-on mieux souffleter le sens commun !

Voilà les conséquences de ce culte grossier de la matière,

que des intelligences perverties ont transformé en une savante hypocrisie. Les matérialistes pur sang, les organiciens, les chimiâtres, les physiciens, ne sont qu'autant de nuances de cette École funeste qui trouve la dernière raison de l'être dans l'émancipation de la matière qu'elle déifie et qu'elle adore dans les salles de laboratoire et de dissection. Il ne nous appartient pas d'apprécier ici les conséquences de ces théories, encore tout autrement funestes dans le monde moral, où toute liberté, toute volonté, toute responsabilité disparait pour faire place aux appétits brutaux que la matière déchaîne sans relâche. Bien et mal, vrai et faux, crime et vertu, tout cela n'est que de la matière en acte, et, partant, également et forcément légitime ; toute l'activité de l'âme pensante n'est qu'une modalité forcée du va-et-vient des molécules en fermentation. N'avons-nous pas entendu, de nos propres oreilles, que la pensée n'est qu'une sécrétion du cerveau ! Que deviendrait la société, si les actions de ses membres dépendaient de la composition chimique de leur organisme ? Pourrait-on punir le crime, récompenser la vertu, qui tous les deux ne consisteraient que dans la bonne ou mauvaise disposition de la matière ?

Du reste, à quoi bon fouiller plus longtemps dans cette doctrine immonde du matérialisme, ce rejeton funeste du paganisme en délire sensuel, mille fois plus hideuse encore dans le monde chrétien ; dont le dernier mot est l'émancipation de la chair, la dégradation cynique de l'âme en exhalation de la bourbe, et l'enterrement final du tout dans le gouffre du néant absolu ! Il suffit de signaler une telle doctrine dans toute sa nudité monstrueuse, pour en détourner tout esprit sain et sensé. Et, qu'on le sache bien, nous parlons science, et rien que science, sans périphrases d'orthodoxie, laquelle nous est entièrement étrangère.

Pourquoi nier le grand fait de la Vie, indépendante de la matière, qui s'étale partout majestueusement devant nous? Pourquoi en faire le vil esclave d'un agent inférieur? pourquoi réduire sa merveilleuse puissance à la pauvre idée de la matière en acte? Hypothèse plus inconcevable, plus inexplicable, plus arbitraire que la notion de la vie conçue comme force. Y a-t-il une raison palpable pour des insinuations aussi saugrenues? La science devient-elle plus claire? Le mystère de la vie se révèle-t-il, se comprend-il mieux? Le mot *force* ne résume-t-il pas tout. causalité et effet? ne touche-t-il pas à l'essence de la vie par son sens absolu et relatif? ne nous donne-t-il pas une idée concise de la réalisation de l'infini dans le fini, caractère fondamental de la vie? Où est elle, la grande pensée de la vie, dans ces petites vues de détail? Dans quelle perspective vaporeuse sa conception, comme force, laisse-t-elle ses prétendues propriétés inhérentes ou organiques, qui ne définissent rien, qui, n'étant que des débris épars d'une unité brisée, ne nous offrent que des conceptions incohérentes et discordantes au lieu d'une puissante synthèse?

L'organisation a donc une cause autre que les propriétés inhérentes à la matière. Cette cause doit être la force dont nous voyons partout les phénomènes là où il y a organisation et vie, deux choses inséparables. C'est elle qui sollicite la matière pour la rendre organisable, c'est elle qui la divise, la transforme; c'est elle qui la fixe et la dispose dans une vue d'ensemble, condition indispensable pour l'existence de tout être vivant. Quelle que soit la force chimique ou physique que vous employiez, le carbone restera toujours carbone, l'oxygène toujours oxygène, le sel toujours sel, et ainsi de suite. Sous l'impulsion de la force vitale, ils deviennent albumine, fibrine; bref, des corps organisables. Comment prétendre que la matière brute produise la vie par l'intermédiaire des forces qui ne sont pas de l'ordre vital, et qui ne produiront jamais d'autres effets que ceux qui sont adéquats à leur essentialité?

La vie ne s'engendre que par la vie: *omne vivum ex vivo!* Ce n'est que par la génération qu'elle se transmet d'être en être, en se servant de la matière comme véhicule et pour en faire l'instrument de ses évolutions nécessaires. Tandis que toutes les forces inorganiques ont une existence permanente, celle de la vie est temporaire; on dirait qu'elle ne fait que passer à travers la matière, l'enlever par sa force irrésistible, la manier un instant et disparaître en la remettant dans le réservoir commun où elle l'a puisée.

La vie existe-t-elle? Quelques philosophes, en traitant le problème *ab ovo*, ont commencé par poser cette question pour fixer l'identité de leur objet; mais comme tous ont finalement conclu à l'affirmation, nous pouvons nous dispenser de faire des frais de logique et la regarder comme réellement existante, ne trouvant aucun contradicteur. La négation de quelques matérialistes n'est pas absolue et se réduit à un simple quiproquo avec des attributs différents.

Avons-nous une perception directe de la vie? La question a été niée; elle a été affirmée; mais les preuves de l'affirmation sont tellement insuffisantes, que nous penchons volontiers pour la négation de cette sensation. M. Peisse nous parle « d'un retentissement, d'un perpétuel murmure du travail universel », un genre de sentiment un peu adouci par rapport à celui que Maine de Biran signale dans certains hommes, « qui entendent pour ainsi dire crier les ressorts de la machine ». Leibnitz et Stahl avaient déjà signalé des faits de même nature, pour lesquels Reid a imaginé le nom de « *coenesthèse* » (perception , sentiment général), que quelques modernes ont proposé de transformer en celui de *« sens vital »*.

Tous les faits sur lesquels on se base ne sont pas la vie elle-même, ce ne sont que des phénomènes de la vie, et, à ce titre, ils ne sont pas concluants. Ce sont des phénomènes moins grossiers, il est vrai ; mais ce ne sont que des perceptions phénoménales. Nous nions donc la perception de la vie elle-même, en tant que principe d'activité.

Elle règne dans notre corps d'après des lois primordiales ; mais nous n'en avons qu'un sentiment médiat par les effets qu'elle produit, et ce n'est qu'en eux et par eux que nous pouvons l'étudier.

Quels sont ces effets ? En première ligne, la vie se caractérise par une activité incessante, qui a pour but de former, d'organiser, d'accroître, de conserver et de retenir la matière constituante, dont elle entretient la métamorphose continuelle, et de réparer les dommages causés par des influences hostiles.

Telle est l'image plastique de la vie, telle nous la voyons partout où elle est. C'est le prisme aux mille couleurs dans lequel elle se reflète. Nos sens admirent le rayonnement magique, mais l'œil de notre intelligence y découvre l'étincelle centrale d'où partent tous ces rayons lumineux. Tous ces mouvements innombrables, tous ces actes d'une variété infinie, s'accomplissent avec ordre, avec enchaînement, pour concourir à la même œuvre, à la même fin, qui ne peut être atteinte que par la synergie harmonique de toutes ces activités spéciales organisées et réalisées par la vie. Retranchez-en une, et vous risquez de les compromettre toutes. Qu'une seule ralentisse sa marche, et toutes seront en souffrance ; l'équilibre se rompt et la fin devient impossible.

Ces activités divergentes et convergentes, ces mouvements

en tous sens revenant sans cesse vers leur point de départ, sont donc une vérité incontestable. Constituant les phénomènes par lesquels la vie se traduit, ils offrent les éléments saisissables pour son étude.

Tout mouvement suppose un mobile, un moteur, une cause. La notion de *cause* est inséparable de celle de *mouvement*. Cette cause ne peut être qu'une force quelconque qui imprime à la matière l'impulsion du mouvement. Comme dans le monde inorganique rien ne se meut sans être mu, que la matière ne cède qu'aux sollicitations des forces physiques et chimiques, et que ces mouvements ne sont qu'en raison des propriétés de la puissance motrice, elle doit avoir également besoin, dans le monde organique, d'un moteur adéquat, d'une force d'un type propre, apte à produire le mouvement vital. Cette force donc, conforme à la nature des phénomènes vitaux qu'elle produit, doit être une force vitale portant sa causalité en elle-même, c'est-à-dire dans la vie.

La vie est donc une force *antérieure*, cause *efficiente*, et non effet ou résultat, comme le prétendent les organiciens. Comment comprendre autrement certains actes vitaux qui s'accomplissent avant le développement des organes?

Le mot *force* « sert enfin à considérer la vie en masse et sous le point de vue le plus général. » (Pétiot, *Notice historique sur F. Bérard.*) La notion de force implique la notion de l'immatérialité; la vie en tant que force est donc un principe immatériel dont il resterait à déterminer la nature.

« L'esprit humain veut assujétir tous les êtres à ses conceptions? Mais, plus il prend un essor élevé, plus il sent fortement ses bornes, plus il voit la grandeur de la nature comme étant dans toutes ses forces également immense et inaccessible, » dit Barthez (*N. élém.*, p. 55, 1re éd.), et il donne pour toute explication sur ce point un x, y, z algébrique, borne de la spéculation et en même temps champ ouvert pour elle. Arrivé sur le point où l'infini perd sa réalité palpable, le grand homme, saisi par les vertiges du doute, s'arrête, reste indécis et recule épouvanté devant l'immensité. Il s'incline devant l'inconnu, en laissant la formule de son doute comme seul signe d'avoir touché à l'inaccessible. Humble aveu de la faiblesse humaine devant la grandeur de la nature, bien autrement majestueux et significatif que la témérité insensée de ceux qui, n'admettant pas de bornes à la spéculation humaine, charrient des illusions fallacieuses et amassent des montagnes d'hypothèses sur la base chancelante de leur imagination déréglée.

Nous trouvons dans le dernier chapitre du livre de Barthez : *De la fin de ce principe dans la mort de l'homme* (1re édit.), quelques propositions sceptiques qui résument la nature de son doute. Les voici : « Si ce principe (vital) n'est qu'une faculté unie au corps vivant, il est certain qu'il périt avec le corps. S'il est un être distinct du corps et de l'âme, il peut périr lors de l'extinction de ses forces dans le corps qu'il anime ; mais il peut aussi passer dans d'autres corps humains, et les vivifier par une véritable métempsychose. Il est possible que la fin du principe vital soit relative à son origine. Ainsi émané d'un principe que Dieu a créé pour animer les mondes , il peut à la mort se rejoindre à ce principe universel. Mais, dans cette supposition même, il peut périr sans que la puissance dont il est dérivé en soit affaiblie. » Ainsi s'exprime Barthez.

Nous n'avons nulle prétention d'aller au-delà des considérations sceptiques sur la nature et la fin présumées du principe de la vie. Cependant, s'il fallait opter entre ces données hypothétiques, nous donnerions volontiers la préférence à la dernière proposition, qui nous paraît être le plus en rapport avec les phénomènes de la vie.

En effet, que contient-elle de contradictoire avec l'ensemble des faits qui se passent sous nos yeux ? N'est-elle pas assez vaste pour comprendre en elle tout ce que nous regardons comme incompréhensible ? Ne suffit-elle pas pour nous rendre raison de tous les phénomènes de la vie, puisqu'elle n'en est en quelque sorte qu'un résumé abstrait et concis ? Est-elle arbitraire et volontaire, tandis que tout nous contraint de gagner un point d'appui dans le balancement universel des réalisations vitales ? N'est-elle pas plutôt obligée, puisque sans elle l'étude de la vie n'aurait point de direction, point de but ? Ne s'impose-t-elle pas tout naturellement, même malgré nous, à l'esprit scrutateur quand il examine la succession des phénomènes, l'enchaînement des faits de la vie, qui s'exécutent simultanément et succinctement dans le corps vivant ? N'est-ce pas un penchant naturel en nous de recourir à une hypothèse pour interpréter les phénomènes dont la causalité n'est pas manifeste ? L'intelligence la plus bornée fait-elle défaut à ce penchant ? Faut-il s'en tenir à un stérile hylozoïsme qui accouple l'esprit humain à la fange, et retient son élan dans les bas étages d'un sensualisme grossier et énervant ?

Donc, pourquoi tant crier contre l'hypothèse, cet enfant naturel de la faiblesse humaine? N'est-elle pas le dernier refuge de la raison errante, la seule porte à travers laquelle elle peut entrer dans les espaces de l'infini? Doit-elle s'arrêter à un point au-delà duquel elle peut encore soupçonner quelque chose? C'est ainsi qu'elle marche jusqu'à l'infini, ne s'arrêtant qu'à l'impossibilité de trouver des limites.

Pourquoi ne pas conclure par ses manifestations, par le genre de son activité, à la nature de son principe?« *Motus est actus mobilis a movente, et ideo, virtus moventis apparet in motu mobilis»*, dit saint Thomas. A quoi bon l'intelligence, si ce n'est pour approcher, pour deviner par des déductions raisonnées ce qui échappe à nos perceptions sensuelles? Que sommes-nous? Un atome de couleur dont la juxtaposition harmonique présente le merveilleux tableau de la nature : un son fugitif, dont la totalité et l'accord forment le concert éternel de la création. Et il nous serait défendu d'apprécier l'artiste du tableau et le compositeur de cette musique céleste !

A l'appel de la vie, un amas de molécules sort de la matière, s'agrége, se forme et passe par les périodes d'accroissement et de dépérissement. Abandonnée par elle, l'agrégation moléculaire se dissout et rentre dans le dépôt général, pour se renouveler et se préparer à un nouvel appel. En serait-il autrement avec la vie regardée comme substance et séparée du corps par abstraction? La vie en nous ne serait-elle pas une infime parcelle, un atome vital, qui s'émancipe spontanément (supérieure en cela à la matière) de la vie générale, s'individualise pour une durée temporaire, qui passe par des phases d'ascendance et de descendance, ou d'évolution et d'involution, d'après des lois primitives, incarnées dans l'essence de tout être ; et qui rentre, quand sa circonvolution est terminée, en abandonnant la matière, comme celle-ci dans la source commune dont elle a jailli et qui l'attire continuellement dans ses profondeurs inaccessibles ?

Pourquoi n'y aurait-il pas une substance générale de la vie qui s'imprègne essentiellement dans la matière , comme il y a une masse générale de la matière qui cède une partie de ses molécules aux sollicitations de la vie? Pourquoi l'œil de notre intelligence serait-il plus aveugle que les yeux de notre corps? N'est-ce pas son apanage sublime d'aller au-delà de l'image réfléchie sur notre rétine, et de tenter la délimitation spirituelle de l'objet, sans laquelle l'absolu disparaît et sa conception est remplacée par un sensualisme brutal?

On me criera : hypothèse, abstraction ! D'accord ; mais n'est ce pas une hypothèse permise qui a pour base la considération logique des faits, résultant de leur ensemble, et qui se prête parfaitement à leur servir de point de départ raisonné?

Ce chaos des forces occultes, ce « quelque chose de plus », épithètes mesquines avec lesquelles les matérialistes et les organiciens flétrissent la merveille de la vie, que sont-ils autre chose que des hypothèses vagabondes qui ne supportent aucune argumentation ; tandis que sa conception comme substance ou ce qui a la force d'agir et ce qui peut réaliser par cette puissance agissante tous ses modes d'être , donne à l'intelligence une base solide d'opérations , et la conduit à transformer le doute final en une hypothèse légitime, qui est l'acte suprême de la raison, le dernier rayon qu'elle projette dans les abîmes incommensurables de l'infini.

L'immortel Franklin, lorsqu'il supposa l'identité de la nature de l'électricité de l'air avec celle de nos machines, et qu'il fonda sur cette supposition la construction du paratonnerre, faisait-il autre chose qu'une hypothèse? Et de même Keppler , lorsqu'il imagina la course elliptique des planètes ; Copernic , lorsqu'il établit la rotation de la terre autour de son axe et la fixité du soleil ; Newton, lorsqu'il conçut la gravitation.—Ces hypothèses d'autrefois sont aujourd'hui des vérités générales. Pourquoi n'en serait-il pas un jour ainsi de l'hypothèse de Barthez, qui n'est pas moins qu'eux un esprit d'élite ?

L'abstraction n'est-elle pas un acte légitime de l'entendement, pour se rendre un compte plus exact sur la nature d'une chose dont l'existence est hors de doute? Ne pouvons-nous pas séparer par abstraction une chose de l'autre, pour l'examiner isolément en raison des propriétés que nous supposons être la cause des phénomènes qui se produisent par la co-opération des deux facteurs ? Ne pensons-nous pas électricité, pesanteur, sans les corps qui en sont les possesseurs ? Pour-quoi ne ferions-nous pas de même pour la vie ? Pourquoi serait-il défendu de penser la vie indépendamment du corps, sauf à la regarder dans l'action commune, quand nous vou-lons étudier ses effets ?

Nous admettons l'indépendance absolue de la vie en tant qu'essence substantielle ou entité en puissance. Sa présence dans la matière, sa réunion avec elle change cet état absolu en état relatif. Les forces qui rayonnent de son centre d'acti-vité dépendent, dans l'essor de leur jeu dynamique, des modifications qu'elles produisent elles-mêmes dans les mou-vements de la matière faite organisation, et de celles que l'attraction de la masse générale, représentée par les in-fluences nivelantes du milieu ambiant, exerce continuelle-ment sur cette dernière. Il y a donc coïncidence obligée entre les deux facteurs actifs de l'organisation, dont les rapports, déterminés par l'essentialité de chacun et en raison d'elle, constituent une dépendance mutuelle qui forme, par son juste équilibre, la condition fondamentale de l'harmonie normale dans le fonctionnement de l'économie humaine, et qui, soit dit en passant, n'est autre chose que l'indépendance relative de la vie elle-même, incarnée dans le corps vivant par rap-port à l'âme.

Vie et matière, l'une est le corollaire indispensable de l'autre, la disparition de l'une entraîne la destruction de l'autre ; il n'y a aucune survivance partielle ; la désunion faite, toutes les deux cessent d'être ce qu'elles étaient : la vie cesse d'être individuelle en se réunissant au principe général, le corps organisé cesse d'être organisation détachée en se con-fondant avec la masse générale du monde corporel. En d'au-

tres termes, la vie sort de son état d'indépendance relative
et acquiert son indépendance absolue ; d'*acte* elle redevient
essence : voilà tout le secret de la mort.

L'absolu n'est jamais sans le relatif, ni le relatif sans l'absolu ; l'un suppose l'autre, et il est impossible de ne pas admettre un état d'indépendance absolue de la vie, quand on
a admis la vérité presque vulgaire d'un état d'indépendance
relative. Quel est cet état d'indépendance absolue ? Cela ne
peut être que son retour accompli dans l'essentialité substantielle de la masse commune. Libérée des chaines de la matière, fondue dans la vie générale, elle y recouvre, comme
partie intégrante, sa liberté absolue, et jouit de tous les
attributs de l'unité du tout, comme l'étincelle qui jaillit de
la flamme brille un instant au-dessus, y retombe et y disparaît, et jouit alors de tous les attributs de celle-ci.

L'indépendance relative du principe de la vie ne consiste
pas dans une altération facultative de son indépendance absolue, produite par l'intervention de la matière dans ses actes,
mais seulement dans sa transition de puissance en acte. L'acte
demande la phénoménalisation de l'essence pour être perçu
et conçu, et celle-ci ne peut se faire que par un élément ma-
niable ayant forme et étendue ; en un mot, par la matière.
C'est donc la phénoménalité en tant que réalité saisissable, ou
l'essence de la vie en acte, qui constitue la relativité du principe de la vie, et non les influences des propriétés inhérentes
à la matière en évolution, auxquelles on pourrait supposer
un rôle affectif, qui aurait pour effet de modifier, de neutraliser, de limiter et, partant, d'altérer en quelque sorte le
libre essor de l'activité vitale. Ce serait déclarer la déchéance
de l'essence et la livrer au scalpel du matérialisme. Non,
l'indépendance subsiste dans toute son intégrité ; elle n'est

que relative par rapport à l'état phénoménal, qui est nécessaire pour nous la faire concevoir.

La vie, conçue comme force, est impérissable ; aucune
force ne peut périr ; car si une force est quelque chose, elle
ne peut pas devenir rien ; l'idée de vie exclut l'idée de mort.
La vie ne peut pas *mourir*. Elle peut s'altérer dans et par son
état d'indépendance relative ; elle peut varier à l'infini son
activité quantitative et qualitative, portant la raison de ses
déterminations variables en elle-même ; elle peut faillir et
pâtir spontanément ou sous l'influence de mille circonstances
extérieures ; elle peut se montrer dans le plein essor de sa
puissance, déborder même le vase ; elle peut se manifester
incomplétement, d'une manière turbulente ou languissante ;
elle peut suspendre temporairement son activité et rentrer en
puissance ; elle peut enfin, subitement ou lentement, quitter
définitivement son domicile, détruit par les forces dissolvantes
du milieu, pour se retremper dans son essence, mais elle ne
peut pas mourir.

Toutes les suppositions de jeunesse, de virilité, de vieil-
lesse de la vie, ne sont qu'autant de métaphores gratuites
pour qualifier le genre et les limites de son activité phénoménale, mais qui ne peuvent en rien toucher à son essence ;
autrement la vie ne serait pas force, essence, principe, mais,
comme nous l'avons déjà dit, un pur accident. La dénomination de principe vital serait un contre-sens. Aussitôt qu'on
prononce cette épithète, la vie est reconnue impérissable,
conservant son identité dans la variété de ses évolutions et
des transformations qu'elle effectue par les degrés et le caractère de son activité primordiale.

Si elle a un commencement, ou une fin, ou tous les deux,
elle est inférieure à la matière, qui est impérissable, comme
nous le démontrerons tout à l'heure, et de là jusqu'à sa ma-

térialisation formelle il n'y a qu'un pas. Son identité serait une fiction imaginaire, puisqu'elle s'épuiserait dans la variabilité des actes, et la théorie des propriétés vitales serait la seule et inévitable conclusion à tirer de la succession des faits. La vie n'a pas d'âge, elle n'a que des périodes de flux et de reflux ; elle ne vieillit pas, elle abandonne graduellement le champ de son activité déterminée.

La mort n'est ni le contraire, ni l'opposé de la vie, comme on la définit si souvent, et *vice versâ* ; elle n'est qu'un accident qui survient dans le divorce final de la matière et de la vie ; elle ne peut pas être le contraire d'une chose d'un ordre tout différent : un accident ne peut pas être le contraire d'un principe. La mort est aussi peu un principe que le sommeil, son frère jumeau. Si la mort était aussi un principe, les deux ne pourraient pas coexister simultanément ; l'un étant la négation de l'autre, l'unité du monde serait rompue, l'idée de son existence même impossible, et il n'y aurait que le néant absolu. Elle n'est donc pas autre chose que la désignation d'un état d'inertie de la matière, de la suspension de l'activité vitale, et nullement l'opposé de la vie. Elle n'existe nulle part dans la nature, parce que tout y est mouvement, tout y est vie.

La matière n'étant pas force, n'étant toujours qu'instrument sans volonté ou liberté d'agir ou de n'agir pas, tout en étant douée de propriétés tendant à s'unir et à produire des composés, la matière, disons-nous, ne peut pas être indépendante ; mais comme objet d'action, comme corollaire indispensable de la vie, comme étoffe de l'organisation, elle doit être impérissable comme celle-ci. Elle existe sur notre globe dans une quantité donnée, qui ne peut ni diminuer ni augmenter. Contenue par la gravitation et livrée au jeu des forces de toute nature, elle peut revêtir toutes les formes possibles, mais elle ne peut jamais changer de nature ou périr. Aucun atome n'en peut disparaître : sa loi suprême est sa persistance dans la mutabilité. Tour à tour composée, décomposée, combinée, dissoute, cristallisée, vitalisée, elle reste l'instrument immuable et éternel des forces physiques, chimiques et vitales, dont les réalisations seraient impossibles sans sa présence. Jamais une pierre n'a produit un édifice sans la main de l'architecte. La matière est le point d'appui pour former un être, mais ce n'est pas elle qui le forme. Par contre, sans elle la force, n'étant autre chose que la tendance d'agir, la raison suffisante d'un fait, est sans objet pour le produire et, partant, sans réalité. Elle doit donc être impérissable, parce qu'elle est toujours nécessaire, et précisément cette nécessité de présence dans tous les actes vitaux en fait l'élément constitutif de la relativité de l'indépendance de la vie.

Si le principe vital est indépendant, et par conséquent distinct du corps, qu'est-il par rapport à l'âme pensante? La considération de cette question est certainement un des problèmes les plus vastes et les plus scabreux de la philosophie en général et de la philosophie médicale en particulier. Nous ne pouvons pas entrer dans une énumération critique des nombreuses opinions contradictoires émises sur ce sujet par les penseurs les plus profonds de tous les temps ; nous chercherons seulement à examiner les points qui ont trait directement à la médecine.

Si la distinction d'un principe vital par rapport au corps saute aux yeux, il n'en est pas de même par rapport au principe de l'intelligence, puisqu'il y a une foule de phénomènes qui paraissent se rattacher à tous les deux sans qu'il soit possible d'en préciser le vrai caractère.

Le principe vital est-il réellement distinct de l'âme? S'il faut admettre, d'après les principes de la philosophie expérimentale, un principe distinct pour chaque ordre de phénomènes distincts, il est évident qu'il y a deux principes dans l'homme, dont l'un représente sa nature animale, l'autre sa personnalité intelligente et morale; en d'autres termes, un principe *physiologique* et un principe *psychologique*. « Les légumes dans mon jardin ont ce qu'on nomme principe vital, et n'ont pas le principe de la pensée. » (P. Bérard, *Cours de physiologie*, tom. I, pag. 108-9.)

Quoi de plus naturel que d'admettre deux principes complétement distincts et relativement indépendants l'un de l'autre, quand nous voyons que tous les actes de la vie organique s'accomplissent sans que le sens intime puisse les limiter ou les modifier en aucune manière; et qu'il y a nombre de phénomènes de la vie animique ou de relation qui excluent également toute apparence de participation du côté de l'âme: en écrivant ceci, j'ai remué mes jambes sans l'avoir voulu.

Cette distinction des deux principes est encore plus frappante quand on en compare les manifestations dans les différents états normaux ou modifiés de leur coexistence. Bien loin que cette dernière soit toujours réciproquement proportionnée, et que les deux principes montrent une marche identique et également graduelle dans leur développement, leur déclin et leur disparition, ils nous offrent souvent l'aspect d'une disproportion mutuelle, d'une marche opposée dans leurs phases d'évolution et d'activité. Le principe de l'intelligence peut étaler une intensité d'action extraordinaire, tandis que celui de la vie est peu actif, qu'il pâtit, qu'il languit même, et *vice versâ*; l'un peut se développer rapidement, tandis que l'autre s'arrête; l'un peut rentrer en puissance, tandis que l'autre persévère dans son activité.

La vigueur de la force d'âme donc, non ébranlée au milieu de la dissolution de l'agrégat vivant, — vigueur dont M. de Rouville nous a cité récemment un touchant exemple dans l'Éloge d'un savant éminent dont la science déplore la perte (nous voulons parler du professeur Marcel de Serres)[1]; — la faiblesse fréquente de ses manifestations dans une organisation exubérante où la vie déborde et prend un essor puissant; son dérèglement dans l'aliénation mentale, où les fonctions de

---

[1] Discours prononcé à la rentrée des Facultés, année 1863-64.

Dans ce discours, M. de Rouville qualifiait cette persistance de l'intelligence dans le corps en défaillance du nom spécieux de : « *survivance du sens intime* », et, si nous avons bien compris, il attribuait cette faculté de survivre *exclusivement* et *essentiellement* à l'âme pensante. Une survivance proprement dite de l'un des deux principes par rapport à l'autre n'existe pas pour nous, puisque nous avons toute raison de les croire tous les deux également impérissables dans leur essence et soumis seulement à des changements d'état signalés plus haut dans leur coexistence temporaire, c'est-à-dire une rentrée d'acte en puissance de la part de l'un, une persévération d'activité de la part de l'autre, mal déterminée et confondue sous la dénomination de survivance partielle, et, selon nous, faussement attribuée au principe de l'intelligence. La vie, étant le médium des manifestations de cette dernière, ne peut jamais suspendre son activité sans frapper du même coup l'activité de l'intelligence, quel qu'en soit le degré de conservation jusqu'au moment fatal. La cessation fonctionnelle des deux principes est donc au moins simultanée, et ce ne serait dans aucun cas le principe de l'intelligence qui pourrait survivre dans le corps, puisque ses manifestations dépendent uniquement de la présence de la vie et sont absolument impossibles sans cette dernière, à quelque degré que ce soit.

Mais la vie, indispensable pour la manifestation de l'intelligence, peut exister *sans* elle et se prolonger après sa disparition. La survivance, si nous voulions l'admettre, serait donc évidemment du côté du principe de la vie et jamais du côté de celui de l'intelligence. Nous ne nions pas qu'elle ne puisse se conserver jusqu'au dernier souffle vital dans son intégrité, mais elle ne peut pas le dépasser; elle s'éteint *avec* lui et non après lui. C'est ce dernier souffle de la vie qui la relie à son habitation corporelle; elle recouvre, quand il cesse, avec elle sa liberté absolue dans leur essence respective.

Donc l'admission d'une survivance du sens intime *dans le corps* étant contraire à l'expérience et opposée aux données théoriques, n'est pas démontrable et doit être entièrement abandonnée.

la vie s'accomplissent avec régularité ; son absence totale dans
le crétin, dans les monstres acéphales, sont autant de raisons
pour établir une indépendance réciproque, une distinction
marquée entre les deux principes en question. Nous éprou-
vons d'autant plus la nécessité de citer ces faits, que l'aspect
d'une évolution régulière des deux principes, de leur déclin
mutuel et normal, ou une marche également désordonnée de
développement, une extinction simultanée (comme par exemple dans la paralysie générale), pourrait induire à les confondre dans un seul, à cause de la similitude de leur activité.

Les animistes eux-mêmes ne méconnaissent nullement la
distinction des actes ; seulement, en leur donnant pour cause
le même principe, l'âme, ils en nient l'indépendance. En
fondant ainsi arbitrairement, et contre toutes les règles du
simple bon sens, deux choses tout à fait distinctes, d'après
leur propre aveu, dans l'essence d'un seul principe dont le
caractère saillant est la simplicité, c'est-à-dire que l'âme ne
comporte pas en elle le principe de sa destruction, ce qui
serait contraire à l'idée de « *simple* », ils établissent une sorte
de duplicité unitaire incompréhensible dans l'âme et qui la
condamne à un suicide permanent. Qu'on comprenne l'unité
dans un principe intelligent qui se fait à lui-même une guerre
exterminatrice continuelle, qui tue d'une main ce qu'il fait
vivre de l'autre ! Peut-on concevoir l'idée que l'âme intelligente serait la source de tous les mauvais appétits qui mettent sans cesse son intégrité en danger ? Y a-t-il quelque
chose de plus absurde que l'admission quand même d'une
unification aussi monstrueuse ?

L'unité de l'homme n'est nullement en danger par le rejet
formel d'une telle proposition, puisqu'elle ne consiste pas
dans la nécessité de faire découler tous ses éléments consti-

tutifs de la même source, de leur donner une même origine, conclusion contre laquelle le bon sens et les faits protestent, mais dans leur activité commune, dirigée vers le même but, s'influençant réciproquement, s'accommodant, se combattant d'après leur nature différente, se conciliant pour un intérêt commun, s'équilibrant. se contrebalançant mutuellement pour produire un être *un* dans le multiple, homogène dans les différences, en un mot pour produire l'homme apte à tous les exercices qui constituent son individualité organique et morale.

Nous n'entendons pas isoler les deux substances ; nous les déterminons seulement d'une manière isolée dans le rayon de leur activité relative. Les isoler, ce serait les nier dans leur réalité, qui n'est autre chose que leur dépendance réciproque en acte, déterminée par leur coexistence obligée dans le corps vivant avec des tendances de modalités correspondantes, dont chacune comporte la raison entière en soi. Un être semblable est, il est vrai, une réalité à plusieurs faces, selon la nature différentielle des substances constituantes, mais un et uni dans le principe de l'activité réciproque, qui est la raison et la condition de son existence.

La grande conciliation des forces agissantes de toute nature, l'harmonie non interrompue de leur jeu normal pour le même but, la constitution de l'homme : voilà l'*unité*, la grande unité de l'homme.

Les animistes sont bien obligés d'admettre deux éléments dans l'homme, le corps et l'âme ; pourquoi alors n'en pas admettre trois et plus, si la logique des faits l'exige ?

Barthez cite bon nombre de faits pour l'affirmation de l'indépendance vitale ; il en établit la plus grande probabilité, sans cependant se prononcer catégoriquement. Il n'y a qu'un

seul passage dans son incomparable livre des *Éléments*
(pag. 50, 1re éd.) qui nous ait frappé d'un étonnement pénible,
et sur lequel nous nous permettons une remarque ; le voici :
« On pourrait sans doute supposer (quoique sans preuve[1]),
dans les opérations de la vie, quelque degré de prévoyance
et de liberté ; mais ce degré serait toujours infiniment au-
dessous de ceux où ces facultés se manifestent dans l'âme
pensante. »

Ou il existe des qualités de l'intelligence dans le principe
de la vie, ou il n'y en existe pas, il n'y a pas de milieu.
S'il y en a dans lui seulement un atome, le principe vital cesse
d'être distinct et, partant, indépendant de l'âme, puisqu'il
participe à son essence.

Une fois admis que le principe vital ne peut pas penser,
et que l'âme ne peut pas déterminer la vie, il s'ensuit logiquement qu'aucune des deux substances ne peut recevoir de
l'autre le plus minime fragment de qualité, sans changer
d'état et ne plus être ce qu'elle est. Mais cet état d'une distinction rigoureuse d'essentialité n'enlève pas aux deux substances une influence réciproque, une puissance de détermination mutuelle ; chacune des deux renferme en elle *substan-
tialiter* la raison d'une faculté modificatrice par rapport à
l'autre, c'est-à-dire que l'une peut modifier l'activité de l'autre
par l'application de son attribut absolu, de sa force, ou la
maintenir en harmonie avec les besoins relatifs d'elle-même et
de l'être qu'elles réalisent par leur action commune. C'est à
cette condition seulement qu'elles peuvent entrer en réalisation et conditionner leur durée ; sans cette limitation réciproque, l'existence normale de l'être est impossible, son état
est imparfait et à tout moment compromis. L'exaltation isolée

---

[1] 2o édition.

de l'activité substantielle se produit toujours au préjudice de l'harmonie; celle-ci étant *prima et ultima ratio* de l'état normal de l'être, détermine, par son trouble, une modification anormale de cet état, soit passagère, soit permanente.

Voilà, selon nous, le seul rapport mutuel possible des deux substances du principe de la vie et de celui de l'âme pensante; et de là jusqu'à une véritable transsubstantiation, même supposée, il y a toute la distance du possible à l'impossible.

Nous ne connaissons, du reste, aucune opération de la vie qui ne trouve son analogue au moins approximativement dans le règne animal proprement dit, où la nature a pourvu à l'exécution régulière de toutes ces opérations par une loi générale et stable, nommée *instinct*, qu'aucune bête ne dépasse et ne peut dépasser. Il y a certainement des faits dans ce règne qui peuvent nous en imposer pour un moment, par une étrange similitude avec des actes raisonnés, mais qui se subordonnent toujours, par un examen approfondi, à la loi générale d'une activité instinctive, et ne prouvent nullement en faveur de la présence d'une intelligence libre ou d'un degré seulement d'une telle intelligence dans la vie animale.

La route de la bête est tracée d'avance, et elle ne peut pas s'en écarter; ce qui pourrait nous faire croire, au premier abord, à un certain degré de liberté ou de prévoyance, c'est l'habileté extraordinaire et la docilité que montrent certaines espèces. Mais tout bien considéré, on est forcé de reconnaître que tout cela rentre dans le cercle immuable des lois d'activité, établies d'avance, conformes à la destination de l'animal, avec lesquelles il naît, et qui sont éternellement les mêmes, en excluant à jamais toute idée de progrès.

Ce dernier est le résultat de la liberté d'action incarnée dans l'homme, et son absence totale et absolue dans le règne animal prouve qu'il est impossible d'admettre chez la bête le moindre degré de prévoyance ou de liberté ; autrement elle serait ce qu'elle n'est pas, c'est-à-dire perfectible, et une civilisation finale serait la conséquence forcée d'une telle supposition. Or cette civilisation ne s'est jamais faite, rien n'est changé sous ce rapport dans le règne animal ; donc la supposition tombe d'elle-même, n'ayant jamais produit le résultat qui en serait une nécessité absolue, si elle était vraie.

Faire une concession semblable, c'est livrer une arme dangereuse entre les mains de nos adversaires, et nous en avons la preuve, puisqu'ils s'en servent avec une habileté redoutable pour saper la base de notre doctrine.

Les différences des trois éléments constitutifs de l'homme sont tellement frappantes, qu'on trouve dans toutes les langues trois mots différents pour les signaler, et sur le sens desquels toute méprise est impossible, puisqu'ils émanent directement de la perception et que l'expérience de chaque moment démontre leur justesse et, partant, leur raison d'être. Elles durent impressionner de bonne heure l'imagination des êtres intelligents, ce qui résulte clairement de l'invention des trois mots : *corps, vie* et *âme*, dont l'existence remonte à l'origine des langues et qui se résolvent dans un quatrième : *homme*, créé pour l'objet qui les comprend tous les trois en lui.

Les rapports mystérieux de la vie et de l'âme et leurs déterminations supposées ont formé de tout temps la base des discussions sur la dépendance ou l'indépendance de la vie. Nous ne pouvons pas dire que la question soit entièrement résolue, ni dans un sens, ni dans l'autre. Nous avons donné quelques preuves pour son état d'indépendance, suffisantes selon nous pour faire pencher la balance de notre côté jusqu'à ce qu'on nous donne des preuves plus concluantes pour l'opinion opposée.

Si la vie était dépendante de l'âme, il faudrait nécessairement que tous ses actes tombassent sous la conscience à partir du moment où celle-ci exerce la pensée. Or, il n'en est pas ainsi. Tous les actes de la vie organique se passent sans que l'âme s'en aperçoive ; autrement, pourquoi ne nous donne-t-elle pas des renseignements sur certaines fonctions qui nous sont totalement inconnues, qui ont résisté à des siècles de recherches, et qui font aujourd'hui encore le désespoir des physiologues les plus illustres ?

Nous admettons volontiers ce que Barthez dit à ce sujet, tout en réservant la justesse de nos propositions dans l'état actuel de la science. « Cependant on ne doit pas affirmer »qu'il soit impossible que la suite des temps n'amène la con- »naissance de faits positifs qui sont ignorés aujourd'hui et »qui pourront prouver que le principe vital et l'âme pen- »sante sont essentiellement réunis dans un troisième prin- »cipe plus général. » (*Science de l'homme*, 1, 108-9.)

L'âme saisit, il est vrai, la totalité de la vie pour constituer le *moi*, mais les détails lui échappent en grande partie ; ce qui prouve que la vie a une activité libre et independante dans ses fonctions organiques, et que cette dernière ne devient relative que pour les actes de la vie de relation.

Ce n'est donc pas seulement la vie organique avec toutes ses perturbations qui doit occuper le médecin, mais aussi la vie de relation, parce qu'une grande série de phénomènes pathologiques ont en elle leur point d'origine et se dressent comme autant de questions majeures dans la science médicale.

Tantôt la vie sollicite l'âme par des impressions spontanées ou reçues de l'extérieur à une activité mixte, tantôt c'est l'âme qui sort de la retraite silencieuse de son activité pensante, pour solliciter la vie à la traduction de sa volonté par le mouvement. Quel est le rouage subtil qui sert d'intermédiaire entre ces deux substances essentiellement différentes, pour produire la réalisation de la vie réfléchie, intellectuelle, dont les nuances innombrables, le parcours normal ou anormal, décident en dernier ressort de notre existence passagère, et dont l'étude forme la base de la science la plus élevée à laquelle nous puissions aspirer, la science de nous-mêmes?

Comment se fait-il qu'une sensation devient sentiment, que l'étendue devient idée? comment ma volonté se transforme-t-elle en mouvement? Pourquoi le torrent de ma circulation devien' il bouillonnant par telle ou telle impression de l'âme? Pourquoi se ralentit-il par telle autre? Pourquoi la colère rend-elle mon sang brûlant? pourquoi la peur me glace-t-elle et me fait-elle frissonner? Comment mon moral soutient-il mon corps? comment mon corps soutient-il mon moral? Ma raison se trouble, quand le sang me monte à la tête, et je l'y fais monter par l'accès d'une passion. Voilà un monde de questions de philosophie médicale qui assiégent sans cesse la sagacité de l'observateur. Le praticien peut les dédaigner, mais elles surgissent tous les jours malgré lui devant son esprit.

Comme c'est la vie qui sert pour ainsi dire de véhicule à la réalisation phénoménale de l'âme, elle doit nécessairement être douée d'une réceptivité particulière pour en saisir les impressions, et, ne pouvant les rendre que selon la nature de ses facultés, elle doit les *vitaliser* d'abord par un acte dynamique qui constitue le fil de réunion occulte entre les deux principes. De même, l'âme *animise* les impressions vitales pour les fixer dans la conscience. La vie garde de cette façon son autonomie, en étant elle-même l'auteur d'une *mutation animo-vitaliste*; l'âme, la sienne, en produisant une sorte de *transsubstantiation vito-animiste*; et la mutation elle-même n'est donc qu'une indépendance relative, qui ne nuit nullement à l'indépendance proprement dite des deux puissances.

Tout le monde admet également que la partie la plus noble de notre être est l'âme pensante, que le principe de la vie lui est par conséquent inférieur. Pour ceux qui veulent réunir les deux principes dans un seul, celui de l'âme, cette dernière comprendrait alors une partie supérieure et une inférieure. Abstraction faite de la mésalliance évidente, une telle confusion nuirait considérablement à la dignité de l'âme en tant que de nature divine, comme les théologiens la conçoivent. Qu'ils y songent avant de vouloir la dépouiller de sa splendeur éthérée, de sa pureté spirituelle et immortelle, par l'addition de tous les attributs subalternes de la vie animale! Nous disons cela en passant, comme seule réponse à leurs violents reproches contre la doctrine du double dynamisme. Considérant la question seulement sous le point de vue médical, et opinant que les temps sont à jamais passés où les Pères de l'Église et les conciles décidaient si la terre tourne ou ne tourne pas, nous ne pouvons voir dans ces reproches qu'une immixtion arbitraire et sans objet en médecine, et nous nous contenterons de les passer sous un silence respectueux. Que les théologiens nous laissent le corps et la vie, nous leur abandonnerons volontiers l'âme, en tant que ses tendances sont purement spirituelles.

Nous concluons donc que la vie est distincte et indépendante de l'âme pensante.

C'est ici le lieu de parler de cet état particulier dans lequel la vie se trouve dans les cas de léthargie, de catalepsie ou

de paralysie. Il faut bien distinguer la désunion définitive de
la vie et de la matière d'avec cet état du système vivant où
l'extinction de la vie n'est qu'apparente, où elle ne fait, pour
ainsi dire, que sommeiller. Dans ces cas, la vie existe, mais
dans un assoupissement complet, et elle ne se manifeste que
spontanément par elle-même ou quand elle est mise dans des
conditions aptes à produire des impressions assez puissantes
pour l'exciter à des mutations dynamiques. Ces deux états
simultanés d'absence apparente et de présence conditionnelle
représentent la vie à l'état latent, tenant la matière dans un
état de situation fixe, qui est tantôt l'acte final de son évolution, tantôt une étreinte passagère seulement qui se résout
par un éveil plus ou moins prompt de l'activité vitale en suspension.

Dans cet état, la vie est pour ainsi dire refoulée, repliée
sur elle-même, attendant impassiblement le moment favorable où elle recommence à lancer, soit spontanément, soit
par provocation, ses rayons vivifiants dans toutes les directions, c'est-à-dire où elle passe de puissance en acte en partant d'un point central vers les extrémités. Cependant, quoiqu'il y ait mort apparente, cet état de la vie latente n'est pas
privé de toute phénoménalité, elle ne perd nullement toute
son influence sur la matière, qui pourrait en imposer par sa
froideur et sa rigidité cadavériques. La conservation souvent
très-prolongée du corps en est la preuve frappante. Il y a
dans cet état une résistance vitale soutenue, une lutte pas-
sive contre les influences décomposantes de l'extérieur ; on
dirait une sorte de concentration, de cristallisation vitales, un
statu quo persévérant, qui est temporairement inaccessible
à toutes les excitations du milieu ambiant et qui ne se résout
que par la résurrection spontanée ou provoquée de la vie. Qui
pourrait méconnaître, dans cet état, l'effet d'une puissance

facultative, par laquelle la vie fixe , indépendamment de la volonté , les molécules de l'agrégat dans une juxtaposition temporairement stable ? Cette faculté de la vie de se maintenir en puissance, très-souvent même sans rompre ses rapports avec le principe du sens intime, qui persiste dans toute son intégrité ou au moins partiellement, quoique sans pouvoir se manifester par des actes, on pourrait l'appeler, à bon droit, faculté de permanence vitale, pouvant s'étendre aussi bien sur le tout que s'exercer sur une partie du corps seulement.

Des grains de blé tirés des momies d'Égypte et mis dans la terre ont pu germer et produire une floraison bien plus luxuriante que celle du blé ordinaire. Les vers à soie, les infusoires desséchés qui revivent longtemps après par l'humectation (Spallanzani, Ehrenberg), des poissons, des sangsues enfermés sous la glace et gelés à un tel degré qu'on pouvait les casser comme du verre, revivant également (Moquin-Tandon), et, quant à notre sujet, le corps, en léthargie ou paralysé, revenant à la vie après un laps de temps plus ou moins long (souvent sans avoir perdu son intelligence), nous donnent une preuve incontestable de cet état de la vie à l'état latent.

L'expérience démontre donc deux modalités de la vie dans l'agrégat humain: l'une, d'inaction totale: la vie en puissance: l'autre, d'une activité générale, parcourant sans cesse les ressorts de la machine : la vie en acte.

Cette observation a inspiré à Barthez la théorie admirable des *forces en puissance* ou forces radicales, et des *forces en acte* ou forces agissantes; vérité féconde en résultats pour la science de la vie en état normal et anormal, trait sublime de génie médical qui, seul, suffirait pour immortaliser son auteur.

Les forces radicales constituent la source des forces agissantes et les distribuent, selon les besoins de l'économie, d'une manière primordialement ordonnée, ou suivant les nécessités suscitées par des causes étrangères au corps vivant.

Les forces radicales sont capables de s'accroître, ou par « l'action de certains fortifiants », ou par un exercice harmonique et normal des fonctions, et ce sont surtout elles qui doivent fixer notre attention. Ces accroissements « sont toujours en raison composée de l'intensité d'action que les forces agissantes déploient dans chacune des fonctions principales de l'économie animale, et de la conservation des rapports d'activité entre toutes ces fonctions, que l'habitude a établis dans la forme de santé qui est propre à chaque individu » (Barthez).

Les forces radicales et les forces agissantes, distinctes par leur mode d'être, ne le sont nullement par leur essence, qui est la même ; mais leur proportion quantitative n'est pas en rapport absolu ; les unes et les autres peuvent varier selon les circonstances. Il n'y a pas d'équilibre obligé, et ni l'excès des unes, ni leur dépression, ne donnent une mesure pour apprécier la quantité des autres.

Inutile de dire qu'un juste rapport proportionnel entre ces deux sortes de forces est la condition la plus favorable pour l'état normal de la vie et de la santé, et qu'une viciation de ce rapport produit tous les troubles dans l'économie, que Barthez étudie dans la suite sous les noms de maladies d'oppression, de résolution, de fièvres malignes.

Ce n'est donc pas une vaine théorie, utile tout au plus pour se rendre compte des faits physiologiques, mais une véritable loi de médecine pratique tirée des données de l'observation la plus rigoureuse, applicable à tous les actes pathologiques qui se présentent dans les maladies, et fournissant les indications les plus précieuses pour la thérapeutique. Le médecin qui néglige l'étude de cette importante loi n'exécutera que des tâtonnements stériles, sinon dangereux, quand il se trouvera en face d'une de ces maladies où tout est obscurité, dont la marche est le démenti formel de toute évolution régulière, où tout nouveau phénomène est une surprise inexplicable par une déduction logique de celui qui l'a précédé, en un mot où le diagnostic et le traitement dépendent uniquement de la distinction exacte de ces forces et de leur viciation partielle ou réciproque de proportion.

Le bon état des forces radicales, l'exaltation des forces agissantes, l'épuisement des premières par l'excès d'agitation des secondes, leur dépérissement simultané, sont autant de problèmes de diagnostic et d'indication que le praticien doit résoudre, s'il veut porter la lumière dans l'obscurité et donner des secours raisonnés aux points de l'édifice qui sont véritablement menacés. Les forces radicales se rapportent à la vie comme la flamme se rapporte au feu ; les forces agissantes n'en sont que les rayons qui se répandent, d'après son intensité, dans toutes les directions et s'épuisent en elle quand elle s'éteint.

C'est une image peut-être imparfaite sous certains rapports, parce qu'une force physique se manifeste toujours dans toute sa plénitude en vue d'un effet stable ; tandis que les forces vitales, en raison de la mutabilité des actes de la vie, ne sortent jamais entièrement de leur centre d'action, en formant une sorte de fonds de réserve qui offre des ressources pour les besoins de l'économie, que les changements continuels de celle-ci peuvent exiger d'un moment à l'autre plus ou moins impérieusement.

Il résulte de cela que les forces radicales ont leur siége au sein même de la vie, et qu'elles se résument par conséquent dans son unité essentielle.

La vie est *une*, avons-nous dit. — Oui! l'unité du principe vital existe ; sans elle, l'idée de l'homme serait sans base. C'est le point centrifuge et centripète à la fois, dont tout ce qui est vital émane, vers lequel tout ce qui est vital reflue ; un foyer d'activité commun qui fait palpiter les parties les plus éloignées de l'économie sous les efforts multiples de sa vertu intime, qui ramène sans cesse les activités éparses dans son sein pour satisfaire à l'intégrité primordiale de son essence.

Qui peut méconnaître que toutes les fonctions diverses des organes ne tendent à un seul et même but, qu'elles ne sont qu'autant de modalités d'un même principe qui les tient toutes sous sa dépendance et les charge d'activités spéciales, et pourtant en corrélation mutuelle, pour produire et entretenir une grande activité collective unitaire, constituant l'individualité de l'être dans la nature !

Pourrait-on admettre, dans le même système vivant, plusieurs vies distinctes, ayant leurs tendances propres ? Qu'arriverait-il? un antagonisme discordant, ennemi mortel de toute évolution organique concordante, impuissant à réaliser un être portant le cachet d'une spécificité individuelle, qui aurait son type, sa place, son but dans le vaste cercle de l'harmonie universelle de la création.

Ne voyons-nous pas que le système entier souffre quand une seule de ses parties souffre, qu'il peut périr quand une seule de ses fonctions s'arrête? Toutes sont donc nécessaires pour l'existence normale de la totalité: aucune ne s'agite, ne travaille pour elle-même ; toutes déploient une activité régulière, convergente vers une même fin ; toutes ne sont qu'un développement ordonné de l'unité, un mouvement organique, libre, se résolvant dans l'identité de son essence.

Toutes les fonctions de la vie, avec leurs innombrables nuances de manifestations, poussées souvent à des degrés supérieurs, forment pour ainsi dire des vies particulières, réglées, ordonnées par la grande fonction de la vie elle-même, dont elles ne sont que les coopérateurs obligés pour une finalité déterminée ; contenues, limitées et cerclées dans une forme donnée qu'elles ne peuvent pas franchir et qui empêche leur diffusion inévitable. Lors même que leur activité parait s'isoler de la vie générale et prendre un essor de spontanéité propre sur quelque point de l'économie, qu'elle s'élance et dépasse le but, qu'elle progresse et n'arrive pas, elles n'en cessent pas moins d'être sous la dépendance de la force générale et n'en forment qu'un retentissement plus prononcé.

Toutes ne sont que des paroles de la même pensée, ayant chacune son sens spécial, mais constituant par leur enchaînement logique la pensée elle-même. La pensée les crée, les enchaine, pour pouvoir s'exprimer, et, leur coordination accomplie, elles se rapportent toutes à la pensée dont elles émanent et qui les a réunies.

C'est ainsi que l'unité de la vie est à la fois sujet et objet des tendances fonctionnelles ; elle n'en saurait être la fin, si elle n'en était pas l'origine. C'est tout un ; origine et fin se fusionnent intimement ; tout ce qui se fait dans l'intervalle n'est qu'une échelle de phénomènes d'évolution nécessaires pour préparer et opérer cette fusion. En effet, qu'arriverait-il si toutes les fonctions spéciales se mouvaient pour leur propre compte sans direction ni but ? La vie serait entraînée hors de ses voies et un anéantissement général éteindrait jusqu'à l'idée d'un être vivant.

La coopération harmonique et proportionnée de l'une par

rapport à l'autre et de toutes ensemble par rapport au centre commun du principe de la vie, est donc indispensable pour en constituer l'unité ; tout défaut d'harmonie, toute viciation de proportion ou de direction amène le trouble et tend au relâchement. Mais là aussi la nature manifeste la puissance merveilleuse de son unité, en mettant une faculté en activité, qui s'oppose à ces influences dissolvantes et ramène l'activité vitale égarée dans la voie de sa finalité déterminée. C'est la faculté médicatrice, dont nous parlerons dans le chapitre sur la thérapeutique.

La vie ne pourrait pas existe, si ses modalités fonctionnelles n'en étaient pas partout et entièrement pénétrées , et ne lui rendaient pas, par un juste retour, le tribut vital selon les activités propres dont la vie les a douées dans l'intérêt du tout. L'unité est la condition *sine qua non* de la vie. Pourrait-elle exister, si la circulation pouvait s'arrêter spontanément sur quelque point ou se jeter dans une autre voie? Et par contre, voyons-nous jamais en fonction un organe unique? y a-t-il des corps vivants avec la seule circulation ? d'autres où il n'y a que la respiration ou l'assimilation ? Poser des questions semblables, c'est les résoudre. La vie ne peut se passer d'aucune de ses fonctions constituantes, et aucune de ces fonctions ne peut exister sans l'existence de toutes, c'est-à-dire de la vie. Les êtres organisés les plus inférieurs sont déjà pourvus des rudiments d'une organisation complexe en rapport avec le genre de vie auquel la nature les a destinés.

Et si on ne peut pas séparer les fonctions , si elles ne peuvent pas exister isolément, elles doivent être destinées à exister ensemble, à avoir une liaison commune, un rapport similaire et constant. Où le chercher ailleurs que dans l'unité de la vie ?

De même, si toutes les fonctions spéciales s'exécutent en se tenant mutuellement en équilibre; si toutes portent dans leur activité cette empreinte de ressemblance, cette sympathie réciproque qui les signale comme membres de la même famille, toujours occupées dans leur activité normale à faire accroître et à conserver le bien commun qui les fait vivre ; si toutes peuvent se fusionner en une essence homogène, il est impossible de ne pas admettre qu'elles n'aient un rapport quantitatif et qualitatif entre elles, dont l'harmonie nous présente le tableau de l'activité totale et une de la vie renfermant toutes ses variétés, qui elles-mêmes ont une marche ordonnée et qui, malgré leurs différences, ne changent en rien les données radicales, les lois incarnées du principe général, les lois de l'unité.

La vie est aussi bien le déterminant que le déterminé, les deux ne font qu'un ; il est donc impossible qu'elle détermine des actes, des fonctions qui soient contraires à son caractère d'essentialité déterminée. Si elle déploie ses facultés innées, constitutives en actes, ces actes ne peuvent que refléter l'image de l'unité dans le multiple, de la pluralité toujours relative à l'unité.

La plante n'est pas racine, tige, rameaux, feuilles, boutons, fleurs ; elle est tout cela réuni. Chacune de ses parties suppose un genre d'activité séparée, une fonction *sui generis* se manifestant différemment, mais toutes sont intimement liées dans l'idée de l'unité de la plante, qui elle-même n'existerait pas sans les parties constituantes de nature différente. Toutes les fonctions de la vie reviennent sans cesse vers elle, comme les sept couleurs différentes vers leur principe, la lumière blanche, dont elles ne sont que des variétés. Elles sont distinctes, rréductibles l'une dans l'autre, mais toutes se résolvent dans une seule, qui est en même temps celle dont toutes émanent.

Autre chose est la vie en puissance, autre chose sa réalisation en acte ou son activité. On peut facilement séparer les deux états par l'abstraction en absolu et relatif, mais on ne peut pas briser le lien qui les identifie si mystérieusement, sans nier le relatif ou la réalité de la vie. L'unité doit donc exister, sous peine de ne pas admettre l'activité vitale émanant de la vie, qui elle-même ne serait alors qu'une pure fiction.

Le principe de la vie tenant son activité ou son application en puissance, fait ses évolutions en transformant son essence en activités particulières, et celles-ci, tout en se créant des centres d'action propres et séparés, ne renient jamais leur origine et tendent, au contraire, sans cesse vers le principe central, pour rester ce qu'elles sont et pour se tenir continuellement au niveau du principe commun dans les limites d'une autonomie relative. Donc la vie, n'étant que l'application de l'activité de son essence dans la production de ses actes, ne peut être que partout la même dans le principe et dans les fonctions, et, partant, unité.

Les deux grands états de la vie de puissance et d'acte, de passivité et d'activité, de repos et de mouvement, d'être et d'agir, ne sont jamais que les deux faces de la même chose, de la grande unité de la vie.

Pourrions-nous concevoir un être par une fonction isolée ou par la présence de plusieurs ayant chacune son type à elle, sans rapport mutuel avec les autres? Pourrions-nous donner le nom d'un être à l'association accidentelle de quelques fonctions différentielles, ayant chacune son but séparé? Évidemment non. S'il n'y a pas une fin commune vers laquelle toutes convergent, l'être ne peut pas exister, parce qu'il n'est autre chose que la fin elle-même.

L'*unité* est donc une nécessité impérieuse, sans laquelle

un être serait incompréhensible et même impossible ; elle est la condition absolue de l'idée d'un être et de sa réalisation identique.

La vie doit être *une*, parce qu'elle est partout dans le corps vivant, quoique à des degrés d'activité différente ; quand elle n'est pas partout, elle n'est nulle part ; une vie partielle est un non-sens, et nous n'en avons point d'exemple dans la nature. La plus infime molécule de l'économie en est aussi entièrement pénétrée que l'organe, l'organe autant que toute l'organisation ; son expansion n'a point d'autres limites que celles de sa finalité déterminée. Tout ce qui tombe dans ce cercle est entraîné dans le tourbillon irrésistible de l'activité vitale, dont les innombrables mouvements nous présentent, dans leur unité harmonique, le merveilleux tableau de la vie.

L'unité fait la force pour toutes les institutions humaines, aussi bien dans la société que dans la science ; sans elle, tout n'est qu'une agglomération discordante d'éléments hétérogènes se repoussant, se détruisant entre eux par une guerre civile perpétuelle, qui s'oppose à toute évolution salutaire, tant pour le tout que pour ses éléments pris séparément. Que sont, que deviennent les nations, les peuples, sans ce lien sacré de l'unité ? Des multitudes sans liaison, sans but, sans aspirations, sans gloire, sans grandeur, sans force, que le premier choc ébranle et détruit. L'unité n'est-elle pas la loi de l'harmonie de la création, qui sans elle se changerait en un chaos hideux ? La vie de l'homme est-elle autre chose que la grande vie de l'univers, réduite dans un atome, celle d'un peuple concentrée dans l'individu ? Devrait-elle seule être privée de cette admirable loi de l'unité, qui est la base de tout ce qui existe, d'où dépend l'existence du monde, le salut de tout ce qui y vit et respire ? Serait-il seul régi par une autre loi que celle qui

régit tout autour de lui? Serait-il hors de la loi de la nature?
Non, lui aussi est soumis à la loi générale ; lui aussi est régi
par l'unité : il l'a en lui, cette source unique et féconde de son
immutabilité temporaire, cette puissance magique qui le sus-
pend pour un moment dans les sphères de la création comme
image perceptible de l'admirable unité de l'univers.

N'est-ce pas par l'unité que l'homme est ce qu'il est, le
type le plus admirable, le plus parfait de tous les êtres ?
N'est-ce pas elle qui empêche la diffusion des forces et maintient leur action incessante dans un équilibre réciproque et
harmonieux ? N'est-ce pas en elle que se résument les innombrables modulations de l'activité vitale ? Où chercher ailleurs
la condition essentielle de la vie, sinon dans son unité ? Ad-
mettez-la, tout devient lumière dans le chaos apparent des
phénomènes de la vie ; rejetez-la, tout y sera contradiction
et obscurité, et vous aurez des vies différentes dans le même
être, une théorie qui forme le fond de plusieurs doctrines
médicales funestes à la science.

L'unité vitale n'est donc pas une fiction gratuite, une abstraction vague et banale, mais une vérité réelle aussi bien
démontrable par l'expérience que par les déductions de la
raison.

C'est elle seule qui peut former une base solide pour la
science médicale ; en dehors d'elle, tout est erreur et spéculation stérile.

La vie ne peut pas *mourir*, avons-nous dit. Elle peut rentrer dans sa substance en attendant une nouvelle évocation,
ou se perpétuer par la transmission dans la génération. Cet
acte de perpétration de l'espèce par le contact des sexes est
certainement un des plus remarquables, des plus extraordi-
naires de l'activité vitale.

C'est le seul qui franchisse les limites de la vie individuelle, qui s'émancipe de son unité et forme au-delà et en dehors d'elle un nouvel être, séparé par sa propre individualité et son unité isolée de celles de ses générateurs, tout en gardant le type général de l'espèce et se réalisant par les mêmes évolutions qui déterminent toute réalisation vivante, antérieure.

Quel acte merveilleux que celui de cette transmission mystérieuse de la vie qui se passe indépendamment de la conscience, et que cette dernière ne peut que vouloir, mais ni exécuter, ni empêcher à son gré? Nouvelle et éclatante preuve de la distinction et de l'indépendance de la vie de l'âme. Que deviennent, devant cette énigme obscure de la procréation, devant cette série de faits étonnants de l'embryogénie, les assertions de ceux qui cherchent la vie et sa source ailleurs que dans la vie, dans le jeu des forces inorganiques ou dans l'activité de l'âme pensante ? Y-a-t-il quelque chose de comparable dans la nature inorganique ou dans le monde animique ? La matière s'ébranle-t-elle sans le contact ou sans l'appel de la vie ? produit-elle un être vivant ? La pensée peut-elle être active là où elle n'existe jamais, comme dans la bête, là où elle n'existe pas encore, comme dans l'embryon de l'homme ? Au contraire, la vie en acte précède toujours la pensée; sans son entrée préalable en réalité, cette dernière serait privée de son instrument de manifestation, de son substratum d'activité déterminée et partant ne pourrait pas s'exercer, tandis que la vie peut bien se passer de la pensée, se réaliser de son propre fonds, se développer par la vitalisation et l'organisation de la matière, s'entretenir et se conserver par ses instincts innés.

Deux vies se touchent dans le sanctuaire organique de la vivification, dérobé à notre vue par le rideau seulement de quelques membranes, et la résultante de ce contact est une troisième vie; jaillissant presque instantanément et en tout semblable aux deux premières. Que se passe-t-il dans cette rencontre intime des sexes, où la vie s'échappe de chacun dans le délire d'une sensation voluptueuse mutuelle et force la matière intermédiaire à la formation d'un nouvel être ? Nul ne le sait, et toutes les explications sont également spécieuses. Il ne reste que le fait devant lequel nous nous inclinons comme devant un secret, que nous n'arracherons jamais du sein de la nature. C'est une tendance de cette dernière, manifeste dans l'instinct et dans l'entrain irrésistible de l'être vivant vers l'accomplissement de l'acte générateur, pour marquer la continuité persévérante et l'immuable identité de son activité incarnée. C'est le passage mystérieux que le Verbe traverse pour devenir chair, c'est son entrée ordonnée dans les étreintes de la forme, qui resplendit pour quelques moments, comme l'image de l'éternel, dans l'immensité de son empire.

Quelle preuve plus éclatante que celle-ci de l'admirable harmonie intérieure de la nature, de son unité universelle, de ce va et vient perpétuel qui la conserve éternellement jeune et active, qui remplit les lacunes de la destruction par les œuvres de la création, faisant de l'une la condition de l'autre et les confondant toutes les deux dans le même être !

De quel aveuglement sont frappés ceux qui, méconnaissant la vérité sublime de l'unité de la nature humaine, ont brisé cette grande loi et se sont emparés de ses débris pour les façonner à leur gré et pour inventer des systèmes qui marchent de front contre l'expérience des siècles et l'évidence des faits ! Loin de nous de vouloir réduire la science de l'homme à la considération générale et abstraite de son principe de vie ; non, nous sentons parfaitement la nécessité d'étudier toutes ses facultés sous toutes leurs faces, et en particulier avec tous les agents qui interviennent dans le système vivant ; nous voulons bien utiliser tous les moyens d'investigation, le microscope aussi bien que le scalpel et les réactifs, pour pénétrer les secrets de ses actes, les mystères de ses transformations, et pour compléter la vue de la totalité par celle du détail; mais nous ne pouvons pas nous arrêter dans l'étude des parties, dont l'examen le plus minutieux nous parait insuffisant pour donner une idée complète du grand fait de la nature, de l'*homme tout entier.*

Nous nous sommes arrêté, dans notre coup d'œil historique rétrospectif, à l'homme qui eut, dans un temps de spéculations aventureuses et abjectes, le courage de proclamer dans la science *l'unité, la grande unité de la vie,* et qu'à ce titre nous regardons comme le réformateur de la science du passé et comme le fondateur de la science moderne, quoi qu'en disent ses détracteurs. C'est le sort commun de tous ceux qui s'élèvent au-dessus du niveau de l'ordinaire ; «tant le monde aime à noircir ce qui luit et à trainer le sublime dans la poussière ! » (Schiller.)

Quoique Barthez soit le plus grand nom qui se rattache à la doctrine de Montpellier, il y en a bien d'autres encore qui mériteraient d'être cités, à titres divers, comme autant de glorieux représentants ; nous pourrions parler de Sauvages, de Lacaze, de Bordeu , de De Sèze, de L. Rivière, de Roussel, de Caizergues, de Fouquet, de Dumas et de tant d'autres. Mais notre but n'étant pas de faire un examen détaillé de toutes leurs opinions, plus ou moins nuancées dans un sens ou dans l'autre, qui d'ailleurs ont fini par se résoudre dans la grande synthèse de Barthez, nous nous bornons à les nommer, et nous nous arrêterons un instant seulement devant un homme qui, sans être toujours de l'avis du Maître, ne s'en est jamais écarté assez pour n'être pas regardé comme une des illustrations les plus marquantes de l'École de Montpellier. Nous voulons parler de Frédéric Bérard, qu'une mort prématurée a peut-être empêché de modifier la marche divergente de ses idées et de terminer sa carrière, si richement ébauchée, par le grand acte d'une réconciliation finale avec la pensée fondamentale de son immortel maître et précurseur.

En effet, quand on considère le caractère de ce beau génie d'après ses écrits, il est facile de comprendre que la froide logique de Barthez ne trouvait pas toujours un terrain favorable dans une tête comme celle de Bérard, douée d'une imagination bouillante à côté d'une sainte ardeur scientifique. Si Barthez est sobre dans ses conclusions jusqu'à la sécheresse; s'il parcourt sans dévier les sphères analytiques du moindre détail comme autant de cercles concentriques, pour arriver à un point central, Bérard jette quelquefois les brides au coursier effréné de sa pensée enthousiaste, et n'arrive à ce même point que par de longues courses elliptiques et irrégulières. Arrivé au terme voulu, le premier cherche à pénétrer, à déterminer ce qui est nuageux, à donner une solution du mystère; le second affiche franchement son ignorance, il recule, en se contentant d'un nominalisme peu propre à dissiper les nuages.

Les vues et les tendances de Bérard, par rapport au point capital de la doctrine, résultent clairement du passage suivant, relatif au langage physiologique : « Le mot de *principe vital*, dit-il, répand dans ce langage une très-grande obscurité; il détourne l'attention de l'observation des phénomènes et de leur comparaison analytique. Si l'on donnait une nouvelle édition des *Éléments de la science de l'homme*, en retranchant complètement cette expression, et lui substituant celle

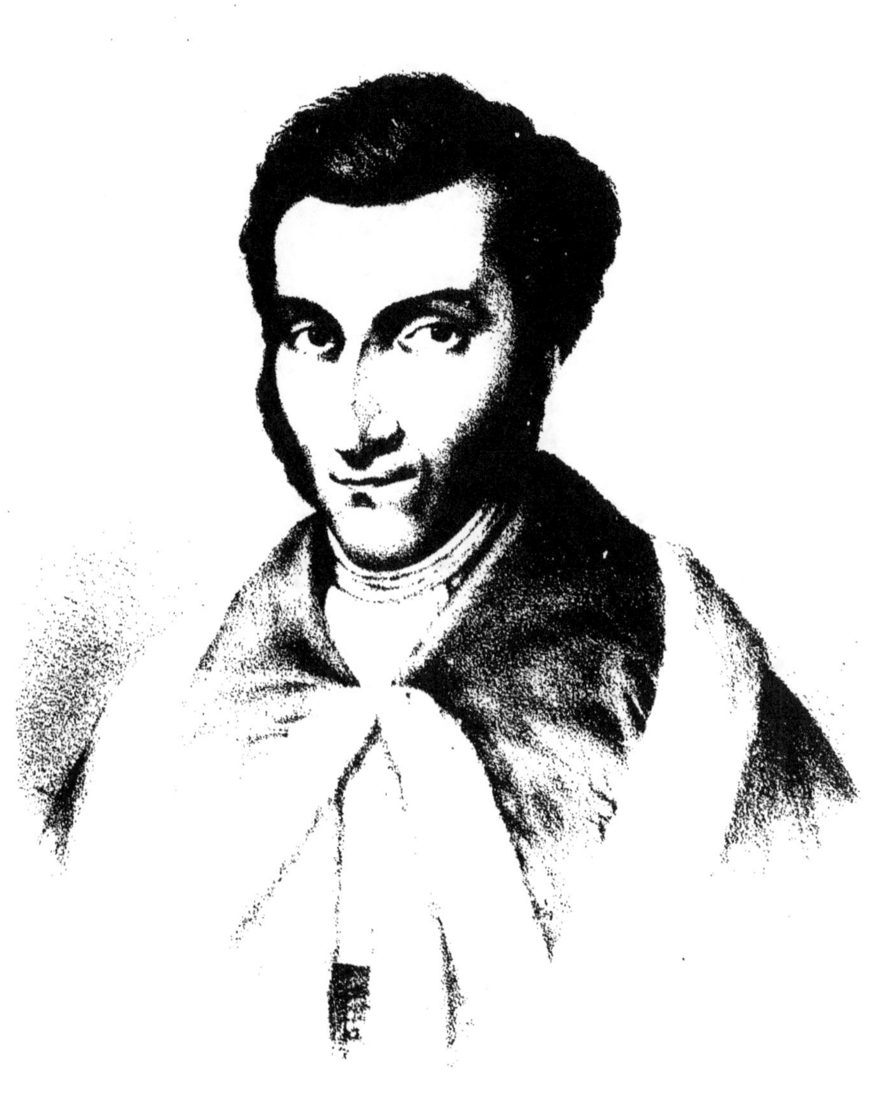

FR. BERARD

de *force vitale*, en se servant même de celle-ci aussi peu que possible , et en se contentant d'exprimer tout simplement les différentes classes des phénomènes , la doctrine de Barthez deviendrait, par cela seul et sans autre changement , aussi claire dans l'exposition qu'elle est inébranlable dans les dogmes. »

Il va sans dire que Bérard semblait rejeter la chose avec le nom, et proscrire, pour ainsi dire, le principe vital et la détermination de sa nature, de sorte qu'il tomba dans la faute que Barthez avait si bien évitée , c'est-à-dire de construire une théorie en l'air, en méconnaissant les modalités du dynamisme vivant, que ce dernier ne perdit jamais de vue dans ses déductions médicales.

Bérard veut rayer le mot *principe* et le remplacer par le mot *force*, sans d'ailleurs essayer de déterminer cette force et sans penser que c'est là le point autour duquel tourne toute la doctrine médicale de Barthez , qui certes n'aurait pas gagné en clarté si on en avait enlevé la base. Attendu que Barthez employait les deux termes indistinctement, comme signifiant la même chose, malgré ses modalités identique en soi , nous aurions compris que Bérard eût cherché à établir une différence entre les deux termes pour en mieux préciser l'emploi, en prenant le mot *principe* comme entité essentielle, et le mot *force* comme son attribut direct, et en établissant que c'était par conséquent de cette dernière que les phénomènes de la vie découlaient directement ; mais nous ne comprenons nullement quel avantage pourrait résulter, pour la doctrine de Barthez, de cette substitution pure et simple d'un mot à un autre, pour signaler une chose dont Bérard repoussait la détermination, quoique ce soit précisément la détermination de cette chose qui est la cause essentielle pour laquelle la doctrine de Barthez «*est inébranlable dans ses dogmes.* »

Il veut, de plus, qu'on se serve du mot force aussi peu que possible. Étrange recommandation dans la bouche d'un philosophe éclairé, qui ne peut pas ignorer que les conséquences sont les mêmes pour un seul emploi que pour mille ! Qu'on dise une fois seulement force vitale, qu'on le dise mille fois, on est également responsable, car il serait fort peu philosophique d'introduire dans une exposition un nom pour une chose sans détermination préalable. Voilà le grand défaut de l'ancienne philosophie, qui s'occupait peu de bien déterminer les notions intellectuelles, fondamentales, qu'on employait généralement, et auquel Aristote cherchait à remédier pour ne pas s'exposer à des malentendus continuels.

Le simple praticien pourrait se borner, à la rigueur, au phénoménalisme recommandé par Bérard ; mais le médecin philosophe et le chef de doctrine ont des devoirs plus élevés, plus rigoureux, ce que Bérard avoue du reste lui-même, contrairement à l'assertion citée (*Discours sur le génie de la médecine*, pag. 56 et 57) : « La logique médicale consiste essentiellement dans un esprit d'abstraction, et non de simple description des phénomènes..... — Quiconque ne sort pas des phénomènes pour s'élever aux sources vives et aux modifications profondes que ceux-ci supposent,..... ne pénétrera jamais dans le fond même de la science, n'en effleurera que l'écorce,..... etc. » — Nous pensons de même que c'est un exemple des grandes ombres qu'on découvre si fréquemment là où il y a de grandes lumières, quand Bérard cherche à introduire dans le langage médical « les dénominations les moins significatives et les plus vagues comme les meilleures » (*Ibid* , pag. 59.) Une telle pratique ouvrirait la porte aux suppositions les plus hasardées, et contribuerait pour une large part à la justification de la dénomination injurieuse de « science conjecturale », dont on gratifie si volontiers la science médicale.

Pour de plus amples détails sur d'autres points de l'opposition de F. Bérard à la doctrine de son maître, nous renvoyons à la réfutation, aussi profonde que lumineuse, sortie de la plume d'un de nos maîtres les plus vénérés actuels, de M. le professeur Jaumes (*Montpellier médical*, n°s 1, 2, 3, 1858). Ce travail remarquable et judicieux signale les contradictions les plus saillantes dans lesquelles Bérard tombe aussitôt qu'il s'écarte de la route tracée par le maître, et les combat victorieusement. De peur de faire de l'ontologisme, il violente son penchant naturel pour l'abstraction légitime, et, en rejetant toute recherche ultérieure sur la nature de la force vitale, il veut qu'on l'accepte telle quelle, sous une dénomination vague et indéterminée, tandis que d'un autre côté il énonce ceci : « On croit adresser un reproche à notre École en l'accusant de faire des abstractions, mais c'est l'accuser de faire de la médecine. » (Ouvr. cit., pag. 57, 58.) Il veut exclure la spéculation métaphysique de la médecine, et il déclare dans un autre ouvrage « que la métaphysique commande et dirige toutes les idées, toutes les sciences. » (*Doctrine des rapports du physique et du moral*, pag. 575.)

Barthez se sert de l'analyse pour arriver à une synthèse puissante, dont il fait découler les dogmes fondamentaux de la science médicale ; Bérard s'y arrête et accepte sans hésiter le fait de l'existence d'une force vitale ; il en fait un article de foi stérile et impropre à toute déduction scientifique.

Il se conduit d'une manière analogue, disons-le en passant, par rapport à l'idée de l'âme, qu'il admet, par suite de son analyse expérimentale, comme principe différent de celui du physique, en concluant de la dissimilitude des effets à celle des causes ; mais arrivé là, il s'interdit toute recherche ultérieure par le manque de cette intuition qui marche sans broncher jusqu'à la dernière limite. Voilà ce qu'il dit : « Je ne pénètre pas la nature de l'âme, j'affirme seulement, d'après le principe de causalité, que *tout effet a une cause*, que *tout mode suppose un substratum modifié, toute action une existence;* que d'après l'incompatibilité des phénomènes physiques et des phénomènes moraux, le *substratum* des uns ne peut pas être le même que celui des autres, quels qu'ils soient en eux-mêmes; je dis seulement que l'un n'est pas, ne peut pas être l'autre. Je compare deux inconnus, l'âme et la matière; mais je puis affirmer, sans dire ce qu'ils sont en eux-mêmes, qu'ils ne se ressemblent pas, qu'ils sont même opposés. » On voit que Bérard va bien loin. D'abord, il énonce une sorte de jugement sur la nature de deux inconnus, qu'il laisse dans le vague le plus complet et dont il refuse une détermination, et ensuite il met sa conviction personnelle à la place d'une preuve philosophique. Cela peut être de bonne foi, mais à coup sûr ce n'est pas une démonstration; c'est la théorie d'un croyant, mais ce n'est pas une solution de la question. Ce catégorique *à prendre* ou *à laisser* est une parole trop altière dans la bouche d'un homme, quelle qu'en soit la valeur.

Ces hésitations et ces arrêts à mi-chemin l'éloignaient de ceux qui se trouvaient autour de lui, et ne l'approchaient pas de ceux qui en étaient éloignés; les uns l'accusaient d'osciller vers le dehors, les autres lui reprochaient de ne pas pouvoir s'affranchir entièrement. De là cette position indécise, isolée, qui ne permit guère à Bérard de jouir durant sa vie d'une considération bien manifeste, que méritaient ses brillantes qualités de professeur et la valeur incontestable de ses remarquables ouvrages. Il avait beau être un talent transcendant, un savant éminent, un orateur magnifique; ni les uns ni les autres ne voulaient lui pardonner. Admettons que cela eût été un aveu de sa supériorité, il était trop pénétré d'amertume pour que la belle âme de Bérard eût pu y puiser le repos que donne la conscience d'une valeur reconnue avec franchise et sans arrière-pensée. La postérité payera-t-elle la dette contractée par ses contemporains? Nous ne l'affirmons pas, mais nous le désirons.

S'il nous fallait comparer le maître avec le disciple, nous dirions : Barthez nous donne des conclusions sous une écorce rude, dans un langage quelquefois opaque, compliqué et difficile à saisir ; Bérard nous captive par son style enchanteur et élégant, il nous corrompt par la beauté de ses images, par son éloquence éblouissante, par sa diction pleine de verve et de noblesse. Barthez s'adresse exclusivement à l'intelligence, il nous fait calculer ; Bérard parle en même temps au cœur, il nous entraine malgré nous, et telle est la puissance de cet esprit d'élite que nous ne pouvons jamais nous séparer de lui sans désirer, sans espérer de le retrouver. On est frappé des accents chaleureux d'une conviction sincère à chaque page de ses ouvrages, et on serait tenté d'y souscrire sans réflexion, si cette assurance trop apodictique ne nous avertissait précisément de nous tenir sur nos gardes. Quand Barthez pèche par une logique trop mathématique, Bérard pèche par l'enthousiasme. Si nous nous inclinons à distance respectueuse devant la figure majestueuse de Barthez, nous prenons Bérard dans nos bras et nous le serrons contre notre cœur. — Le premier est l'homme-philosophe ; le second, le philosophe-homme.

Nous ne voulons pas examiner si l'opposition de Bérard est justifiable sous le double point de vue philosophique et médical, ou si elle a son fond dans un manque d'équilibre des facultés dans une tête si prodigieusement dotée par la nature; nous nous bornons à répéter qu'on ne peut que déplorer que ce beau génie ait été enlevé à la fleur de l'âge,

sans avoir eu le temps de mûrir les nobles inspirations d'un
esprit ardent et élevé, et de les bien fixer.

Quoi qu'il en soit, nous admirons F. Bérard pour ce qu'il
a fait et non pas pour ce qu'il aurait pu faire ; bien plus,
nous l'aimons, et, s'il n'a pas pu nous convaincre, il nous a
toujours charmé par la sincérité de ses tendances, il nous a
entrainé par l'exposition brillante de sa pensée, dans laquelle
se reflète le rayon divin d'une belle âme. Nous saisissons
avec un empressement douloureux cette occasion pour dépo-
ser une fleur de souvenir sur la tombe d'un homme pour
lequel ses contemporains furent peut-être trop avares de reconnaissance, mais qui brillera néanmoins toujours comme
une des lumières les plus pures au ciel de la science et dans
les fastes de notre École.

Nous devrions encore citer un homme illustre, qu'on ne
peut omettre quand il s'agit de la doctrine de Montpellier,
au sort de laquelle il est à jamais étroitement attaché ; nous
voulons parler de M. le professeur Lordat, le disciple, l'ami,
l'ingénieux interprète de Barthez, à l'œuvre duquel il a posé
le couronnement en en réalisant les grandes conceptions
dans le *duodynamisme*, théorie féconde pour expliquer l'o-
rigine des actes du système vivant, pour en déterminer la
valeur pathologique, et pour régler l'action thérapeutique.

Les circonstances nous imposent une sage réserve vis-à-vis
de ce Maître vénéré, le dernier représentant d'un grand passé,
et nous devons nous borner à signaler seulement l'immense
mérite qu'il s'est acquis en rappelant les esprits, par sa puissante parole, à la considération de l'*unité vitale*, fondée par
Hippocrate, renouvelée par Barthez, et qui, solennellement
proclamée et supérieurement défendue par son vénérable disciple, restera désormais pour toujours la bannière victorieuse

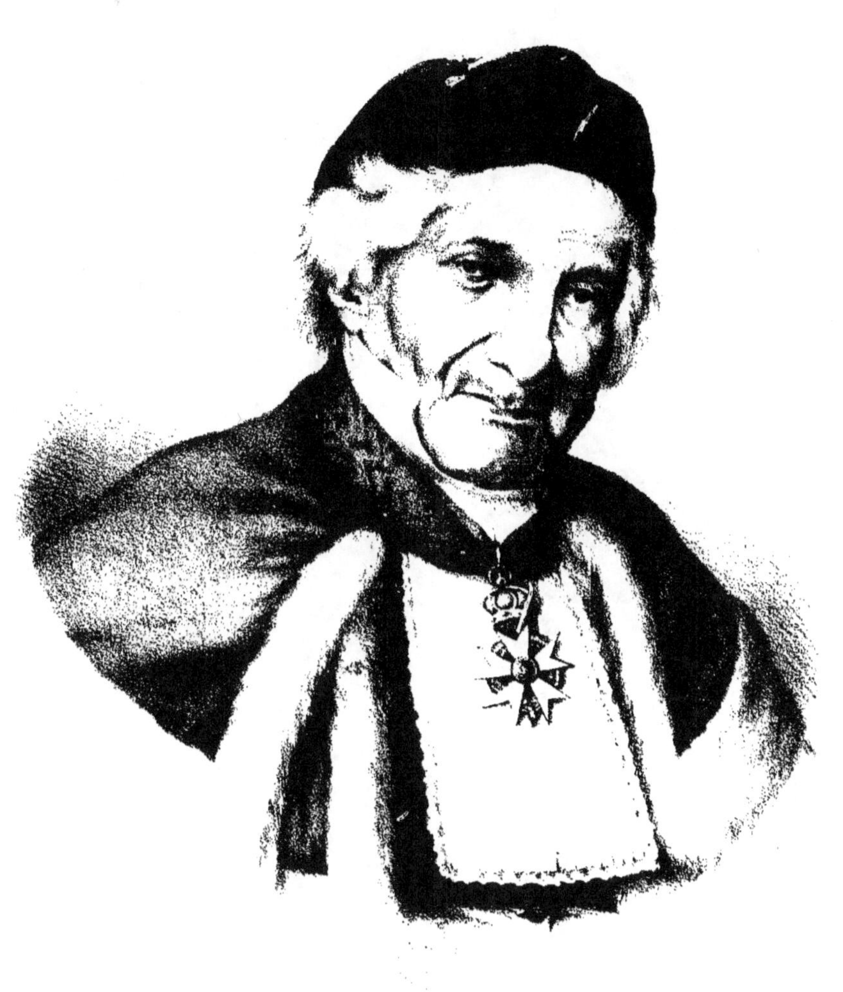

J. LORDAT

sous laquelle l'École combattra pour un glorieux avenir!

De plus, nous ne pouvons pas nous refuser de faire une autre remarque touchant le patriarche de la science médicale en France, que nous sommes fier de nommer le chef « avéré » de notre École. Car c'est bien lui qui, dans un temps de diffusion générale et de dislocation des idées, a eu le ferme courage de ramener les intelligences à la réflexion, de créer un point central pour les opinions divergentes, d'inaugurer le règne de la pensée, et de le perpétuer par un demi-siècle de constants efforts. Il a fait revivre Hippocrate ; il a fait descendre Barthez de son piédestal nuageux, il l'a vulgarisé et rendu populaire dans le monde médical, en faisant pour lui ce que Galien fit pour l'immortel Vieillard de Cos.

Bien qu'il en soit résulté un certain despotisme scientifique ou doctrinal, qu'on pourrait reprocher à l'illustre vétéran, il n'est pas moins vrai qu'il était une nécessité dans un temps de désordre général, et qu'il a sa source moins dans les tendances de celui qu'on en regarde comme le générateur, que dans la force des choses qui l'amenèrent tout naturellement. Si nous voulons même admettre qu'un système semblable était peu supportable pour le moment, n'a-t-il pas été le berceau d'une génération qui a su changer le grand passé de l'École en un grand présent, et qui est le garant d'un grand avenir ? Ne comptons-nous pas des maîtres parmi nous qui font notre gloire, mais qui n'auraient jamais surgi, qui même auraient été impossibles sans une violente concentration des idées doctrinales de notre École ? N'est-ce pas ce despotisme temporaire de jadis qui fait aujourd'hui notre force, et qui est la cause « que c'est Montpellier que regarde (aujourd'hui encore) toute la génération qui veut des principes » , comme dit M. Chauffard.

Saluons donc avec un profond respect l'homme qui a su

maîtriser les divagations des esprits, qui a mis de l'ordre dans le chaos qui menaçait de tout engloutir, et serrons, avec une reconnaissance bien sentie, la main puissante qui est parvenue à guider le vaisseau battu par les orages dans un port de salut à l'épreuve de tout danger.

Si Barthez a été le véritable créateur, le représentant d'une glorieuse époque pour notre École, il aurait peut-être disparu dans la hauteur transcendante où il s'était placé, sans les efforts infatigables de son disciple, ami et zélé propagateur. Celui-ci donc n'a pas moins mérité du monde médical en faisant connaître, comprendre et germer la pensée du Maître, en la perfectionnant et en dirigeant les idées dans la voie d'une saine philosophie ; et si nous sommes encore trop rapprochés de lui pour le bien apprécier, nous avons au moins le pressentiment que la postérité lui assignera une grande page dans les annales de la science et dans l'histoire de notre École.

Barthez et Lordat resteront à jamais les deux Dioscures inséparables ; chacun brillant dans sa propre sphère, dont les lumières assureront à l'École de Montpellier l'accomplissement de sa destinée.

Il y a bien d'autres grands noms encore qui retentissent à des titres divers dans les annales de la science, et qu'on ne peut pas omettre quand il s'agit d'écrire une histoire complète de la médecine. Nous avons déclaré d'avance que tel n'était pas notre but, et, en dehors de cela, nous avions une raison majeure qui nous guidait dans notre conduite. En cherchant à ébaucher la doctrine vitaliste de notre École, nous ne voulions citer que les hommes qui ont contribué puissamment à l'élaboration de l'œuvre du divin Vieillard. Sans être exclusif, nous voulions écarter tout ce qui aurait pu nous éloigner de l'idée doctrinale que nous cherchions à développer. Nous reconnaissons le grand mérite d'hommes tels que Glisson, Bordeu, Haller, Pinel, Bichat et leurs successeurs, dans certaines branches de la science ; nous admirons même l'ingénieuse énergie de Broussais , de Brown et d'autres médecins illustres, mais nous ne pouvons leur reconnaître aucun titre légitime de figurer dans un aperçu où il n'est question que d'un principe vital et de son unité, que tous se sont efforcés de bannir de la science médicale. En établissant une véritable dé centralisation absolue de la vie, et en la localisant dans tel ou tel organe avec des attributs différents, ils ont provoqué toutes les théories funestes qui ont affligé pendant longtemps et affligent encore la science.

Sans une réaction vigoureuse, qui du reste s'agrandit de nos jours et sous nos yeux avec une énergie qu'on ne saurait méconnaître , les sains principes du Père de la médecine auraient succombé pour longtemps sous les coups réitérés d'un physiologisme prétentieux et outré, qui était et qui est encore loin de la réalisation de ses promesses pompeuses. Quelque belles que soient les découvertes de ces hommes pour la structure intime du corps humain, quelque brillantes que soient leurs déductions physiologiques, la médecine pratique n'en a retiré qu'un profit très-relatif, pour ne pas dire contestable. Ce vitalisme *in partibus* n'a pas tenu parole, et nous attendons encore les grands résultats pratiques qu'il avait l'air de présager. Tant que la médecine s'y est rattachée sérieusement, elle a fait fausse route : Broussais et Brown, qui la dominèrent assez longtemps, sont des exemples marquants de ces aberrations. Que reste-t-il de leur fameuse École physiologique ? « Elle n'a produit ni un homme ni un livre », dit un écrivain spirituel. Il aurait dû ajouter : et le nécrologe des malades était au grand complet.

Le physiologisme de nos jours sera-t-il moins stérile ? Nous le désirons. Admirons les savants qui poursuivent les réseaux des nerfs et des vaisseaux jusqu'à leurs dernières ramifications, qui analysent les liquides jusqu'à la molécule microscopique ; mais estimons ces belles découvertes à leur juste valeur, et rejetons toute prétention mal fondée qui voudrait se substituer, de son propre chef, à la doctrine sublime de l'École hippocratique.

Qui voudrait nier qu'il y a mille manières de servir la vérité ? On la sert même par le contraire ; acceptons donc tout ce qui est vraiment utile pour l'établir d'une façon durable, de quelque côté que cela vienne, et ne soyons récalcitrants que quand on veut usurper le commandement en chef à titre insuffisant.

C'est là ce à quoi tendent nos adversaires, et c'est là ce que nous combattons. Nier les causes et abandonner leur recherche, c'est à quoi on veut nous contraindre, pour fixer notre œil sur le microscope, engouffrer notre esprit dans la sereine béatitude d'une contemplation sensualiste et lui interdire toute conception plus élevée.

Voici comment s'exprimait tout récemment un jeune représentant de l'École sensualiste, dans une diatribe (*Gaz. des hôp.*, n° 82, 1865) dirigée contre l'ouvrage d'un de ses confrères qui a le malheur de croire à la vie, à sa puissance et à son unité, et qui s'est fait l'avocat chaleureux, « le prêtre nouveau d'une cause que son antagoniste croyait perdue sans appel » : « Trop de philosophie nous effarouche et le laboratoire nous réclame. » « Nous ne cherchons pas, ô vitaliste trop »absolu ! la cause ; le *comment* nous suffit. » « Est-ce que la »thérapeutique n'est pas souvent la négation de la raison et »du sens commun ? est-ce que la tradition aveugle, l'empi- »risme inconscient, l'inspiration ou la fantaisie, ne sont pas

»les règles de la thérapeutique presque tout entière? » « La
»vie est une des modalités des forces générales de la nature,
»un milieu organique, terrain sur lequel s'exercent les forces
»physiques, et qui ne vit pas sans elle. » (Un milieu, un terrain qui ne vit pas! Entendez-vous ?)

Voilà la profession de foi de l'Organicisme moderne, voilà
une confession en règle ! C'est net, c'est franc, ou peut s'en
faut, et l'auteur de ce ravissant programme s'appelle un
médecin ! Voilà comment on fait les affaires de la médecine !
Caveant consules ! Peut-on afficher le cynisme plus candi-
dement ? Peut-on mieux oublier la dignité de la science?

Prenons acte de ce manifeste incendiaire que nous lance
la doctrine immonde du Matérialisme ! Voilà ce que devient
la vie dans l'éprouvette du laboratoire ou sur la table de dissection : *un terrain pour le jeu des forces physiques.* Nous
le croyons sans peine, parce que là où vous la cherchez il
n'y a réellement qu'un terrain, mais un terrain, moins le
propriétaire qui l'habitait, qui le cultivait, c'est-à-dire moins
la vie. Pourrez-vous la trouver où elle n'est plus ? Peut-elle
se révéler des entrailles sanglantes du cadavre ? peut-elle
répondre au tranchant de votre scalpel ? peut-elle surgir de
l'action dissolvante de vos réactifs? Vous nous montrez les
fils de la machine, et vous nous dites : voilà l'électricité.
Et c'est pour cela que nous devrions quitter nos salles de
clinique, abandonner le cœur qui bat, le corps qui palpite
sous les vibrations de la vie, pour vous suivre dans le laby-
rinthe de vos fioles et de vos manipulations anatomiques!
C'est avec ces cailloux que vous voulez remplacer les dia-
mants de l'Hippocratisme?

O adorateur de la matière, vous n'y songez pas sérieusement ; votre pompeux programme n'est qu'un cri de douleur
poussé sous l'étreinte puissante du défenseur d'un principe

supérieur ! Vous sentez que le sol cède sous vos pieds, et vous cherchez en vain à retarder votre chute en vous cramponnant à l'échafaudage vermoulu de la négation.

Nous avons cru jusqu'à présent qu'il existait une thérapeutique, c'est-à-dire qu'il y avait, au fond de tout l'attirail d'absurdités et d'égarements funestes qui s'appela de tous les temps de ce nom, une partie saine, raisonnée et vraiment scientifique, l'apanage du médecin rationnel, qui enseignait « qu'il fallait éloigner les choses nuisibles en donnant des choses utiles », qui indiquait quand, comment et par quels moyens il fallait le faire. L'Organicisme moderne nous guérit de cette superstition par trop naïve. La thérapeutique est une stupidité surannée, un charlatanisme grossier, qui se drape majestueusement dans le manteau trompeur des « règles de l'art. »

« Quoi ! s'écrie-t-il avec emphase, quoi des indications thé-»rapeutiques motivées ! je voudrais bien savoir à quelles lois »obéit l'anarchie thérapeutique ! »

Voilà les énormités auxquelles aboutit l'Organicisme ; voilà les conquêtes du physiologisme! Et leur organe qui parle s'appelle médecin !

Deux mille ans de labeurs ne sont qu'une stupidité bonne tout au plus pour provoquer le sourire de ce jeune oracle de la capitale. Accourez, jeunes gens, dans l'auditoire de ce Cartesius en miniature, et apprenez que la plus noble des sciences à laquelle vous aspirez n'est qu'un évangile bâtard compulsé sous la dictée de la grande-prêtrise des commères ! Accourez, médecins, et sachez que vous n'êtes que les exécuteurs aveugles des hautes-œuvres de l'intelligence humaine aux abois !

Si vous ignorez les lois de la thérapeutique, à qui la faute ? Il fallait les apprendre avant de vous poser sur le trépied.

Mais là n'est pas votre but. Nos lois forment le rempart de granit contre lequel les assauts de la démagogie médicale se brisent; c'est pour cela que vous cherchez à les renverser pour construire sur ses débris les autels sanglants de vos amphithéâtres.

Quærens quem devoret!

Nous voilà sans thérapeutique! La voilà brûlée toute vive, et avec elle toutes les niaiseries qui s'appellent lois, indications, enfin qui s'appellent toute la médecine, sur le bûcher de l'Organicisme moderne. Pleurons, mais ne désespérons pas. L'aurore d'une science nouvelle sortira des ténèbres du laboratoire, pour balayer les dernières cendres de ce fatras fantastique qu'on appelait naguère la science médicale. Une lumière éblouissante remplacera l'ancienne obscurité, et tout ira à merveille. Attendons!

Vos explorations philosophiques, dites-vous, ne nous apprennent pas «comment bat le cœur». Le savez-vous *mieux* après l'avoir disséqué, galvanisé, scruté jusqu'à la dernière fibre, et après y avoir «retrouvé les lois physiques toutes-puissantes»? Dans ce cas, dites-le, nous vous écouterons volontiers. Le sussiez-vous même, à quoi vous servirait cela au lit du malade? Mais vous ne voulez pas de cause, vous dédaignez de remonter à l'unique et seul point de départ dont tout ce qui existe n'est qu'une conséquence. Vous voulez expliquer des effets sans vous occuper de la cause. Vous voulez rayer du domaine de l'intelligence humaine son aspiration la plus légitime, la recherche de la causalité. Vous pratiquez le mécanicisme, et vous oubliez sa première loi, l'indication de la cause. Avouez que c'est une application pas trop raisonnable du « *tel est notre bon plaisir* ».

Vous dites, vous « *médecin* », que cela vous intéresse de

connaître « comment l'altération des conduits ou du moteur
»change le nombre, le rhythme, l'intensité des pulsations;
»comment varie la pression ici ou là; qu'il ne vous sert de
»rien de savoir que c'est la vie qui préside à tout cela. »

Voilà le premier rayon de l'aurore à venir. Voilà ce qu'on
appelle faire de la pathologie en bon organicien. Et c'est avec
ce bagage-là qu'on veut renverser l'œuvre immortelle d'Hippocrate! Il faut infiniment d'esprit pour soutenir une absurdité, il n'en faut pas beaucoup pour la proclamer; mais la
proclamer seulement, cela ne suffit pas. Dans d'autres sciences,
on peut déraisonner sans faire du mal à personne ; mais en
médecine il faut peser ses paroles, parce qu'il y va de la vie,
de la santé de l'homme. Croit-on nous dérouter avec des
arguments de cette force-là? croit-on éteindre le phare lumineux de nos traditions avec ce verbiage embrouillé? Est-ce
Hippocrate qui a faussé la médecine, ou sont-ce vos ancêtres,
les grands-prêtres de la matière? Les organiciens peuvent-ils
renier la paternité de « l'empirisme inconscient »? Où est-il
né, sinon sur les marbres de vos amphithéâtres? Donc n'accusez pas plus longtemps le spiritualisme renaissant, parce
qu'il se relève de la tombe où vous vouliez l'enterrer. A vous
l'*homme-machine*, à nous l'*homme-vivant*.

Entrons un peu dans les sinuosités ambiguës de votre
métaphysique organicienne, et voyons ce qui se cache derrièr ce fier everbiage.

Laissons là les altérations des conduits, sans demander
ni quoi ni qui les a altérés, et passons à « l'altération du moteur ». Comprenne qui voudra, c'est peut-être français; mais
à coup sûr ce n'est pas de la médecine. Un enfant vous demanderait: qu'est-ce que c'est que ce moteur? Et, vous savez,
un enfant exige une réponse claire. Vous coupez court à cette

tendance légitime de curiosité naturelle, ce premier rayon de l'intelligence naissante ; vous répondez brusquement : cela ne me regarde pas, cela ne me sert à rien. C'est clair, mais ce n'est pas poli. — Cette réponse, qui interdit l'enfant, suffira-t-elle au médecin, qui a un tout autre droit de vous poser la même question ? Il demande au nom de la science, au nom sacré du mouvement intellectuel. L'incognito improvisé de votre moteur n'est qu'un bouclier factice, derrière lequel se cache l'impuissance de tout votre système.

Et ce moteur peut même s'altérer ! Faut-il crier au miracle ? Qu'appelez-vous « altération d'un moteur, qui ne vous sert à rien », dont vous ne vous occupez pas, mais qui est tout de même le producteur des autres altérations qui vous intéressent tant ? « *Comment* » s'altère-t-il, et « *comment* », altéré comme il l'est, altère-t-il le rhythme des pulsations ? Voilà assez de « *comment* » que vous laissez dans le *statu quo*. Expliquez-vous. Comment l'altération du moteur, votre x altéré par y, qui ne vous sert à rien, sert-il tout de même pour produire des altérations du rhythme des pulsations ? Ouvrez les battants de vos amphithéâtres, et *fiat lux !* Nous attendons.

Quelle est la morale thérapeutique de tout cela ? Faut-il au moins opérer contre l'altération des conduits ou du moteur ? Pas le moins du monde. Il faudrait attaquer l'altération du rhythme, de l'intensité des pulsations. Et comment ? Voilà un dernier « *comment* », ô organicien absolu ! expliquez-vous, encore une fois, ou retirez vos prétentions et dites que vous n'êtes qu'un curieux. Si vous réussissez, nous baisserons pavillon ; nous acceptons la fin de non-recevoir que vous lancez à l'étude des actes de la vie, et nous ferons amende honorable dans votre amphithéâtre ; sinon vous resterez dans les murailles chinoises de votre impérieuse formule d'exorcisme : « cela ne vous sert de rien », et nous dans nos salles de clinique.

Et c'est là ce qu'on appelle « des études critiques sur les questions les plus élevées de la pathologie générale et de 'a philosophie médicale » ! Nous n'y voyons qu'une triste profession de foi d'un système en agonie, qui croit revivre en se galvanisant d'arrogance.

Un autre champion du même ordre (*Ibid.*, n° 157, 1865) brise une lance, dans le même organe médical, à propos du même ouvrage, et soutient dignement la lutte de corps à corps de son confrère contre les vitalistes : « Leur métaphysique, sous prétexte d'être abstraite, n'est que nuageuse ; d'être transcendante, n'est que creuse et n'a pas de plus grand mérite que de ne pouvoir être comprise,.... à Paris, du moins. » M. Malgaigne n'est pas du même avis, et cependant il est à Paris. « C'est fort ennuyeux et même fort humiliant pour un pauvre esprit. » Nous le croyons sans peine, sur la parole de l'auteur, et nous comprenons de plus qu'il déclare incompréhensible ce qu'il ne comprend pas ou ce qu'il ne veut pas comprendre, puisqu'il dédaigne d'y appliquer « une attention soutenue, un esprit continuellement tendu ».

On voit que notre héros est pour la science facile où l'on ne risque pas de congestion cérébrale. « Si encore cette philosophie se bornait à n'être pas comprise ! » Cela nous rappelle ce bon bourgeois de Paris qui, se trouvant un jour au théâtre, à Londres, jugea une pièce de Shakespeare abominable, parce qu'il ne comprenait pas l'anglais. « L'avenir de la médecine, quoi qu'on en dise, est dans l'Organicisme. » On l'a cru quelquefois, mais l'avenir s'est toujours ravisé. Ce ne fut jamais qu'une erreur changée d'époque. Non, l'avenir de la médecine ne sera jamais là où l'on tremble devant

la pensée. L'Organicisme ne sera jamais que le juif-errant de
la science, revenant éternellement sur ses pas.

« Il est si agréable et si intéressant de philosopher là,
bien tranquillement, bien chaudement, son bonnet de nuit
sur les deux oreilles »; de construire ainsi « les mille édifices
que chacun de nous peut construire au coin de son feu et
sous un mol édredon. » Voilà le vitaliste ! « L'amphithéâtre,
la salle de dissection, sont un peu moins gais, et, en vérité,
tout cela est fort sale. Foin de l'autopsie ! Foin de la clinique ! Et puis, d'ailleurs, un cadavre est si brutal ! etc. »

Le contraste est choquant : bonnet de nuit (*vitalisme*),
cadavre (*organicisme*). Le choix ne saurait être douteux
pour un homme rangé, qui veut vivre en paix avec la science;
et qu'on ne nous en veuille pas si nous inclinons pour le bonnet, plutôt que de vouloir faire des révolutions stériles qu'on
enterre avec les cadavres, et dont le seul souvenir consiste
dans la crainte de les voir resurgir. S'il est facile de créer des
théories en bonnet de nuit, au coin du feu, n'est-il pas tout
autrement facile de passer une blouse, de mettre un tablier
et des sabots, de prendre un coutelas dans la main et de se
dire « *médecin* », après avoir fait un voyage autour de l'amphithéâtre ? Ce tubercule sur la pointe du scalpel, que nous
a-t-il fait connaître ? La célèbre cellule cancéreuse, que nous
a-t-elle révélé et qu'est-elle devenue ?

Vient ensuite une complainte sur ce que « l'Organicisme
n'a pas encore tenu ce qu'on en espérait, qu'on s'est décou-
ragé trop tôt », et une exhortation de suivre son étoile sans
désespérer, avec la promesse pompeuse qu'elle s'arrêtera
un jour sur la tête du Messie. « Sachons donc attendre »,
ajoute notre héros magistralement. Eh bien ! nous atten-
drons, la patience est notre faible.

Tout en continuant ses recherches des vérités médicales

dans un repli de membrane, il pousse le soupir final que voici : « Si encore, et je ne leur veux pas plus de mal, on pouvait envoyer à la lune tous ces songe-creux !.... »

Nous ne savons pas si MM. Pidoux, Trousseau, Malgaigne, Chauffard, etc., se préparent déjà pour ce voyage; quant à nous autres, nous y sommes depuis longtemps en compagnie de la noble société qu'il vous plait de citer devant votre barre: avec Barthez, F. Bérard, Dumas, Lordat, et nous nous y trouvons fort bien. C'est probablement à cause de la grande hauteur où nous sommes, que vos œuvres nous paraissent si infiniment petites.

« Que la terre est petite à qui la voit des cieux ! »

Mais c'est bien votre faute; pourquoi nous placer si haut?

Quand on parle philosophie quelque part, que ce soit même dans le bréviaire organicien le moins suspect de ce péché, les « bienheureux enfants de la blonde Allemagne » y sont toujours pour quelque chose.

On leur reproche « de savoir lire le langage de Kant aussi couramment qu'un roman d'Alexandre Dumas ». Nous n'y voyons pas grand mal, et notre orgueilleux antagoniste ne serait pas plus malheureux s'il en savait aussi quelque chose; ne serait-ce que pour comprendre ce qu'il prétend ne pas comprendre, et pour mesurer ses erreurs. Mais laissons-le terre à terre avec son cadavre !

Il va sans dire que partout où l'on exécute le Vitalisme, l'École de Montpellier doit se charger *nolens volens* d'une partie des frais du procès; aussi reçoit-elle à cette occasion son coup de pied en règle. Barthez, Lordat, le dogme sacré, l'arche sainte et toute sa cargaison, sont cités devant la barre de l'inexorable Organicisme, sont réglementés d'emblée et condamnés piteusement sans admission de circonstances atténuantes. Ce coup de pied rétrospectif *via Montpellier* est tellement obligatoire pour les disciples de l'École organicienne, qu'on croirait sans peine que le premier article de leur Codex médical leur ordonne de maltraiter l'École de Montpellier. Pourquoi tant de colère, si nous ne sommes que des antiquaires sécularisés ?

Le champion de l'Organicisme s'acquitte de cette obligation avec toute la franchise d'un dédain respectueux. Cependant il ne néglige pas d'être prudent en se mettant sagement sous la protection toute-puissante du « sensualisme honnête et acceptable des analystes savants et des observateurs sagaces, ses maitres », et il fait bien. Fort de cette égide, il lance du haut de son Olympe d'emprunt ses foudres contre l'hydre à cent têtes du double dynamisme et « l'arche sainte » des principes, qui navigue fièrement dans les eaux mêmes de ses ennemis et trouble leur « quiétude ».

Est-ce l'effroi, est-ce un pressentiment sinistre qui lui arrache l'exclamation pathétique : « Est-ce Montpellier égaré à Paris ? » *Bienvenu* même, ou tout nous trompe. *Hinc illæ lacrymæ.* À vous de chasser l'intrus. Mais « le sentiment de votre impuissance vous retient attachés au sol ». Tant pis pour vous, pauvre Prométhée ! on ne touche pas impunément la poussière de trop près ; on s'y embourbe.

L'École de Montpellier n'aime pas « d'être attaquée », surtout d'une façon aussi plaisante ; mais elle aime la lutte sérieuse. Vous la trouverez toujours sur la brèche quand il s'agit de défendre le trésor du divin Vieillard, dont elle est la dépositaire séculaire.

L'École sait très-bien que la vérité jaillit toujours des diversités des vues, et que la raison finit toujours par avoir raison, quand les différences se nivellent dans une discussion franche et digne du sujet. Elle reconnaît que l'antagonisme des idées est le fond' de la nature humaine , mais qu'il est en même temps la mère du progrès ; sans cela l'humanité et la science resteraient stationnaires, et le reproche de M. Forget adressé au Vitalisme : « qu'il se congratule de deux mille ans de cristallisation » , serait plus qu'une métaphore de rhétorique.

L'esprit qui anime la moderne Cos lui impose une double mission , pour ainsi dire providentielle : défendre son sanctuaire et le rendre inexpugnable ; — faire rayonner de ce centre le flambeau de la vérité partout autour.

Alma mater des vérités traditionnelles, elle les transmet à tous ceux qui y aspirent ; elle cherche à ramener les enfants égarés dans la bonne voie , et elle a toujours une larme de compassion pour les enfants perdus de la science.

A une autre fois donc , ô Organicisme enhardi ! si toutefois « le but ne vous est pas *trop* haut, et Montpellier trop loin ».

Nous avons laissé en dehors de nôtre aperçu sur la vie, tout en fixant en quelque sorte ses rapports avec l'âme pensante, toute allusion qui pourrait avoir trait direct aux attributs de cette dernière. Nous ne méconnaissons nullement toute l'importance de ce sujet, tant en soi que pour une certaine branche de la médecine, la médecine mentale ; mais nous avons cru pouvoir nous abstenir de son étude dans un travail qui n'a rapport qu'à la médecine proprement dite. Cette étude tombe presque exclusivement dans le domaine du médecin psychologiste, et nous aurions dépassé notre but, qui n'est autre que de parler des avantages cliniques de la doctrine de Montpellier. Cela ne veut nullement dire que notre École reste tout à fait étrangère à l'appréciation de ce chapitre important, étudié et élucidé dans son sein par bon nombre de savants qui l'ont illustré jadis , et par d'autres, non moins remarquables, qui font aujourd'hui son principal ornement , mais qui inclinent tous à une séparation du principe de la vie d'avec celui de l'âme, et par conséquent à une séparation de l'étude relative à chacun , sauf dans les cas d'une influence réciproque.

Comme l'objet de la médecine est la vie et ses modalités, elle doit s'occuper principalement de l'étude de celle-ci , et ne toucher à celle de l'âme qu'en tant que cette dernière intervient manifestement dans les actes vitaux.

Nous ne comprenons guère ce que cette séparation, d'ailleurs si naturelle , de deux principes d'ordre essentiellement différent, peut avoir de « monstrueux et dangereux », et qu'elle nous vaille , à ce titre, une guerre en règle avec les Écoles animistes dont le champion avéré est l'illustre doyen de la Faculté des lettres de Lyon , M. Bouiller.

L'École peut .être fière de cette attaque , en ce qu'elle a de sensé et de conciliant ; mais elle n'a nul besoin de faire des transactions et de se lancer de gaîté de cœur avec les philosophes dans les sphères nuageuses d'une métaphysique transcendante , tandis que l'objet réel de sa mission gît à terre et demande d'autres secours que ceux d'une médecine à vol d'oiseau. Espérons seulement que M. Bouiller y sera plus heureux que Barthez, qu'il y trouvera un point d'appui plus solide, et qu'il ne sera pas obligé, comme ce dernier, à se balancer ou « à garder un équilibre difficile sur la pointe aiguë du doute ». Il peut être sûr alors que nous lui ferons cortège.

Disons deux mots seulement sur ce que M. Bouiller imagine par rapport à la médecine , quand il touche à terre , en descendant des hauteurs vaporeuses de la spéculation, où nous lui souhaitons, de grand cœur, bon voyage.

8

M. Bouiller nous dira comment « la maladie et les remèdes changent », selon qu'on est duo ou monodynamiste.
C'est pour nous l'essentiel. Nous comprenons cela pour l'al-
lopathie et l'homœopathie, sauf à revenir aux théories médicales de Stahl, ce qui n'est pas tout à fait du goût de notre
célèbre argumentateur ; mais pour la médecine de nos temps,
cette proposition n'est que d'une valeur fort relative, puisque
l'Animisme de nos jours n'est autre chose qu'une abstraction
de l'esprit qui peut vivre en concorde avec toute médicamen·
tation possible. Certes, les médecins animistes ne manquent
pas dans nos rangs ; mais, quant à leurs idées sur la maladie et surtout à leurs remèdes, leur formulaire est le nôtre, et
vice versa ; ils sont presque sans exception vitalistes, même
parfois plus vitalistes que les vitalistes à titre ; et nous croyons
que si M. Bouiller tombait malade, ce dont Dieu le préserve !
il préférerait lui-même les soins et les remèdes du Vitalisme
aux secours de l'âme prévoyante de Stahl. Si d'ailleurs
M. Bouiller peut nous prouver qu'il existe des remèdes mono-
dynamistes, et qu'ils sont plus efficaces que les nôtres, nous
sommes prêts à nous *monodynamiser* et à prendre, comme
dit Rabelais : « notre bien où nous le trouvons », puisque, pour
nous, l'essentiel est de *guérir nos malades*.

Peu nous importe que le duodynamisme figure, dans les
catalogues de la philosophie, comme le système ou le dogme
par excellence ; pourvu qu'il nous enseigne la bonne méde·
cine, voilà toute notre exigence. Nous sommes convaincu
que lui seul est en état de la satisfaire ; voilà pourquoi nous
y adhérons.

De plus, M. Bouiller paraît confondre le génie de la doctrine de Montpellier avec les tendances métaphysiques de
quelques maîtres qui s'efforçaient de circonscrire le scepticisme de Barthez par des conceptions plus saisissables. Qu'il

dirige les flèches de sa logique contre les propositions un peu extra-doctrinales de ces intellectualistes, nous n'y verrons pas grand mal. A eux de se défendre ; ils sont en état de le faire, M. Bouiller en a plus d'une preuve. Mais vouloir frapper du même coup toute la doctrine, et surtout dans sa partie essentiellement médicale, c'est une prétention un peu outrée et qui n'en imposera à personne.

Ce fut du reste toujours un préjugé présomptueux des philosophes, de s'arroger le monopole d'une juridiction absolue et apodictique sur toutes les branches de l'activité de l'intelligence humaine. M. Bouiller regrette que « la plus grande autorité philosophique de notre temps, M. Cousin », n'ait pas fait un examen spécial de cette question. C'est vrai, et c'est regrettable ; mais, s'il l'avait fait, ce ne serait certainement pas à l'avantage des opinions de M. Bouiller, puisque M. Cousin reconnaît pour ainsi dire formellement une vie physiologique séparée de la vie psychologique. Cette première « n'est autre chose que la lutte de la force intérieure du »*principe vital* contre les forces extérieures ou les prin- »cipes de destruction. La santé est la victoire de la force inté- »rieure, ses défaites sont les maladies, sa fuite et sa des- »truction sont la mort. » (*Fragments* , 1817. *Du fait de conscience.*) C'est clair, et cela vaut bien un examen spécial. Quelles que soient d'ailleurs les idées de M. Cousin sur ce sujet, la doctrine de Montpellier restera immuable.

Forte de son origine, consacrée par la tradition des siècles, renfermant tous les bons principes du passé, acceptant ceux du présent et tenant les bras ouverts à toutes les conquêtes utiles de l'avenir, elle restera à jamais la bannière glorieuse sous laquelle notre École remplira sa noble mission : d'enseigner la bonne médecine et de faire de bons médecins.

La philosophie y rentrera pour sa part obligée ; mais comme

son sujet principal, l'homme malade, est de ce monde, elle abandonne la discussion des questions abstraites sur l'identité de l'âme et la conscience du moi, et tout ce qui s'y rapporte, à tous ceux qui cultivent ce champ élevé de l'intelligence humaine par excellence.

A nous le corps vivant, à vous l'âme pensante !

Nous mentionnons seulement en passant un autre défenseur de l'Animisme, qui a surgi dans notre proximité : M. L.-C. Jeannel, professeur de philosophie à la Faculté des lettres de Montpellier, qui « s'est proposé de destituer un certain *Majordome* et même de le faire rentrer dans le néant». Ayant la chance de se trouver au foyer même du Vitalisme, il pouvait épier toutes les manœuvres de l'ennemi, l'attaquer dans sa propre demeure et le terrasser après une lutte corps à corps. Nous nous y attendions d'urgence, d'après la proposition cuirassée qui se trouve à la fin d'une brochure intitulée : « *Existe-t-il un principe de la vie distinct de l'âme?* » laquelle vit le jour l'an de grâce 1862. — Il paraît qu'il existe malgré la menace exterminatrice de M. Jeannel, puisque nous écrivons aujourd'hui, 1864, et que rien depuis n'a transpiré de sa plume qui eût pu mettre en danger les jours du Majordome (nous ne tenons pas précisément à cette dénomination). Il est toujours debout, et, à ce qu'il paraît, il en sera cette fois quitte pour la peur.

M. Jeannel aurait-il fait une transaction avec l'ennemi, ou est-il en embuscade pour lui courir sus au moment opportun? Nous ne le sachions pas. Toujours est-il qu'il n'est pas chevaleresque d'abandonner un ennemi aux transes prolongées de l'agonie, en lui retardant indéfiniment le coup de grâce. « Et pourquoi tant de fiel? »

Reconnaissons, en attendant, le talent ingénieux de notre

antagoniste de savoir se forger, avant d'entrer en lice, des armes flamboyantes au moyen de la ferraille la plus rouillée des tournois scolastiques de la théocratie du moyen âge. Paganisme et christianisme, philosophes et Pères de l'Église, cathéchistes et visionnaires, conciles et conciliabules de toutes les époques et de tous les coins du monde, sont mis à contribution pour construire la catapulte formidable qui doit écraser le paisible et inoffensif Majordome. Vraiment, la singulière entrée en matière que cet inventaire étourdissant de passages mystiques de l'autre monde, parmi lesquels piétinent malin rement quelques traits d'union obligatoires ! Se croit-il plus fort, l'honorable professeur de philosophie, avec cette avant-garde fastidieuse ? Est-ce une tactique habile et supérieure ? ou bien un expédient d'apprêt pour servir de paratonnerre à l'occasion ?

Est-ce un déplacement insidieux de la question pour en faire une querelle théologique ? Nous en déclinons l'honneur : nous sommes des médecins, et nous ne sachions aucune raison pour nous battre contre les rêveries mystico-religieuses de Faustus, de Nemesius, d'Énée de Gaza, d'Eterius et Béat (*adversus Elipandum*), de Cassiodore, de Mamert Claudien, de Radulphe de Flavigny, de Nicetas-Choniate, et d'autres autorités non moins fabuleuses dont l'une renchérit sur l'autre et qu'il plaît à M. Jeannel d'exhumer du gouffre de l'oubli. — A d'autres les combats contre les moulins à vent !

M. Jeannel a-t-il complètement perdu de vue qu'une question de physiologie est une question de physiologie et non une question de foi ; qu'une telle question se plaide aujourd'hui avec des arguments tirés de Haller, de Bichat, de Barthez, de Dumas, de Longet, de Muller, de Virchow, de Henle, de Wagner, de Bruch, et de centaines d'autres observateurs célèbres, et non pas par l'invocation : *du sermon de Job, du cantique.Magnificat*, *des dialogues de Moïse et Pierre par Pierre Alfons, juif portugais sincèrement converti à l'âge de 44 ans, en 1106; des méditations d'un anonyme, probablement de Jean, abbé de Fécamp; du Traité de la maison intérieure, par Dieu sait qui; de l'autorité infaillible ou des condamnations* ABSOLUES *des conciles*, qui avaient toujours la sentence finale presque stéréotype : « Εἰ δὲ τις τα ἐναντία τοῦ λοιποῦ τολμήσει λέγειν, ἀνάθεμα ἔστω. » Vraiment, c'est à vous donner des frissons. Toutes ces choses-là, qu'ont-elles de commun avec la détermination du principe de la vie animale dans l'homme? L'intelligence humaine a-t-elle marché depuis 1513? ou s'est-elle arrêtée par la dernière condamnation du concile de Latran? Quelle est la philosophie qui nous replonge ainsi dans la fumée des bûchers, et est-ce réellement de la philosophie? Honni soit qui mal y pense !

L'histoire nous atteste que saint Grégoire était un pape illustre, mais elle ne dit pas qu'il ait reçu le surnom de Grand, à cause de ses connaissances en physiologie.

Pourquoi dénaturer ainsi la question, la déplacer et la transporter sur un terrain restreint, qui n'a pas le moindre rapport avec elle ? La science se fait pour l'humanité tout entière, et non pas pour une seule de ses catégories ; quel qu'en soit le nom ou l'importance.

Que veut-il prouver avec cette litanie assourdissante de textes si laborieusement accumulés, formulés dans le même but, et partant également affirmatifs ? Où est la *réponse de M. Jeannel* à la question que *pose M. Jeannel* si magistralement ? Voilà ce qui nous intéresse. L'aurons-nous ? — Libre à lui de jurer sur la foi d'autrui, à condition qu'il ne nous impose pas d'en faire aveuglément autant.

Aux époques d'autorité ecclésiastique absolue, Hugues de Saint-Victor pouvait argumenter contre le Vitalisme avec des raisons de cette force-là : « Mais la foi catholique n'admet point de semblables assertions , et elle atteste en toute vérité qu'il n'y a qu'une seule et même âme qui donne la vie au corps, etc. » , et il était dans son droit ; mais un professeur de philosophie en plein XIXᵉ siècle ne peut pas se borner à répéter cela , sous peine de manquer à sa vocation et de s'opposer au progrès de la science. Toute croyance est libre de dogmatiser et d'adopter telle assertion qui est conforme à ses articles de foi ; mais le philosophe doit nous dire ce qui est vrai et ce qui est faux, et pourquoi l'un et l'autre le sont, devoir plus impérieux encore quand on enseigne la philosophie.

Que notre adversaire sorte donc de l'ombre qui menace de l'effacer du rang des combattants dans la lutte du Vitalisme et de l'Animisme ; qu'il tienne sa promesse : « *de destituer le Majordome et de le faire rentrer dans le néant* ». Nous ne sommes pas de ceux qui aiment à séquestrer la parole qui nous est contraire, et à l'étouffer. Qu'il parle , et nous l'écouterons volontiers avec tout le respect que mérite une conviction sincère, de quelque nature et quelque naïve qu'elle soit. Jusqu'à ce moment nous sommes en droit de lui donner, par rapport à son livre, une fin de non-recevoir motivée , n'y voyant aucune solution de la question, et partant nous sommes sans obligation d'en faire la contre-partie. Ce n'est qu'un recueil partial de variantes tant soit peu différentes sur le même thème , qui pourrait tout au plus prétendre à figurer comme chapitre complémentaire dans le livre du Père Ventura.

M. Jeannel finit un chapitre de sa croisade contre le Vitalisme par cette phrase : « Il est temps de passer à l'examen des décisions des papes et des conciles. » Nous pensons qu'il est temps maintenant de passer à l'examen des conclusions de la physiologie, c'est-à-dire d'entamer la question à la hauteur de la science actuelle, et de nous faire grâce du moyen âge avec tout son sombre cortége d'anathèmes et d'exorcismes.

Tout cela nous donne le curieux spectacle de voir notre École tour à tour attirée, d'un côté vers la poussière, de l'autre vers les nuages. La vérité serait-elle réellement au milieu, entre ces deux extrêmes qui se touchént par leur objet, l'homme, qui s'en éloignent en prenant *pars pro toto ;* les uns en l'embourbant dans la matière, les autres en le perdant dans les sphères inaccessibles de l'immatérialité spirituelle? Serait-ce vraiment notre École qui, accordant équitablement à chacun ce qui lui appartient, sans jamais perdre de vue son objet tout entier, occuperait ce milieu heureux, autour duquel gravitent toutes ces aspirations divergentes?

Nos adversaires le disent bien assez pour que nous n'ayons pas besoin d'y ajouter des preuves ultérieures.

Résumons. Nous avons vu que le principe vital est une force *sui generis*, un principe supérieur à toutes les forces existantes dans la nature, seule capable d'engendrer un organisme vivant et se servant des autres forces comme éléments de coopération, en leur imprimant à toutes un caractère essentiellement vital, pour réaliser le fait de la vie par le moyen de la matière organisable. Cette dernière, l'étoffe prenant forme sous l'étreinte de la vie, est indispensable pour constituer l'organisme et pour produire les phénomènes sensuels ou les actes qui caractérisent la vie dans ses différentes périodes. Mais elle n'en reste que l'instrument aveugle, qui retombe, abandonné par elle, sous le régime des forces générales de la nature.

Il est évident que l'intégrité de la vie dépend, d'un côté

du libre développement de toutes les facultés incarnées dans son principe, et de l'autre du bon état des organes par lesquels elle manifeste son activité.

L'activité normale donc du principe de la vie, ou son altération spontanée ou provoquée, constituent dans l'homme l'état de santé et de maladie ; et c'est pour cela que sa connaissance doit être le sujet principal de la science médicale. Le trouble dans son état essentiel ou élémentaire est la raison de la spontanéité des maladies, et constitue les maladies affectives ; le trouble produit par des influences extérieures dans l'état de l'organisme, provoque les maladies réactives, dont nous traiterons dans le chapitre suivant.

Nous définissons donc : *Le principe vital est une force tenant en puissance toutes les facultés constituantes, nécessaires pour sa réalisation déterminée, avec le concours obligé de la matière.*

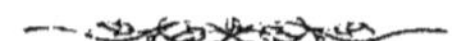

SECONDE PARTIE

CHAPITRE PREMIER

DE LA MALADIE.

> La maladie est toujours la vie.
> (JAUMES ; *Qu'est-ce que la maladie ?*

Nous venons de montrer la base sur laquelle est construit l'édifice médical du Père de la médecine. Aidé et soutenu par tous ceux dont nous avons suivi les préceptes et les conseils pour expliquer la délinéation des fondements, nous oserons maintenant envisager l'édifice proprement dit, en déterminer les proportions, en examiner la face, pénétrer dans son intérieur et en apprécier toutes les qualités sous tous les rapports. Certes, nous n'avons pas la prétention de nous poser en maître, de vouloir critiquer, corriger, enlever ou ajouter, agrandir ou embellir ; nous ne nous sentons nullement cette force : c'est l'affaire d'un plus digne. Nous nous approchons timidement, comme simple ouvrier, pour exercer et former notre modeste talent par l'aspect et l'étude du chef-d'œuvre majestueux du Maître immortel.

En adoptant la doctrine dont nous venons de démontrer la supériorité, il est facile de se rendre compte de tous les phénomènes qui se passent dans l'homme vivant depuis le moment de sa naissance jusqu'à celui de sa mort. Nul embarras pour expliquer d'une manière satisfaisante et utile les changements qu'il éprouve pendant toute la durée de son existence, ou les modifications plus ou moins graves auxquelles il est plus d'une fois accidentellement soumis , et qu'on désigne sous le nom de maladies.

Voyons en quelques mots quelle est l'idée que l'on doit se faire de cet état particulier appelé *maladie*.

Ce serait une œuvre interminable que de vouloir énumérer toutes les opinions qui ont été émises sur cette question d'une importance aussi majeure ; il faudrait, du reste, la main d'un maître pour introduire de l'ordre dans ce chaos de divergences et de concordances , un talent supérieur pour passer en revue les différents systèmes qui ont été tour à tour proposés. Une telle étude, pour être complète , exigerait d'ailleurs des développements bien au-dessus des prétentions de notre travail, et nous entraînerait hors des limites du sujet qui doit nous occuper. Notre but n'est pas de faire étalage d'érudition ; nous désirons montrer seulement, en nous appuyant sur les leçons de nos maîtres , que la doctrine qu'ils nous ont enseignée est la seule qui , depuis Hippocrate jusqu'à nos jours, a servi de guide aux plus grands cliniciens. Après quelques considérations générales, nous tâcherons d'établir des preuves irrécusables de ce que nous avançons.

Demandez au premier venu ce que c'est que la maladie ; il vous en donnera une explication, il la connaîtra, il l'a sentie, il vous en fournira la preuve par l'histoire des dernières coliques qu'il a éprouvées ou de sa migraine ; et, quand il ne la connaît pas par ses propres expériences , il a un père, un frère, un ami , une personne quelconque qui lui en a révélé le secret. Il serait donc facile d'en avoir le cœur net , puisque tout le monde la connait. Mais demandez-le à un médecin. Là, la scène change : aussi savant est le public, aussi ignorant est le médecin ; et cependant il voudrait, il devrait en dire davantage. Cent définitions, l'une plus savante que l'autre, données par les oracles médicaux de tous les temps, lui bouleversent la tête. En débitant l'une, un confrère hausse les épaules ; en débitant l'autre, le public se récrie qu'il n'y comprend rien, et ainsi de suite : l'un se moque de lui, l'autre le hue. La science fait triste mine et paie finalement les frais.

Ne serait-il pas possible de soulever un coin du voile ? Quelle est cette grande inconnue, que tout le monde connait à la première vue, et que les hommes qui s'en occupent jour et nuit ignorent ? *That is the question !* et qui plus est une question tellement invétérée, qu'un pari en faveur de son immortalité gagnerait toujours.

Mais si tout le monde la connait, nous dira-t-on, à quoi bon remuer ciel et terre pour la faire connaitre ? Mais si elle est inconnue ? Raison de plus pour n'en rien dire. Toutes les sueurs de votre front, toutes vos veillées ne vous feront pas dire ce que vous ne savez pas. Vous arriverez tout au plus à répéter l'humble confession du sage Socrate : Je sais que je ne sais rien ! ou celle du Faust (de Gœthe) qui, après avoir scruté toutes les profondeurs du savoir humain, s'écrie dans le désespoir : « Et maintenant, me voici là, pauvre fou, tout aussi sage que devant.... Et je vois bien que nous ne pouvons rien connaitre ! » Soyez donc sages comme Socrate, afin de vous ménager le désespoir de Faust, et reconnaissez franchement que le moment n'est pas encore venu où « *eritis, sicut Deus, scientes bonum et malum* ».

« Aucun esprit créé ne pénètre dans l'intérieur de la nature », dit Schiller. Quand des hommes de cette taille restent à la porte sans protester, pourquoi vous en offusquer avec vos dimensions modestes?

La maladie, créée par des forces occultes dans ce laboratoire mystérieux dont l'entrée sera à jamais fermée aux mortels, sera donc pour toujours l'x immuable dans vos calculs, et mieux vaut la prendre tout bonnement telle quelle, que de faire des équations interminables et vous heurter la tête contre une porte fermée.

Pourquoi vous plaindre de votre ignorance sur l'essence du sujet de votre science? Vos confrères dans les autres sciences en savent-ils plus que vous sur l'essence de leurs sujets? Le physicien, quand il dit électricité, gravitation, attraction; le chimiste, quand il dit cohésion, affinité, etc., que font-ils tous? Ils donnent un passe-port au voyageur, un nom à l'enfant, comme on dit vulgairement; pas davantage, et ils font bien. Faites-en autant en médecine, vous y gagnerez, le monde n'y perdra pas, et l'*ignotus hospes* sera une ancienne connaissance.

En effet, ce n'est là qu'une affaire de mots qui servent de médium explicateur pour remplacer l'explication proprement dite des choses qui sont inexplicables. Rayez les mots sonores du registre de ces sciences qui prennent un air aussi superbe vis-à-vis de la vôtre, et vous verrez, par ce qu'il en reste, si ces soi-disant sciences exactes ont un droit de préséance sur la vôtre.

Définissez donc, contre toutes les règles de la définition, qui veulent que le mot à définir ne s'y trouve pas : la maladie est la maladie, ni plus, ni moins ; c'est bref, c'est clair ; c'est A = A tout trouvé. Suivez la leçon d'un célèbre praticien auquel on demandait un jour : « Qu'est-ce que c'est que les douleurs? — Ce sont les *dolores* », répondit-il gravement, et tout le monde d'être satisfait.

Restez-en là, chacun vous comprendra ; mais pour rien au monde ne faites pas le savant. Restez dans ce poste de sûreté, vous n'aurez qu'une seule difficulté : celle d'y rester ; passez au large, et l'horizon s'assombrit aussitôt. Si vous parlez d'effort, de résistance, d'altération, d'état contre-nature, d'opposé, d'affection, de dérangement, de réaction, de trouble, de déviation, d'échec, de lésion, de changement, de sensation et d'autres « *sesquipedalia verba* », au lieu d'une difficulté vous en aurez mille, et, en somme, qu'en résultera-t-il ? Jetez le tout ensemble dans votre marmite encéphalique, broyez, mêlez, dissolvez, faites bouillir, décantez, filtrez, et vous verrez si le breuvage contiendra une quantité homœopathique seulement de l'essence que vous cherchez. Donc, la maladie restera pour vous la maladie.

Sous ce nom, la chose s'impose clairement à l'esprit ; avec lui, on désigne l'objet de la science, la réalité pour le médecin, le vrai pour le public ; on ouvre un monde à la spéculation légitime, et on en tire aisément des déductions vraiment pratiques.

D'accord ; tout cela est bien vrai, et nous y adhérons parfaitement. L'essence de la maladie, ce qu'elle est en elle-même, son mode de procréation et son activité d'évolution, reposent dans l'abîme de la force primordiale incarnée dans la substance, et nous n'avons qu'une perception de ses rapports à notre être. Quoique cette perception, relative aux phénomènes de la maladie, soit claire, elle ne nous permet pas d'avoir une vue distincte de la substance dont ils découlent. L'idée de cette substance est réduite d'après les facultés bornées de notre perceptivité, et sa vue, qui ne se manifeste à nous que par les effets de son action, est tellement confuse, qu'il ne s'ensuit pour nous qu'une impression similaire, traduite dans sa totalité par le terme qui nous sert à caractériser l'impression. Sous ce rapport, la maladie est la maladie. Nous l'acceptons. Mais il ne faudrait pas croire pour cela que la maladie, déterminée ainsi par elle-même, soit substance elle-même ; elle n'en est qu'un mode d'être, un attribut facultatif, dont les phénomènes découlent dans une succession variable, mais toujours en raison quantitative et qualitative de leur source, et qui seuls peuvent être l'objet de l'analyse. Ce ne sont pas des problèmes résolus, ce sont autant de problèmes à résoudre, et qui peuvent être résolus en tant que faits perceptibles à nos sens et soumis aux investigations de notre intelligence.

C'est là le champ de la spéculation légitime et positive, obligé pour quiconque veut avoir une idée médicale claire de ce que nous appelons maladie, pour en déduire une action médicale adéquate et appropriée, et il doit attirer aussi bien l'ardeur de recherche du génie transcendant, que les appétits les plus bourgeois du modeste praticien.

Si l'esprit éprouve une solution de continuité quand il se lance à la poursuite de l'être mystique lui-même, il jouit de toute son intégrité quand il se meut dans le champ de ce qu'il est possible d'atteindre, aidé, soit par la perception des sens, soit par les actes de l'intelligence. Là, au lieu de fantômes, il trouve des réalités. La création, le perfectionnement continuel de l'anatomie, de la physiologie, de la pathologie, de la thérapeutique et des sciences accessoires, en sont les glorieux témoins, et ont un droit plus imprescriptible à la reconnaissance de l'humanité que tous les efforts des chercheurs de la pierre philosophale.

Voilà pour l'essence.

Tournons-nous alors vers le côté positif, et voyons ce que nous pouvons, ce que nous devons faire et ce que nous avons fait. Si une définition essentielle de la maladie est impossible, il n'en est pas ainsi par rapport à une définition générale (objet de la pathologie générale) ou spéciale (objet de la pathologie spéciale); c'est-à-dire qu'on peut arriver, par l'étude de sa source, de sa cause, d'un côté; de sa nature, de son génie, de sa forme, de son siège, de son évolution, de ses éléments, de ses symptômes, de ses complications et coïncidences, en somme de tous les phénomènes et actes concomitants, de l'autre, à établir une formule qui puisse servir de point de départ pour les déductions scientifiques dont l'ensemble constitue la science médicale et l'art de guérir.

La seconde définition, que j'ai appelée spéciale, appartenant à la partie spéciale de la science et se rapportant à chaque maladie en particulier, tombe en dehors du but de ce travail; ce ne sera que la première, la définition générale de la maladie, qui a trait à ses rapports avec sa source et ses causes, qui nous occupera.

Si nous regardons maintenant ce que la suffisance et l'insuffisance humaines ont produit en fait de solution du problème, nous voyons qu'il est arrivé ce qui arrive si souvent dans des circonstances analogues : les uns, voulant trop dire, dépassaient le but ; les autres restaient au-dessous en disant trop peu , et nous attendons encore celui qui dira tout ce qu'il faut et comme il le faut. Ce serait peu instructif, si nous voulions passer en revue tous ces *errare humanum est* des anciens et des modernes, en ce sens que cela ne nous avancerait guère dans notre problème ; nous ne dirons qu'un seul mot en général, en les passant par le crible de notre critique éclectique. Nous penchons volontiers du côté des anciens, parce que nous trouvons leurs vues générales plus profondes, plus étendues , leurs conceptions plus claires, leurs formules plus précises, plus nettes et plus magistrales, quoique avec des contours plus indécis.

Tout le monde parle, juge, rend des sentences ; chacun agite un drapeau différent ; l'un applaudit, l'autre repousse ; la tête vous tourne dans ce bruit étourdissant, votre esprit s'égare, et vous êtes très-heureux si vous pouvez prendre votre retraite, *pelle salva.* C'est l'orchestre le plus discordant qui existe ; chaque musicien joue son air à lui. Dogmatistes, méthodistes, empiriques, chimiàtres, rationalistes, physiologistes, organiciens et vitalistes, avec leurs sectes et sous-sectes, bref tous les corps de la science militante, depuis Hippocrate jusqu'à Hahnemann, apportent une mélodie à part. Imaginez-vous l'harmonie ! De quel côté faut-il se tourner pour échapper à ce vacarme ?

Procédons par ordre, et nous verrons si nous n'arriverons pas à entendre les sons d'une musique harmonieuse, qui est là pour qui veut l'entendre. La maladie, c'est la vie ; tournez-vous donc d'abord vers les vitalistes, puisque ce sont eux qui s'occupent de la vie ; remontez, par le giron des sectes, à la source du Vitalisme, là où son eau n'est pas encore troublée par les sables et les impuretés qu'elle rencontre dans son cours, et vous vous trouverez tout naturellement en face de ce Moïse qui la fait jaillir claire et limpide du granit sur lequel est érigé son temple.

C'est là que nous trouvons la solution du problème, parce que c'est là que nous trouvons le point de départ qui seul peut y conduire, qui seul peut nous éclairer : la doctrine de la vie et des manifestations sous lesquelles elle se présente, son état de santé et de maladie. Partant d'elle et marchant rigoureusement sur ses traces, nous éviterons tous les écueils contre lesquels tant d'autres se sont brisés, et nous espérons arriver à bon port.

Les préceptes qu'elle renferme sont immuables, parce qu'ils n'ont pas été formulés *à priori*. On ne les a admis que sur la foi de l'observation impartiale et du raisonnement, et l'expérience ultérieure les a pleinement confirmés.

La première chose qui a dû, dans une maladie, fixer l'attention des observateurs, a été sans contredit le désordre fonctionnel et l'état de trouble particulier que l'on constate ordinairement à un premier examen. Hippocrate nous dit : « L'homme est malade quand il ne peut pas exercer normalement toutes les fonctions naturelles et animales, et quand il n'éprouve pas le bien-être (εὐαισθησία) naturel. La maladie est l'état de l'incommode ou l'incommodité. » (Cité par M. Lordat; *Perpét. de la méd.*, pag. 169.)

On voit que ceci n'est pas une définition proprement dite ; c'est plutôt une description des phénomènes de la maladie, sans toucher à sa conception d'un point de vue général. Au lieu de se noyer dans un océan de méditations, qui l'auraient entrainé à rentrer dans le terrain obscur des abstractions, qu'il venait d'abandonner en rejetant les spéculations des philosophes, il préféra nous donner, avec son sens éminemment pratique, une notion, imparfaite il est vrai, dans le sens rigoureux du mot définition, mais assez claire pour être utilisée en médecine avec le plus grand avantage.

La lésion des fonctions et le malaise, qui encore aujourd'hui sont donnés par beaucoup de médecins comme le caractère distinctif de la maladie, existent, il est vrai, dans la plupart des états pathologiques ; mais il est bien facile de prouver que ce caractère est inconstant et que les phénomènes qui le constituent peuvent être constatés sans qu'il y ait maladie. Au moment de l'accouchement, par exemple, il y a malaise, trouble général manifeste; et cependant personne ne fait une maladie de cet état pathologique, de cette fonction importante. D'un autre côté , combien de fois ne voit-on pas les maladies les plus graves et les plus meurtrières exister avec les apparences d'une santé florissante? L'enfant atteint de syphilis héréditaire est malade en naissant ; et cependant souvent il ne présente rien de particulier. Plus d'une fois les symptômes ne se produisent que vingt jours ou un mois après. Les sujets nés de parents tuberculeux et qui, à un âge plus ou moins avancé, deviennent phthisiques, étaient malades avant cette époque ; et cependant leur état de santé était satisfaisant et n'accusait par aucun trouble les germes d'une affection aussi terrible. Peut-on dire qu'il n'y a pas maladie chez un goutteux, chez un épileptique, parce que dans l'intervalle des attaques on ne constate ni mal-être, ni trouble de fonctions? La fièvre intermittente est encore un exemple vulgaire. Lorsque l'accès est terminé, tout se calme et rentre dans l'ordre ; la puissance de l'affection qui tient le paroxysme sous sa dépendance ne se révèle par aucun phénomène appréciable , jusqu'au moment de l'accès suivant , qui peut acquérir des proportions insolites et même occasionner la mort.

Comme on le voit, la lésion fonctionnelle ne suffit pas pour caractériser la maladie. Les actes fonctionnels ne constituent pas la vie, ce ne sont que ses manifestations accessoires ; or la maladie, étant de la même nature que la vie elle-même, doit y avoir son siège, et par conséquent ne peut pas consister dans une lésion d'actes qui n'en sont que des symptômes. D'ailleurs il existe bien des maladies chez le fœtus où les actes fonctionnels sont en nombre très-restreint.

Il en est de même des altérations de l'agrégat matériel, dont la science moderne a exagéré l'importance. En effet, peut-on espérer que l'inspection de la matière inerte nous éclaire davantage ? La maladie, étant unie à la vie, a disparu avec celle-ci, et le tubercule que vous tenez sur la pointe du scalpel ne vous donne pas plus de nouvelles sur sa nature que les cendres ne vous en donnent sur la nature du feu.

Hippocrate, qui ne savait pas l'anatomie, ne raisonnait-il pas mieux sur la nature de la maladie que beaucoup de nos modernes fouilleurs de matière, dont aucun n'a trouvé jusqu'à présent le couteau qui pourrait trancher ce nœud gordien ?

Loin de nous de vouloir rejeter les grands services que l'anatomie et l'examen des parties de l'agrégat humain ont rendus et rendent encore à la science ! C'est grâce à ce moyen que nous connaissons les rouages de l'économie, la structure de nos organes, les qualités et les quantités des fluides et des solides, les ressorts du mouvement et de la sensation, les désorganisations et les produits pathologiques par suite des maladies, les difformités et les anomalies existant dans l'intérieur du corps, des données explicites pour diriger la main du chirurgien, en résumé tout jusqu'au moindre détail qui tombe dans le domaine de nos sens.

Les recherches modernes, poussées, comme nous l'avons déjà dit, jusqu'aux molécules microscopiques de l'organisme, nous apportent tous les jours de nouveaux détails sur la construction et la conformation intime de ses parties les plus délicates, et nous donnent « la raison de beaucoup de phénomènes », dit M. Jaumes. « On a cru un temps, continue-t-il, dans le premier éblouissement, qu'elle suffirait à pénétrer tous les secrets de la pathologie. » Et que sont-elles devenues, ces espérances outrées, par le brillant spectacle médical de l'ouverture du corps? Autant de déceptions !

Il est vrai, nous connaissons aujourd'hui la grosse et la fine charpente, le crâne, le tibia, etc.; les vaisseaux, les membranes, les fibres musculaires, les actions réflexes et récurrentes du système nerveux, ce qui est déjà fort beau ;

mais, sur ce qui regarde la maladie, sa cause, ses évolutions, etc., nous pourrions bien souscrire à l'exagération de Stahl, qui prétendait qu'on pouvait être un excellent médecin sans connaître l'anatomie. Voici ce singulier passage : « La structure des canaux demi-circulaires de l'oreille, de l'enclume, du marteau, de l'étrier, et (admirez la belle découverte !) de l'os lenticulaire, laisserait, si elle n'était pas connue, un grand vide dans la connaissance physique du corps. Mais ces détails ne sont pas plus utiles à la médecine que la nouvelle d'une grêle tombée depuis dix ans. Il en est de même de la structure du cristallin, du corps vitré, de la fibre musculaire, des vaisseaux lymphatiques et des glandes. On a beau la connaître parfaitement, dès qu'on ne fait point attention à l'activité vitale de ces parties, tout ce qu'on sait à leur égard n'offre aucun avantage à l'art de guérir. » (*Propempticon inaugurale.*) Ainsi parlait Stahl ! L'exemple du Père de la médecine est d'un puissant appui ; mais je n'hésite pas à croire que mon grand compatriote serait, de nos jours, moins fougueux, et accepterait volontiers les modifications que les belles découvertes de l'anatomie physiologique et pathologique ont introduites dans l'art de guérir. Quant à la définition, que nous cherchons, par le procédé de l'anatomie, il insisterait avec raison sur la sentence donnée.

En effet, que voit-on dans ces panoramas anatomiques des amphithéâtres ? un spectacle en tout dissemblable à celui que nous présente une maladie. D'un côté, nous voyons fixité, immobilité, invariabilité ; de l'autre, une scène vivante, des mouvements variés, où il n'y a rien de fixe que leur continuité. Comment alors juger en l'absence de ce que nous devons juger ?

Écoutons M. le professeur Jaumes : « La maladie, a-t-on dit en conséquence, est l'altération d'un tissu, d'une humeur, d'un organe, d'un appareil. Ces définitions, encore conservées par beaucoup de médecins, reposent sur le principe que les propriétés inhérentes à la matière du corps doivent expliquer la vie. Ce principe est une hypothèse dont je ne puis ici prouver l'invraisemblance. Il suffit de rappeler aux praticiens qu'on rencontre des altérations de liquides, de solides, sans maladie, et des maladies dans lesquelles, malgré l'investigation la plus minutieuse, toutes les parties de l'agrégat restent intactes. La seule chose avérée est qu'au commencement de certaines maladies, et tôt ou tard dans le cours d'un très-grand nombre, on observe des dégradations organiques. Ces dégradations précèdent, accompagnent, suivent la première action morbide, mais ne sont pas partie essentielle et toujours obligée. Nous verrons qu'à titre de causes provocatrices ou d'effets, elles servent beaucoup à faire connaître la nature, les périodes, les anomalies, les complications des maladies; il est donc important de les apprécier. »

Ce passage remarquable rend justice à tous les droits légitimes de l'anatomie, mais réduit aussi leurs prétentions exagérées à leur véritable valeur. Il résulte donc, de tout ce qui précède, que l'altération sensible des fonctions, des tissus ou des humeurs, en un mot que l'expression phénoménale peut manquer à certains moments de la maladie, et qu'on aurait tort de prendre pour caractère distinctif des choses aussi inconstantes que variées.

L'observation démontre qu'au-dessus des phénomènes dont nous venons de parler, il y a une modification particulière, une activité mystérieuse, dont les lois et le ressort nous échappent, qui les domine et les lient sous sa dépendance. Cette altération dynamique préside à l'expression phénoménale, qui lui est liée comme l'effet à sa cause; elle existe dans tous les cas, et il est impossible sans elle de se faire une idée juste de la maladie. Dans plusieurs affections diathésiques, les phénomènes manifestateurs sont peu prononcés et disparaissent bientôt sans que pour cela le malade soit guéri ; la lésion dynamique persiste virtuellement et ne doit pas être négligée. Supposez, par exemple, un individu ayant présenté à une époque plus ou moins éloignée les symptômes primitifs de la syphilis, qui se sont dissipés spontanément ou sous l'influence de quelques topiques. Pendant un temps assez long, rien ne trahit la présence de l'affection syphilitique ; mais sous l'influence d'une violence extérieure ou d'un accident quelconque, survient une solution de continuité des parties molles qui dégénère en ulcère spécifique et ne guérit que par le mercure. Depuis le moment de l'infection, le sujet était malade, mais il l'était dynamiquement ; il a fallu la survenance d'une provocation extérieure pour hâter l'apparition des phénomènes manifestateurs de l'état interne qui était latent.

En résumé, nous admettons que l'altération dynamique ne manque jamais dans la maladie, et qu'elle mérite d'être placée au premier rang parmi ses caractères. Les lésions matérielles, et surtout le mal-être, le désordre fonctionnel, l'accompagnent souvent, mais ils peuvent faire défaut. Si l'expression phénoménale était la chose importante à considérer, il faudrait qu'on pût la constater dans tous les cas ; son intensité devrait être en rapport avec la gravité de la maladie. Or, c'est précisément ce qui n'a pas lieu. Ainsi, plus d'une fois, au moment d'une poussée tuberculeuse sur le poumon, l'individu semble se porter assez bien et ne souffre pas, malgré les fatales destinées de l'affection impitoyable dont il porte le germe dans son sein. Dans d'autres circonstances, il suffit d'une cause légère pour donner lieu à une attaque de nerfs ; le désordre fonctionnel est porté tout à coup à son comble, et cependant le pronostic est loin d'être fâcheux.

Le défaut de rapport que nous venons de signaler est donc bien réel ; qui plus est, le mal-être et le trouble fonctionnel peuvent être très-prononcés sans qu'il y ait maladie ; c'est ce que l'on observe tous les jours à la suite d'une longue marche, après un exercice corporel fatigant, etc.

Le principe initial de la maladie est dans une lésion, une modification du dynamisme. En étudiant les éléments de la constitution de l'homme, nous avons vu que deux principes parfaitement distincts, l'âme intelligente et la force vitale, composent la partie immatérielle. Quel est celui auquel se rapportent les phénomènes constitutifs de la maladie ?

Évidemment celui dont les opérations ont de l'analogie avec l'acte vital que nous appelons maladie. Ce n'est donc pas l'âme intelligente, puisque ses manifestations appartiennent à un ordre tout différent de phénoménalité ; qui forme le sujet de la psychologie.

Nous avons déjà démontré que le principe de la vie est entièrement distinct du principe de l'intelligence, et que, partant, ses actes hygides comme ses actes morbides ont une causalité autre que celle dont découlent les erreurs et les souffrances morales de l'âme pensante.

Il existe des exemples frappants de cette séparation des deux puissances dans l'idiotisme. L'intellect est complète· ment anéanti, la lumière de l'âme est éteinte, et cependant l'économie ne se ressent pas de cette perte, elle subit les mêmes modifications morbides que celle de l'homme dont l'intellect est intègre. La stupeur cataleptique tombe dans la même catégorie.

Si nous voulions admettre sans critique le premier chapitre du livre de M. Flourens, *De la vie et de l'intelligence*, la question de la séparation serait tranchée par le scalpel, et les conclusions philosophiques auraient acquis leur sanc-

tion par l'expérience physiologico-anatomique. Ce serait là une belle trouvaille, et personne n'aurait plus besoin de se tourmenter avec des méditations à perte de vue. Mais, malheureusement le *hic* fatal ne manque pas, et l'assertion cuirassée de M. Flourens a son talon d'Achille très-vulnérable. (Nous nous expliquons dans la note [1].)

---

[1] Quand M. Flourens expérimentait sur l'animal et lui enlevait les lobes cérébraux, le pauvre chien ne se doutait pas qu'il était destiné à proclamer une grande vérité qui mettrait un terme à des siècles de discussion. Lui-même oubliait qu'il aurait dû faire précéder et légitimer son expérience par la preuve irrécusable que les bêtes possèdent cette partie divine de notre dynamisme qu'on appelle le principe de l'intelligence.

Or, comme M. Flourens ne s'est pas acquitté préalablement de cette obligation, indispensable pour donner une valeur réelle et décisive au résultat de ses recherches, le martyre de la pauvre bête doit être regardé comme superflu et inutile pour le but dans lequel il a été consommé.

Nous nous obstinons à croire que la prétendue intelligence des bêtes n'est qu'une singerie de l'intelligence « qu'on ne peut pas même apprécier, attendu que leur habileté est indépendante de cette instruction indispensable pour la valeur intellectuelle de l'homme. » (Lordat; *De la constitution de l'homme*.) Ce sont de ces erreurs dans lesquelles tombent souvent ceux qui, dans l'ardeur de leurs spéculations expérimentales, oublient que ce n'est pas dans la tête d'un lapin ou dans la cuisse d'un crapaud qu'on peut étudier la constitution de l'homme.

M. Flourens ajoute que la bête écervelée « *ne juge plus* ». Nous trouvons qu'elle fait bien, son jugement étonnerait peut-être M. Flourens; nous l'imitons en cela en retenant notre jugement sur de telles assertions. Nous remarquons seulement que nous comptons ce fait parmi les erreurs d'un grand homme, quand Cuvier supposait aux bêtes des jugements. M. Lordat dit à ce sujet « qu'ils lui semblent des fictions gratuites, parce que ces êtres n'en ont jamais manifesté l'existence par des expressions conventionnelles. »

M. Flourens ne s'arrête pas en si beau chemin; de logique en logique il ajoute :« car percevoir, se souvenir, juger, vouloir (toutes choses que la bête perd par l'enlèvement des lobes cérébraux), c'est penser. » Or, penser implique l'âme pensante. Descartes dit quelque part dans ses Méditations : « Nul principe antérieur ne démontre l'âme; sa certitude est primitive;

Nous nous contenterons donc des raisons existantes, dont nous venons de donner quelques exemples, et qui d'ailleurs sont suffisantes, sans admettre celles de M. Flourens, qui ne

---

elle nous est révélée dans le rapport de la pensée à l'être pensant. » Déduction rigoureuse du fameux enthymème : *Cogito, ergo sum.*

Donc, partout où il y a une pensée, il y a une âme, et par conséquent les bêtes ont des âmes et ne se distinguent de l'homme que par la peau ou les plumes. Vous arriverez à la même conclusion si vous retournez l'enthymème : *Sum, ergo cogito*; — *cogito, ergo animam habeo*; — *animam habeo, ergo non sum bestia.* Donc, d'une manière comme de l'autre, on arrive à la proposition, que la bête n'est plus une bête, si la prémisse est vraie, que la bête possède une âme pensante.

Avec une telle logique, on peut aller loin. Si les bêtes peuvent « percevoir, se souvenir, juger, vouloir, par conséquent penser », nous ne savons pas trop pourquoi elles ne parleraient pas : les organes ne leur manquent pas, puisque nous en avons qui prononcent des mots. Si la bête pouvait penser, elle devrait nécessairement avoir des idées; si elle avait des idées, elle chercherait à les exprimer, c'est-à-dire elle se formerait une langue, n'importe laquelle. C'est l'absence de la langue qui seule déjà fait justice de la proposition de M. Flourens.

Cette impossibilité de parler a donc bien sa raison dans le manque de la conception intellectuelle de l'objet qui se traduit par la langue, c'est-à-dire de cette représentation générale exprimée par chaque terme du langage. La bête ne prononce jamais d'autres mots que ceux qu'elle a appris; elle les répète sans y joindre aucune idée, le plus souvent sous l'impression réitérée des sensations qu'elle a éprouvées en les apprenant. Personne n'a jamais douté que la bête n'eût des impressions semblables aux nôtres, perçues au moyen des organes des sens; mais jamais on n'a pu découvrir qu'elle en ait déduit et saisi les caractères généraux pour former des idées. Donc la bête ne peut avoir ni intelligence, ni pensée, ni jugement, ni raison.

En revanche, la bête est douée d'un instinct bien supérieur à son analogue dans l'homme, qui la pousse à des manifestations dont l'apparence extérieure offre souvent une similitude étonnante avec l'activité intelligente et libre de ce dernier. Cet instinct guide la bête plus sûrement que ne le fait dans beaucoup de cas l'intelligence encore inexpérimentée pour l'homme, et c'est ce qui nous induit dans l'erreur d'attribuer à la bête des qualités qui sont la prérogative de l'homme seul. Réflexion faite, c'est précisément cette circonstance qui devrait nous prouver le contraire

sont pas de nature à infirmer et moins encore à confirmer notre conviction.

Mais une autre question se présente : « L'âme humaine,

---

c'est-à-dire que cet instinct, si supérieur et si puissant déjà, dans la bête à peine née, ne peut être l'analogue de l'activité intelligente, puisque celle-ci se développe très-lentement et ne parvient qu'après un long exercice à exécuter les actes que la bête exécute spontanément et sans réflexion dès l'âge le plus tendre. La bête s'abandonne entièrement aux lois de la nature, qui la dirigent invariablement vers ce qui est bon pour sa conservation individuelle et celle de toute sa race ; l'homme, au contraire, doué d'instincts moins puissants, est obligé de les régler et de les modifier à l'aide de son intelligence, s'il veut arriver au même but. Si l'on voulait regarder cette supériorité d'instinct chez la bête comme intelligence, la bête serait supérieure à l'homme, qui se trouve pendant un certain temps après sa naissance dans l'impossibilité de se suffire à lui-même, et qui est abandonné entièrement à l'assistance de ses semblables.

Ce que nous appelons d'une manière erronée intelligence chez la bête, est donc bien autre chose que celle de l'homme et ne pourra à aucun titre passer pour telle. Les actions des bêtes, il est vrai, paraissent quelquefois franchir les limites si difficiles à apprécier de l'instinct ; mais nous devons les restreindre sous cette dénomination, à défaut d'une autre qui se rapporterait à une espèce de psychologie animale *sui generis*. En effet, forcé de juger les actes des bêtes par une sorte d'analogie établie avec les nôtres, et ne connaissant que leur face extérieure sans en pénétrer le mobile, comme nous le pouvons chez l'homme par la connaissance directe de notre intérieur, nous nous trouvons dans l'impossibilité d'établir des termes qui expriment clairement cet état facultatif chez la bête, que nous confondons si souvent à tort avec l'intelligence humaine.

Si nous voulons maintenant admettre l'exactitude des expériences de M. Flourens, il aurait prouvé une sorte de localisation des facultés particulières, qui président à certaines actions chez la bête ; mais il nous devrait toujours la preuve que ces facultés particulières sont de l'intelligence, qui perçoit, juge, veut et pense, en somme un principe analogue en tout à celui de l'homme. Nous doutons fort que le célèbre académicien parvienne jamais à une solution de la question par un fait expérimental seul, et sans l'aide de déductions métaphysiques qui nous paraissent indispensables par rapport à la nature même du sujet.

Distinguer par la comparaison, comparer par la distinction, c'est le

demande M. le professeur Jaumes, est-elle sujette à la maladie? Oui, répond-il, dans ce sens qu'elle peut pâtir, agir contrairement à sa fin normale. Toutefois, les opérations de l'âme
étant radicalement différentes des opérations vitales, il n'est
pas permis de confondre les empêchements, les erreurs d'une
force spirituelle, immortelle et libre, avec leurs analogues,
dans un instinct aveugle et caduc. Le mot maladies de l'âme,
si tant est qu'on veuille s'en servir, désigne des faits soumis à
des lois qui ne sont pas les lois physiologiques, et dont l'étude
appartient en propre aux moralistes, aux instituteurs, aux

---

propre du jugement, et tous les jugements apparents des bêtes, d'après
lesquels leurs perceptions s'enchaînent et se lient, ne sont pas autre chose
que les lois naturelles de l'activité de la perception sensuelle, en d'autres
termes de l'instinct. Un chien d'aujourd'hui n'est pas plus qu'un chien des
temps d'Adam. La bête peut apprendre quelque chose, mais jamais la
comprendre.

Si M. Flourens ne craint pas que la philosophie lui fasse un mauvais
parti, comment s'arrangera-t-il avec le code pénal et avec un autre code
non moins important, le code alimentaire? Admettons que la société se
plie sous les lois du nouveau Pythagore, et se prive volontiers de sa nourriture de prédilection par l'horreur de tuer des êtres possédant des âmes;
que dira le code pénal, pour ne pas parler de la morale? La loi pourrait-
elle permettre de tuer, de martyriser des êtres pensants qui possèdent
des âmes? De l'autre côté, si la bête peut vouloir, elle est *responsable;*
le lapin serait aussi bien passible du correctionnel pour ses excursions que
le vagabond en rupture de ban.

La volonté n'est autre chose que la raison appliquée aux perceptions
sensuelles : donc, sans raison il n'y a pas de volonté. La volonté ou le vouloir
est le privilége le plus intime de l'homme, l'activité la plus caractéristique de sa vie intellectuelle; on ne peut pas vouloir sans savoir ce qu'on
veut; c'est l'homme seul qui peut le savoir: donc c'est lui seul qui peut
vouloir. La définition de la volonté par Kant: « La volonté est la faculté
de se poser un but et de travailler pour l'atteindre, » rend cette proposition encore plus claire, parce que le mot « travailler pour l'atteindre »
implique le jugement et la distinction des moyens et la réflexion sur
leur utilité respective.

politiques, aux prêtres. Il est nécessaire, par conséquent, de restreindre encore la portée de la définition, en débarrassant celle-ci de ce qui revient à la psychologie.» (*De la maladie; Montp. méd.*, pag. 99 ; 1862.)

Il n'est donc ici question que des maux moraux, en tant qu'ils prennent leur source dans la perversité du cœur et dans le déréglement de la volonté et des passions. Cela concorde parfaitement avec ce que dit M. Lordat : « L'École hippocratique ne pouvait pas permettre qu'une seule thérapeutique réunît dans un seul chapitre les méthodes morales et les méthodes vitales. Aujourd'hui, cette même École protestera contre les aliénistes actuels, qui s'obstinent à attribuer à la même puissance, tant les hallucinations proprement dites et les convictions des visionnaires, que les penchants des hommes atteints de morosophie ou de morosité de *Sauvages*, et les insensés. » (*Principes de la constitution de l'homme*, pag. 591.)

Il résulte de cela que l'état affectif de l'âme, qu'on nomme «maladie de l'âme», quoique très-souvent intimement lié à des affections qui se manifestent d'après les lois physiologiques, tombe entièrement en dehors du problème dont nous recherchons la solution.

La maladie ne peut donc être recherchée que dans la sphère purement vitale de notre dynamisme. Entre les deux pôles de notre existence temporelle, la naissance et la mort, il y a la vie avec ses deux filles légitimes, la santé et la maladie, dont l'une est la sœur de l'autre, comme Satan est un frère des anges ; la mort n'en est que l'acte de réconciliation dans l'essence, par un anéantissement facultatif qui éteint le principe de l'activité réciproque.

La maladie appartient donc aussi bien à la vie que la santé, bien que ce soit un mode différent de son expression, produit par un état particulier de son être ou de la force qu'elle porte en elle même et qui la constitue. Barthez dit avec raison « que la maladie est une modification du principe vital ». M. Jaumes la définit dans le même sens, quoique d'une manière plus explicite : « Une lésion de l'activité vivante, manifestée ou devant se manifester par des opérations spéciales, extra-hygides, tantôt funestes, tantôt utiles, tantôt mixtes. »

Cette dernière définition donne, non seulement une idée juste de la maladie, mais encore elle nous montre sa nature et nous fait connaitre les éléments de sa constitution. Ainsi, d'un côté, une lésion de l'activité vivante, une aberration des *enormonta*, une déviation de son but, une modification dynamique donnant lieu aux phénomènes sensibles de la maladie: c'est ce qu'on appelle l'état morbide; de l'autre côté, au contraire, une collection de phénomènes variables et contingents, qui servent de manifestations à la cause cachée, qui l'expriment en quelque sorte: c'est là ce qu'on désigne sous le nom d'actes morbides.

Cependant, quelque juste et satisfaisante que soit cette définition éminemment clinique de notre savant maître, nous oserons, sans nous permettre d'ailleurs une critique, entrer dans quelques considérations qui pourraient être utiles à en éclairer certains points et à diriger l'attention sur un moment pathogénique important, qui ne nous parait pas signalé.

Il est évident que toutes les définitions de la maladie en cours sont en quelque sorte des synthèses pathologiques des différents systèmes qui luttent pour la suprématie dans la science médicale, et qui portent le cachet des idées fondamentales de chacune ou de leurs fondateurs et chefs respectifs. Notre but n'est pas d'entrer dans un examen approfondi de toutes ces définitions plus ou moins contradictoires ; il nous suffira de dire que toutes celles des organiciens se réduisent à admettre une lésion primitive de l'agrégat matériel ou de fonction.

Le diagnostic et la thérapeutique dépendent entièrement des manifestations symptomatiques de cette lésion. La recherche ou l'indication de la causalité, qui seules peuvent donner une notion juste de la modification vitale, et qui dominent l'indication thérapeutique, sont complètement abandonnées comme autant de spéculations stériles, bonnes tout au plus pour induire le médecin en erreur, pour l'éloigner de son objet et ouvrir une voie à toutes les divagations de l'imagination. L'action médicale, ne reconnaissant que le fait et ses manifestations sensibles, se borne à traiter des lésions organiques ou des troubles fonctionnels, c'est-à-dire à remédier à des altérations physiques ou chimiques, ou à combattre sans plan de bataille un ennemi aussi inconstant que perfide, le symptôme ; en un mot, la science raisonnée fait place à une symptomatologie empirique aussi étroite qu'inefficace.

Dans le cas où il s'agit de la lésion de la matière, les organiciens ne tiennent aucun compte de l'action d'un organe ou de sa modification ; ils prennent tout simplement l'effet pour la cause. Un caillot de sang, par exemple, qui obstrue un vaisseau et s'oppose au courant de la circulation, est la maladie. Comme ce caillot persiste après la mort dans le cadavre, et qu'on le retrouve à l'aide du scalpel, on peut même découvrir la maladie, qui n'est autre chose que ce caillot. Aller au-delà et rechercher la cause de la viciation de la composition du sang, c'est faire de l'idéologie ; la rapporter à une viciation du principe de la vie, c'est faire de l'ontologie. La conséquence logique d'une telle théorie doit nécessairement être celle qu'un cadavre même peut être malade, puisqu'il contient en lui la maladie sous forme d'une concrétion anormale ou d'un produit pathologique quelconque.

Mais il y a aussi des maladies sans lésions. Pour celles-là, on nous console avec des découvertes ultérieures. Mais quel sera le traitement de ces maladies à découvrir, et qui s'imposent tous les jours impérieusement à l'action médicale ? Faut-il l'ajourner jusqu'au moment de ces découvertes problématiques, étouffer les cris qui demandent notre assistance ?

Ce serait une œuvre bien ingrate que de vouloir entreprendre une réfutation sérieuse d'opinions aussi grossièrement erronées et aussi préjudiciables à la science ; le simple bon sens suffit pour en triompher.

Les matérialistes et les organiciens nous disent que le seul chemin pour arriver à la certitude, en médecine, consiste dans l'expérimentation des faits particuliers, et ils font valoir cette prétendue certitude pour capter les esprits peu disposés à la réflexion. En effet, le mot est séduisant ; mais regardons un moment la chose, et nous verrons s'ils ont le droit d'inscrire ce gros mot sur l'enseigne de leurs doctrines.

Admettons que chaque maladie ait des lésions ; admettons qu'elle consiste dans un changement anomal de la matière constituante, comment parvenir (pour n'en pas demander la cause) à comprendre ce changement, en quoi il consiste, de quelle nature il est, à savoir quelles sont les molécules qui sont altérées (puisqu'il y en a tant dans l'agrégat) ? Comment s'opposer à ces altérations moléculaires et quelles sont les molécules qu'il faut attaquer ? A-t-on répondu à ces questions ? Aucunement. On voit donc bien que les théories soi-disant positives ne sont rien moins que cela et qu'elles cachent, derrière des assertions factices, des difficultés inextricables pour quiconque veut réfléchir. On comprend facilement que ce n'est qu'en les éludant par un silence obstiné, qu'on parvient à établir cette certitude insidieuse qui peut séduire un moment, mais qui s'évanouit au moindre souffle de la pensée. Y adhérer, ce serait faire abdication de toute activité intellectuelle, qui seule peut enfanter une certitude raisonnée bien au-dessus des perceptions vagues et flottantes du sensualisme brutal, et déclarer l'obscurantisme en permanence.

Dans le second cas, où il s'agit de définir la maladie : une lésion de fonction ou une altération fonctionnelle avec ou sans lésion des organes, nous rencontrons les organiciens proprement dits. Ils concentrent la nature de la maladie dans les manifestations fonctionnelles, sans tenir compte du principe général qui les tient sous sa dépendance, dont elles ne sont que des modes d'activité et dont les organes sont les instruments nécessaires. La maladie devient ainsi un fait isolé ayant sa raison d'être en dehors de la vie, et est acceptée telle quelle sans autre notion étiologique. Le phénomène extérieur, si variable souvent dans les mêmes maladies, si similaire souvent dans des maladies essentiellement différentes, quelle certitude peut-il donner sur la nature de la maladie ? Aussi a-t-on soin de faire entièrement abstraction de sa recherche et d'attaquer sans préambule les symptômes dans leur ensemble ou chacun à part, selon sa prédominance ou selon l'idée fictive que c'est en lui seul que réside toute la maladie. S'agit-il, par exemple, d'une maladie avec état spasmodique, on opérera résolûment contre le spasme ; car le spasme, c'est la maladie.

Comme le nombre des symptômes est incalculable, le nombre des maladies doit le devenir également, et la réflexion la plus superficielle fera comprendre au premier coup d'œil le désordre nosologique et thérapeutique qui doit régner dans un système sans foi ni loi, dépourvu de toute règle et impossible à réduire sous un plan général qui pourrait servir de guide au praticien.

La maladie conçue de cette façon n'a plus aucun caractère différentiel, puisque ce ne sont que les symptômes qui diffèrent ; elle est sans liaison avec le principe général, par conséquent inattaquable de fond ; en un mot, elle reste inconnue, tandis que le médecin va pourchasser les phénomènes extérieurs, qui battent la campagne d'après le caprice de l'organe altéré.

Voilà la maladie, lésion fonctionnelle avec le triste cortége d'absurdités dont elle infecte la science et la pratique. Quelle science peut être fondée sur le sol mobile et chancelant d'une telle conception arbitraire et fautive de l'objet de la médecine ? Partant d'elle, tout est déraison dans la science, tout chimère, tout obscurité, et la dernière logique est le doute, la négation et un tâtonnement empirique comme accompagnement obligatoire. Les apparences extérieures répondent à tout dans cette doctrine versatile, dont le pivot est l'inconnu et qui n'admet que ce qui tombe sous les sens, sans tenir compte de leur imperfection et de la manière infiniment variée et variable dont ils aperçoivent les choses. Mais, si on pouvait même compter sur la justesse des sens, que deviennent les maladies des organes sans phénomènes extérieurs ? Il leur faut donc une théorie à part. Et les maladies de l'embryon, chez lequel la plupart des fonctions n'existent pas encore faute d'organes pour les exécuter ; les maladies du fœtus, chez lequel la vie a formé les organes, mais qui ne fonctionnent pas pendant la vie intra-utérine : en quoi peuvent-elles consister, si ce n'est dans une modification du principe de la vie, n'ayant dans cette période aucune autre fonction que les mouvements de formation par l'intermédiaire du tissu cellulaire qui sert à accomplir l'acte de nutrition et d'assimilation seulement ?

Pourquoi la maladie changerait-elle de résidence dans

l'homme sorti de son état fœtal ? — Pourquoi quitterait-elle
son domicile vital pour se réfugier dans les parties accessoires
des actes fonctionnels ? Pourquoi perdrait-elle son unité vitale pour tomber en se divisant , tantôt ici , tantôt là ? Sont-ce
des suppositions admissibles ? Non , la maladie est et restera
toujours intimement liée avec le principe général; seulement
la vie fonctionnelle acquerra une modification déterminée ,
selon le genre de la lésion morbifique , selon sa manière
d'impressionner l'organisme et selon l'état spécial de ce
dernier.

C'est une folie manifeste de vouloir toujours voir dans la
série ou dans l'ensemble des symptômes une image correcte
et fidèle de la maladie. Souvent ils sont tout à fait contradictoires entre eux, ou en comparaison avec ceux que présente
un sujet frappé de la même affection ; souvent ils offrent le
même aspect dans des maladies entièrement différentes ;
souvent leurs couleurs sont fausses , c'est-à-dire qu'il se
cache derrière eux un état morbide tout à fait opposé à celui
qu'ils paraissent accuser ; souvent ils sont d'une violence
extrême , et la maladie est sans gravité ; souvent enfin ils
manquent , et rien ne trahit la gravité de l'état morbide qui
conduit le sujet à une perte fatale.

Comment expliquer par un amas aussi complexe et obscur
de phénomènes extérieurs, qui n'ont rien de fixe que leur
variabilité, la nature de la maladie, la succession et l'enchaînement des actes morbides qui en font une unité analogue
à celle de la source dont elle émane, de la vie ? Comment
pénétrer son caractère intime ? comment établir sur des
éléments aussi inconstants une action médicale en rapport
avec la cause, et efficace à cette condition seulement ?

Mais tout cela n'intéresse pas les adeptes de ces théories ;
ce sont autant de questions futiles, bonnes seulement à servir

de passe-temps aux rêveurs qui se bercent dans l'illusion ridicule que l'intelligence est là pour réfléchir sur la nature des choses. La lésion de la matière, la lésion de la fonction, la lésion partout : voilà les grands dieux par lesquels ils jurent ; tout ce qui va au-delà n'est qu'un fantôme de songe-creux.

Qu'est-ce qui peut rendre raison des phénomènes extérieurs, si ce n'est la cause intime, qui est le générateur, le point de départ unique de toutes les manifestations morbides? C'est sa recherche et sa connaissance seules qui peuvent mettre de l'ordre dans ce chaos discordant et fixer des règles immuables pour la médecine pratique.

Il faut donc rejeter toute définition de la maladie qui pose en principe la négation de la raison, en tant qu'elle exclut ses opérations pour la recherche et la connaissance des causes, et qu'elle accrédite le fait brut comme l'idéal de la science. « Les systématiques qui volontairement s'arrêtent à la lésion anatomique, à la lésion fonctionnelle, décapitent la notion de la maladie, laquelle ainsi mutilée ne peut fournir qu'une partie des lumières que la thérapeutique en attend. » (Jaumes; *De la maladie, Montpellier médical*, pag. 116.)

Il y a des médecins qui reculent devant la difficulté de trouver une solution satisfaisante au problème d'une définition qui résume en elle tous les éléments consécutifs de la maladie, savoir : la causalité, la phénoménalité et la finalité déterminée. Quoique le problème ait bien réellement de grandes difficultés, nous ne pouvons pas nous associer à une attitude aussi décourageante, qui laisserait l'objet principal de la science dans un clair-obscur difficile à pénétrer et justifierait, sous plus d'un point de vue, le reproche, trop souvent répété et déjà mentionné, qu'on fait à la médecine : d'être une science conjecturale sans objet défini.

Il ne s'agit pas de pénétrer la maladie dans son essence,

de vouloir en découvrir la naissance dans les profondeurs de la vie elle-même, de mettre au jour les ressorts inaccessibles de son évolution occulte ; tout cela nous échappe et restera le secret éternel de la puissance génératrice primordiale dont l'universalité des êtres vivants n'est qu'un phénomène sensible d'existence. Notre but est entièrement atteint si nous pouvons parvenir à bien caractériser le fait principal en ce qu'il est et ce qu'il n'est pas, arriver à une connaissance claire et précise d'une causalité primitive et générale qui engendre toute la série des phénomènes morbides, leur tendance et leur fin, pour en déduire une médication raisonnée et salutaire.

Serait-ce impossible ? Nous n'en voyons pas la raison.

La maladie, comme idée générale, est indéfinissable : c'est une entité que l'intellect découvre et pour laquelle il suffit de trouver une expression qui nous la représente telle qu'elle tombe sous notre conscience. La maladie est donc la maladie. Mais elle est un acte essentiellement vital. Nous avons reconnu la vie comme une force tenant en puissance toutes les facultés essentielles et nécessaires à sa réalisation, et constituant, par la synergie harmonique de toutes, l'état hygide, ou la santé. Quand cet état n'existe pas, qu'il y a irrégularité, trouble dans les actes de la vie, on dit que l'homme est malade. La maladie ne peut donc pas être autre chose que la viciation du jeu normal des facultés vitales, produite par l'altération du principe.

N'est-ce pas bien la définir d'après sa nature, que de la comprendre comme mouvement anormal de l'activité vitale ? n'est-ce pas caractériser son état dynamique que de lui donner tous les attributs d'un mouvement vital ?

Partant de cette idée fondamentale, toutes les difficultés disparaissent et n'existent que pour ceux qui méconnaissent la première des vérités médicales : que la vie préside à tous les actes par lesquels elle se manifeste.

Nous avons cité plus haut la définition de M. le professeur Jaumes, et nous en reconnaissons volontiers la savante précision, la brièveté magistrale par lesquelles il a réussi à resserrer d'une manière claire et nette les notions si vastes de l'objet pathologique, et à nous en donner une interprétation qui, bien saisie, nous fournira sur-le-champ des ressources puissantes pour le diagnostic et pour les indications thérapeutiques. Cependant nous nous permettrons, comme nous l'avons déjà dit, quelques observations, sans vouloir préjuger de leur opportunité.

Ce qui nous choque au premier abord, c'est le mot : « lésion ». On a tant usé et tant abusé de ce mot, que son emploi demande la plus grande circonspection, si on ne veut pas courir le danger d'être mal compris. En effet, ce mot est devenu pour ainsi dire le terme sacramentel autour duquel roulent toutes les définitions matérialistes et organiciennes, de sorte qu'il a pris un haut goût tellement prononcé de matérialité, que son emploi nous paraît au moins spécieux dans une définition vitaliste. Ensuite, le mot lésion a la signification assez généralement acceptée d'un endommagement venant de l'extérieur et produit par une influence quelconque venant du dehors, ce qui exclut toute spontanéité, c'est-à-dire, des actes morbides ayant leur causalité en soi. En troisième lieu, le mot lésion ne signale qu'une viciation en général, sans indication de sa nature, ce qui pourrait induire dans l'erreur que la maladie consiste dans la lésion toujours identique, tandis qu'elle a, comme acte de la vie, une viciation bien déterminée, c'est-à-dire une viciation consistant dans une altération des mouvements de l'activité vitale. La lésion n'est donc pour ainsi dire que le point de départ des évolutions morbides, et non la maladie elle-même.

Voilà les raisons pour lesquelles nous pensons que le mot lésion pourrait être remplacé par un terme plus caractéristique, qui permettrait de signaler et la lésion elle-même et sa nature, et nous proposons, comme satisfaisant à ces exigences, les mots : un mouvement anomal.

En second lieu, nous osons nous permettre une observation sur l'expression « *activité vivante* ». Il nous semble que l'épithète *vivante* incline sensiblement à trop individualiser l'activité, à en faire une sorte de puissance concrète, au préjudice du principe dont elle émane ; tandis que précisément cette qualification de l'activité devrait se rapporter au principe en même temps, dont elle n'est qu'une tendance de réalisation. Il est vrai que l'activité elle-même n'est que la qualité du principe immanent, sa face mobile ; mais c'est précisément par cette raison qu'elle en est différente, tout en étant identique avec lui dans l'essence. Sa qualification doit effacer cette différence, en établissant une liaison intrinsèque entre le principe absolu fictivement séparé de sa réalité en acte, pour réduire dans l'unité absolue ce qui paraît double à notre conscience.

Le mot *vital* nous paraît répondre parfaitement à la condition mixte de qualifier l'activité d'une façon spéciale et de la relier intimement avec le principe radical. Nous proposons donc de dire, au lieu « de l'activité vivante », *de l'activité vitale*.

Nous nous permettrons encore une troisième et dernière observation. Il nous paraît indispensable de signaler, dans une définition de la maladie, deux moments qui ont une importance majeure pour le diagnostic d'un côté, pour les conclusions thérapeutiques de l'autre. Nous avons vu, dans l'étude de la vie, que ses actes s'accomplissent, tantôt spontanément, tantôt après une provocation, par des influences du milieu ambiant. La maladie n'étant qu'un acte, un mode de la vie, doit nécessairement se manifester d'une manière analogue, être spontanée ou à la suite d'une provocation. Pour faire ressortir l'importance de cette distinction, nous citerons un passage de M. le professeur Jaumes qui mettra en évidence que l'indication de ces deux caractères fondamentaux est indispensable pour rendre la définition de la maladie complète. Il dit : « ..... Seulement, dans une série de cas, la lésion est attachée à une modification appréciable, nécessaire, dont je dois débarrasser le sujet. Dans l'autre série, la lésion est née sans provocation ; ou bien, émancipée de la provocation, elle survit à cette dernière et veut être étudiée à part et traitée pour elle même. » (*Montp. méd.*, 1863 , pag. 294.) Voilà les observations que nous avons cru devoir faire sur la définition, que nous adoptons pleinement pour tout le reste. Nous disons donc que la maladie est :

« *Un mouvement anomal de l'activité vitale , spontané ou provoqué, manifesté ou devant se manifester par des opérations spéciales extra-hygides, tantôt funestes, tantôt utiles, tantôt mixtes.* »

Cette définition donne une connaissance directe de la maladie, en remontant à la cause radicale, c'est-à-dire à une altération particulière de l'activité vitale. Elle indique en même temps la nature de cette altération ; elle sauvegarde la libre activité du principe, la spontanéité, et tient compte de l'altération comme effet d'une provocation ; elle signale nettement les deux états principaux de l'existence de la maladie : l'état latent et l'état en acte ; plus loin, elle marque la manière constante de son évolution par des mouvements particuliers, différents des mouvements hygides, et désigne en dernier lieu leurs tendances variables et leur finalité déterminée. Commencement, durée et fin, état et genre d'activité, sont distinctement accusés, et nous croyons que la définition de la maladie, formulée ainsi, répondra utilement à toutes les exigences du clinicien.

Examinons maintenant par quelques détails l'état morbide, et montrons-en les différences suivant les cas où il se présente. Pour arriver à ce but, arrêtons-nous un moment à leurs modes de génération.

Le principe de la vie peut subir, en vertu d'une tendance immanente, incréée en lui, une modification qui engendre cet état insolite appelé maladie. Dans ce cas, toute idée de provocation est exclue comme cause efficiente, et la dernière raison de l'évolution morbide consiste dans une détermination vitale émanant de son essence même. Cette faculté du principe de la vie de produire de lui-même la maladie avec tout le cortége de ses faces phénoménales, nous l'appelons : la spontanéité. C'est elle qui constitue la nature intime des maladies où l'admission d'une provocation est impossible, comme, par exemple, dans une fièvre paludéenne qui éclate dans une contrée où il n'y a pas trace d'émanations putrides ou miasmatiques.

La matière qui forme le corps de l'homme est celle dont toute la nature se compose, et par conséquent, comme telle, soumise à toutes les lois qui la régissent en dehors de l'agrégat vivant. Quel que soit l'être organisé, ce mouvement règne continuellement en lui et hors de lui, et coopère aux changements et aux transformations qui, sous l'impulsion du principe de la vie, s'exécutent sans cesse dans toute organisation, et en forment une condition essentielle d'existence et de conservation.

Ces actes s'accomplissent dans le corps vivant par le jeu

des fonctions organiques dépendant de la force vitale , et en dehors de lui ; par les forces générales antagonistes de la nature. Aussi longtemps que la force vitale contrebalance les effets de ces forces du dehors, il y a équilibre , et l'harmonie des fonctions n'est pas troublée ; quand le contraire a lieu , et qu'elle cède aux sollicitations , l'équilibre se rompt , et l'organisme devient malade , en subissant les effets de la provocation consentie et reçue par le principe de la vie.

1° La provocation ne joue pas dans tous les cas un rôle identique ; quelquefois elle donne lieu à des effets immédiats et généralement en rapport avec son intensité, effets qui tendent à disparaître et n'ont plus de raison d'être dès que la cause à laquelle ils se rattachent a cessé d'agir.

2° D'autres fois, sous l'influence d'une cause provocatrice, l'économie subit une modification, l'état pathologique ne tarde pas à se déclarer, et on le voit persister, s'aggraver même , quoique la cause qui lui a donné naissance n'existe plus.

3° Enfin , il peut arriver que la maladie n'ait pas besoin de provocation , qu'elle naisse spontanément, sans qu'on puisse trouver une raison appréciable de son apparition.

L'École de Montpellier a depuis longtemps désigné les maladies du premier groupe sous le nom de *réactives ,* et celles du second sous celui d'*affectives.* M. le professeur Jaumes , qui a soumis ce chapitre important à une belle étude philosophique toute récente , appelle les maladies réactives *états morbides dépendants,* et les maladies affectives *états morbides indépendants ;* expressions heureuses qui caractérisent ces deux sortes d'affection qui proviennent d'une cause en dehors avec une netteté parfaite. Quant à celles qui proviennent d'une viciation intérieure spontanée du principe de la vie, nous hésitons à leur donner sans réserve le nom d'affections indépendantes, pour des raisons que nous expliquerons plus bas.

En effet, dans le premier cas, la scène morbide est attachée au sort de la cause provocatrice ; c'est vers elle que doivent se diriger les agents de la thérapeutique. Dans les affections ou états morbides indépendants, le contraire a lieu. Elles ont pris naissance par l'effet d'une provocation qui n'existe plus, et suivent leur cours sans se relier à la cause qui les a fait éclore. C'est vers cette dernière qu'on doit diriger les agents thérapeutiques.

Nous arrivons à cette classe d'affections auxquelles nous avons dit ne pas pouvoir donner le prédicat d'indépendance absolue. Nous admettons la spontanéité, c'est-à-dire leur apparition inopinée par une force qui est en elles, produisant aveuglément ses effets. Cette force ne peut être que la viciation, la déviation, la modification de la force qui entretient la santé, en propres termes de la force vitale, qui est la cause efficiente. L'affection, se trouvant sous l'influence de cet échec du principe de la vie, est donc en tant qu'effet à la cause sous sa dépendance, et ne disparaîtra qu'avec la *restitutio in integrum* de ce dernier.

Pour la formation des états morbides dépendants, il faut généralement peu de temps, le corps vivant étant presque toujours apte à la réaliser. Nous voyons le contraire dans les maladies indépendantes. Entre la provocation et l'explosion de l'affection, il y a le plus souvent un temps mystérieux pendant lequel le système vivant se prépare au nouveau travail qu'il doit accomplir. M. le professeur Lordat a essayé de donner de cette différence une idée parfaite, en comparant la réaction à ce qui se passe chez un individu gravement offensé ; l'injure est subie, la colère survient, et les actes qui la manifestent ont lieu sur-le-champ. Si, au contraire, l'individu accepte son offense sans apparence de réagir, s'il y réfléchit et qu'il concentre sa colère pour ne la manifester qu'en temps opportun, cet homme prémédite ; or la préméditation, c'est-à-dire cet état dans lequel on se prépare mystérieusement à accomplir sa vengeance, est analogue à l'incubation qui précède la formation d'un état morbide indépendant.

La prédisposition joue un grand rôle dans la pathogénie des états morbides affectionnels. « C'est la susceptibilité d'un organe ou d'un appareil pour être affecté plutôt qu'un autre, sous l'influence d'une cause pathogénique. » (Baumès ; *Précis sur les diathèses*, pag. 8, Lyon 1855.) Mieux vaudrait peut-être dire, au lieu d'un organe : de tout l'organisme. Suivant qu'elle est plus ou moins prononcée, le sujet est plus ou moins apte à céder à l'action des causes provocatrices. Sans admettre cette qualité fatale, on ne peut se rendre compte de l'immunité ou de la susceptibilité morbides des différents individus soumis à des influences identiques. Quand la prédisposition est portée à un haut degré, elle peut suffire au développement de l'affection, qui naît alors spontanément, sans être précédée d'aucune cause appréciable.

Dans les réactions, les circonstances étiologiques ont des effets moins contingents ; il y a ordinairement solidarité, proportion entre la provocation et ses conséquences ; de plus, la persistance de la cause est nécessaire pour que la maladie dure.

Nous terminons ces considérations en tirant la déduction suivante, qui est conforme à celle émise par les Maîtres de cette École : L'affection est un état morbide qui s'établit spontanément ou qui naît sous l'influence d'une provocation dont il ne tarde pas à s'émanciper.

Pour quelques médecins, le mot affection est synonyme

de diathèse ; on entend parler quelquefois de diathèse inflammatoire , bilieuse , etc. Cette confusion est regrettable , et il est très-important de préciser le sens de chacune de ces expressions.

Parmi les auteurs qui adoptent l'opinion contre laquelle nous nous élevons , il faut citer en première ligne Tomassini. Ce médecin distingue les maladies en instrumentales, où il y a déplacement d'un organe (hernies , luxations , etc.), et en vitales, qu'il divise en deux séries :

1° Celles qui sont entretenues par leurs provocations (épilepsie , convulsions dues à la présence des vers intestinaux): il les appelle irritatives ;

2° Celles qui survivent à la provocation, et dans lesquelles l'indication principale se tire d'une viciation de l'ensemble. Là , dit-il , nous avons des maladies diathésiques , dont il admet deux classes : les diathèses sthéniques et hyposthéniques. Pour lui , l'*affection* est dans *une diathèse*.

Mais si ces deux expressions étaient synonymes, pourquoi auraient-elles de tout temps existé l'une à côté de l'autre ? Le terme *diathèse* s'applique toujours à une affection ; mais il indique un caractère particulier , une qualité inhérente à celle-ci : l'affection est la maladie en puissance , tandis que dans la diathèse il y a commencement de manifestation ; ensuite, le mot diathèse s'applique seulement aux maladies où il y a une altération des humeurs. Diathèse implique affection, mais *chaque affection n'est pas une diathèse.* — Voyons ce qui la constitue. Diathèse vient du grec διάθεσις formé des deux mots τίθημι je place, et διά qui signifie constamment, entièrement; διάθεσις, veut dire état de santé , disposition ou constitution du corps. Comme partout, l'étymologie laisse une certaine latitude à l'interprétation. Essayons tout de même d'en tirer la bonne. Évidemment, *dis-*

position et *constitution* sont ici synonymes et signifient purement et simplement manière d'être, ce qui exclut la prédisposition.

Galien s'est servi de ce terme pour désigner quelque chose d'analogue à la prédisposition; d'après lui, c'est la disposition de l'économie à exprimer telle maladie. Nous devons dire cependant que le médecin de Pergame ne confond pas d'une manière absolue la prédisposition et la diathèse. Celle-ci serait pour lui la maladie sur le point de se former: c'est en quelque sorte l'imminence, l'opportunité morbide.

Il y a, dans les habitudes du langage, quelque chose qui s'oppose à ce qu'on l'on adopte cette opinion. En effet, la prédisposition est flottante, mobile, indécise, susceptible de croître ou de décroître suivant les circonstances, tandis que la diathèse a pour caractère la fixité, l'indélébilité : elle vit et meurt avec le sujet.

M. Chomel est un des rares auteurs qui, de nos jours, regardent la diathèse et la prédisposition comme deux degrés d'un même état.

M. Alquié dit: « Les diathèses sont de véritables affections morbides latentes, qui attendent seulement un moment pour se manifester »; et M. Lordat les range dans la classe des « maladies originairement perverses, troisième division, corruptrices ».

Pour presque tout le monde, la diathèse est une maladie de la classe de celles que nous avons appelées états morbides indépendants, ou affections. Elles sont tantôt passagères, et tendent visiblement à cesser par usure ou par l'évolution régulière de leurs diverses périodes; elles donnent lieu à des actes morbides réglés en vue de la crise ou de la solution heureuse : telles sont beaucoup d'affections aiguës. D'autres fois, l'affection continue et s'aggrave : elle est tout à fait constitutionnelle, c'est-à-dire que l'individu qui en est atteint vit d'une vie nouvelle ; il y a une espèce de compromis entre le sujet et la maladie. Celle-ci ne tend pas à s'éliminer comme dans le premier cas ; au contraire, la viciation qui la constitue s'aggrave de plus en plus, elle devient fixe, tenace au point de s'identifier en quelque sorte avec l'individu et d'en être complètement inséparable. Cette modification profonde, indélébile, est, au point de vue pathologique, l'analogie du tempérament physiologique; c'est, si je dois m'exprimer ainsi, un tempérament morbide.

Les affections qui, par leur nature, leurs actes morbides, leurs manifestations, arrivent ordinairement à la solution, peuvent être comparées aux plantes annuelles, qui chaque année meurent dans toutes leurs parties, fleurs, tiges, racines. L'affection diathésique, au contraire, pourrait être représentée par une plante vivace : la tige, les fleurs, les fruits meurent, mais la racine persiste, et l'année suivante elle est susceptible de se développer et de produire des rameaux, lesquels à leur tour se couvrent de fleurs et de fruits qui, après avoir péri, peuvent recommencer la scène à une époque déterminée.

Cette comparaison, que nous avons entendu souvent citer dans les leçons de nos Maîtres, donne une idée parfaite de ce qui distingue l'affection diathésique ; elle fait ressortir ce qu'il y a de plus essentiel à connaître pour la caractériser, à savoir: sa fixité et sa tendance obstinée à répéter incessamment les mêmes actes et à former les mêmes produits.

La définition suivante, empruntée à une leçon orale de M. le professeur Jaumes (.1859), résume les traits principaux de la diathèse ; elle montre en quoi elle diffère des autres affections : « Le mot diathèse qualifie certaines affections chroniques sans tendances vers la solution, se fortifiant, au contraire, par des actes morbides dont la continuité ou la répétition, les caractères synergiques, la nature congénère des produits, annoncent un état fixe, spécial de la cause vitale, rappelant dans l'ordre pathologique ce que le tempérament est dans l'ordre vital. »

Voilà, pour en finir avec la diathèse, ce que dit Baumès, par rapport à la manière de voir de l'École de Montpellier :

« Si nous considérons les opinions qui ont régné dans l'École de Montpellier, relativement à la diathèse, nous reconnaîtrons que la haute importance philosophique et médicale de cette question a été, depuis très-longtemps, bien sentie et bien appréciée. Il faudrait s'étonner qu'il en fût autrement, car cette manière de considérer la diathèse est parfaitement en harmonie avec les principes médicaux qu'on a toujours enseignés dans cette École et avec la pratique des grands Maîtres qui l'ont illustrée. Il y a bien des années que la question des diathèses y était mise à l'ordre du jour dans les concours. Tout ce que Barthez, Dumas, Bérard, M. Lordat, etc., ont dit de l'affection morbide, peut conduire à la conception de la diathèse. » (*Précis sur les diathèses*, pag. 20.)

Quelques médecins très-recommandables ajoutent, avec F. Bérard, la *spécificité* aux traits de la diathèse. Cette opinion, que nous ne partageons pas, nous semble passible de plus d'une objection. En effet, tout le monde admettra avec nous que la spécificité n'est pas le caractère exclusif de l'affection diathésique. Il est bon nombre de maladies spécifiques (fièvres éruptives, rage, etc.) qui sont aiguës ; pourquoi donner aux diathèses un caractère pouvant appartenir à d'autres affections ?

Les maladies spécifiques sont de nature diverse ; chacune a sa personnalité bien distincte, il n'y a pas d'indication qui

11

leur soit commune. Les maladies diathésiques, au contraire,
bien que différentes entre elles dans leur nature, ont quelque
chose de commun. C'est leur fixité, leur ténacité ; il y a,
comme nous l'avons dit, un tempérament morbide contre lequel la thérapeutique doit diriger tous ses efforts pendant
longtemps, même après la guérison.

La spécificité a quelque chose de mystérieux, elle indique
une lacune dans la théorie rationnelle de certaines maladies.
Nous nous faisons une idée de l'inflammation, mais notre ignorance est complète quand nous considérons la fièvre intermittente, la variole, la rougeole, etc. Supposons qu'un jour
la science puisse combler cette lacune ; faudrait-il pour cela
effacer de la liste des affections diathésiques le cancer, la
syphilis, la tuberculose, etc., si elles perdaient leur titre de
spécifiques ? Certainement non. La spécificité est un caractère qui peut disparaître, mais on n'effacera jamais la qualité
diathésique.

Enfin, n'y a-t-il pas des maladies qui, sans être spécifiques, prennent exceptionnellement le caractère diathésique ?
Si l'on tient compte de tous les faits pathologiques, il est impossible de se refuser à admettre que certaines maladies qui
n'ont rien de spécifique (lipome, hémorrhagie, anévrisme)
puissent dans quelques cas être l'expression d'un état interne,
fixe, permanent, diathésique en un mot. Le sujet semble
alors avoir un tempérament à lipomes, à anévrismes, à hémorrhagies.

Les raisons qui viennent d'être exposées succinctement
nous semblent bien suffisantes pour justifier l'opinion que
nous adoptons.

CHAPITRE II

IDÉE GÉNÉRALE DE LA THÉRAPEUTIQUE.

La thérapeutique est la science des indications.
(BARTHEZ.)

Nous avons parlé, dans les deux chapitres précédents, de cette partie de la science médicale qu'on pourrait appeler la partie abstraite dans le premier, la partie d'observation pure dans le second, et qui ne préjuge rien, ni en bien ni en mal, pour l'humanité souffrante, si l'on borne là et ses spéculations scientifiques et son activité médicale. C'est là le champ si vaste ouvert aux faiseurs de théories, aux inventeurs de systèmes, à toute la phalange des novateurs et classificateurs, aux hommes sérieux comme aux imposteurs; et Dieu sait si la médecine, plus peut-être que toute autre science, a fourni son contingent de champions de toute nature! Aucune nuance ne manque parmi les fidèles qui ont adoré, qui adorent encore dans le temple d'Esculape : nous trouvons là le penseur le plus profond à côté du songe-creux le plus absurde; le charlatan le plus ignorant, le plus effronté, à côté du savant austère et consciencieux ; les uns en course effrénée, sautant d'hypothèse en hypothèse, tirant des conclusions d'un faux-brillant pour masquer leurs théories mensongères ; les autres (et malheureusement c'est le petit nombre) marchant pas à pas dans ce dédale d'erreurs, renversant à gauche, détruisant à droite, pour frayer le chemin de la vérité.

Le sujet de tant de labeurs, de tant de peines et de recherches, *l'homme malade*, assiste impatient à cette lutte de la pensée, à ces jeux d'esprit, à cette guerre nosologiste et classificatrice ; peu lui importe, il n'en ressent rien, il préfère un bon emplâtre à la plus belle théorie du monde. Il ne demande pas à être classé dans telle ou telle division ou subdivision, il demande à être guéri ou soulagé, et c'est là en effet que commence l'œuvre pratique de la médecine, l'action proprement dite du médecin. L'homme souffrant réclame un remède contre son mal, en d'autres termes une médication appropriée à l'affection dont il souffre, la cure de cette affection, et cette cure constitue la partie de la science qui porte le nom de *thérapeutique*, c'est-à-dire celle dans laquelle on s'occupe du traitement de la maladie.

Dans l'origine, toute la médecine n'était qu'un tâtonnement de l'homme souffrant pour trouver, parmi les objets qui l'environnaient, celui dont l'application pouvait ou éloigner ou atténuer son mal ; c'était une thérapeutique primitive, dont l'expérimentation réitérée engendrait un certain empirisme, réglé par une connaissance plus ou moins superficielle de symptômes grossiers des maladies.

Le chapitre final de la médecine, dans l'ordre de la science actuelle, était donc, à la naissance de l'art, sa première préoccupation, son point de départ ; car ce n'est que dans la suite et bien plus tard, quand l'homme commença à avoir connaissance de lui-même, lorsqu'il se demanda : Que suis-je ? qu'est-ce que la vie ? quelle est sa source, ses attributs, ses conditions ? ce n'est qu'alors, disons-nous, qu'il se mit à réfléchir sur les différents états de son existence, sur la santé et sur la maladie, sur ce qui pouvait conserver la première, et sur les moyens qu'il employait, soit au hasard, soit par un empirisme traditionnel, pour se débarrasser de la seconde.

C'est là qu'il commença à comprendre que l'état de maladie était un état insolite, opposé à l'état de santé, contre lequel son simple empirisme, sa thérapeutique primitive, loin d'être toujours efficace, était le plus souvent insuffisant ou même impuissant et nuisible. A partir de ce moment, nous le voyons s'élever plus haut, rechercher la nature et la cause des maladies, en observer les symptômes, en déterminer la valeur, en suivre la marche et en considérer les suites pour l'organisme ; puis chercher, parmi les mille substances qui nous entourent, de nouveaux remèdes, juger l'effet des anciens, les approuver, les rejeter ou les remplacer par d'autres. En un mot, la science commençait à se créer, partant précisément de cette partie qui est aujourd'hui son couronnement. Ses premiers efforts étaient dirigés vers cette force mystérieuse qu'on appelle la vie, vers les deux états qu'elle présente pendant sa durée, la santé et la maladie, ensuite vers la connaissance de la cause et de la nature de cette dernière (*pathologie*) et vers les moyens à lui opposer (*thérapeutique*).

C'est cette dernière qui nous occupera dans ce chapitre.

La thérapeutique n'était donc au commencement, et nous pouvons bien dire jusqu'au temps d'Hippocrate, qu'un assemblage traditionnel de remèdes, augmentés, soit par la prétendue science des artisans-guérisseurs grecs et égyptiens, soit par le bon plaisir du mysticisme religieux de ces temps ; on exposait les malades dans les rues et sur les voies publiques, les passants les interrogeaient et leur donnaient des remèdes. Elle ne devint réellement une science, qu'en abdiquant son autonomie basée sur l'ignorance et l'arbitraire, et en se soumettant à la domination de la pathologie. Celle-ci, subissant, comme toute science, le sort de changements presque continuels, imprimait à sa subordonnée tour à tour autant de cachets différents qu'elle en subissait elle-même par suite de doctrines et de théories nouvelles. Nous avons jeté un coup d'œil rapide sur ces sectes militantes qui surgissaient aujourd'hui pour être renversées demain, faisant place à une foule d'autres qui avaient en peu de temps le même sort. Il va sans dire que toutes les dépendances tombaient avec les édifices principaux, et qu'il y avait autant de systèmes thérapeutiques enterrés que de théories emportées par le vent.

Un seul monument resta debout, l'École de Cos, fondée sur la base impérissable de l'Hippocratisme, projetant aujourd'hui ses lumières avec le même éclat qu'il y a deux mille ans, remplissant les interrègnes qui succédaient aux chutes des novateurs, et servant d'asile même à ses détracteurs qui, victimes de leurs prophéties fictives, proscrites par le bon sens, « devaient retourner à l'École de Cos, qu'ils avaient saccagée, et la reconstruire sans s'en douter, avec les mêmes pierres et d'après le même plan qui avait servi à sa première édification. » (Lordat; *De la perpétuité de la médecine*, p. 52.)

« On en trouve la preuve manifeste, non-seulement dans Baglivi, qui a tant écrit pour le solidisme, mais encore dans Boerhaave, qui, après avoir fait tout son possible pour associer forcément les principes hippocratiques avec les lois de la mécanique et de la chimie, a fini par ne plus parler de son hypothèse, et par suivre fidèlement les règles de l'empirisme raisonné. » (Lordat, *idem,* pag. 148.)

C'est donc de ce côté, vers le sanctuaire vingt fois séculaire de l'École de Cos, rajeuni, perpétué et illustré dans l'École de Montpellier par tant de grands et dignes émules, qui

conservent religieusement le trésor légué par le divin Vieillard
et qui s'en font les consciencieux et rigoureux exécuteurs
testamentaires ; c'est de ce côté, disons-nous, que nous devons tourner nos regards si nous voulons nous imprégner
de ces vérités, qui nous seront un guide sûr et paternel, une
lumière pure et flamboyante dans le sentier étroit et hérissé
d'obstacles que nous avons à parcourir dans notre pèlerinage
médical.

Quel est le médecin qui ne ressent pas au lit du malade,
quand il songe que la fiole ou la poudre qu'il va prescrire
contient peut-être la vie ou la mort d'un de ses semblables,
quel est le médecin, disons-nous, qui ne ressent pas le besoin extrême de ce guide, de cette lumière qui dirige sa
main salutaire ou meurtrière ? Quel médecin ne se sent pas
pénétré de gratitude et de reconnaissance pour ceux dont les
sages préceptes lui donnent la sûreté de jugement nécessaire
pour ordonner le médicament qui guérit le mal, et cette consolation suprême dont il a tant besoin dans une issue funeste ? Et quel enseignement peut lui inspirer plus de confiance que celui d'une École qui a victorieusement traversé
tant et de si rudes épreuves ?

Nos adversaires cherchent bien à puiser dans son ancien-
neté des raisons plausibles pour leurs attaques insensées, en
étalant pompeusement le clinquant de leur nouveauté. Ils
nous reprochent de ne pas abjurer notre foi, parce qu'il est
si difficile à l'homme de se séparer d'une croyance faite et
consacrée par une durée de plusieurs milliers d'années. Pourquoi suivre ce galimatias suranné ? Voilà nos articles à la
mode aujourd'hui ! — Pourquoi ? Parce que c'est précisément
cette durée presque ininterrompue qui nous confirme dans
notre croyance ; parce que la durée est le cachet de la vérité
et non celui de l'erreur et des substitutions factices. Leur

règne fut toujours court : le lendemain dévorait la veille. Ce n'étaient et ce ne seront jamais que des nuages passagers qui couvrent le soleil un instant, pour le faire ressortir plus radieux, plus resplendissant, quand l'orage a déchiré le voile obscur.

Et quand je dis croyance, ce n'est pas cette croyance aveugle sans examen préalable des choses, cet attribut de la faiblesse devant la force, de la peur devant l'inconnu, le résultat d'une confiance illimitée du cœur ou l'enfant d'une imagination ardente ; non, c'est cette croyance solide, basée sur le savoir, qui provient, comme dit M. Lordat, « d'une connaissance apodictique dans l'ordre inductif ». Nous avons reconnu la vérité, et c'est cette connaissance qui constitue notre foi. Ayant fait peu de philosophie, dit Leibnitz, j'ai douté de Dieu ; en ayant fait beaucoup, je l'ai reconnu, et j'y crois aussi fermement qu'au soleil que je vois. « *Scientia levius exhausta ducit ad incredulitatem ; altius exhausta ducit ad fidem* » (Bacon).

Cela ne veut pas dire que nous nous pétrifiions, que nous tournions dans un cercle vicieux sans avoir le courage d'en sortir. Nous savons fort bien que le Père de la médecine lui-même n'était pas exempt d'erreurs, de certaines concessions forcées pour le milieu dans lequel il vivait, et qu'il se trouve des lacunes regrettables dans ses œuvres. Nous cherchons à rectifier, à corriger les erreurs : nous cherchons à combler les lacunes ; nous profitons de toutes les découvertes faites depuis lui, les découvertes de l'anatomie descriptive, comparée, pathologique, de la chimie, de la physiologie, de la psychologie, de l'observation ; nous admettons tout dans notre laboratoire hippocratique, heureux si le creuset nous rend un atome d'or pur de plus. Mais nous n'en exagérons pas la valeur, et nous acceptons moins encore des hypothèses basées sur

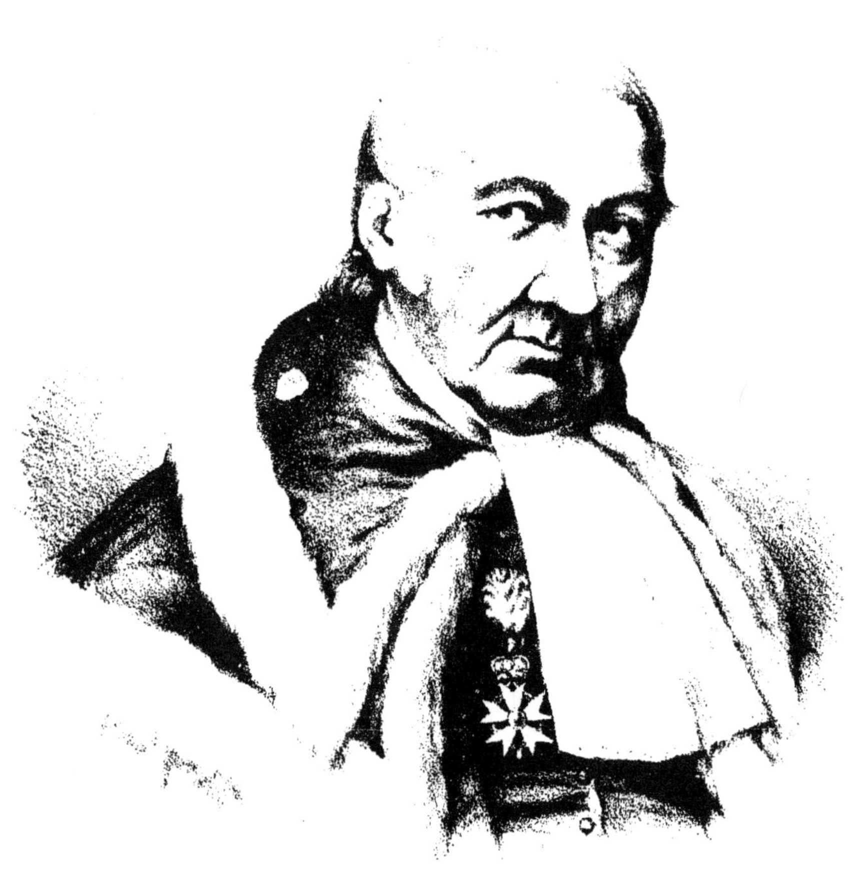

H. GOLFIN

Ferd. Haas del et lith.

Lith Boehm & Fils Merle

ces découvertes, qui n'ont le plus souvent que de trompeuses apparences, qui fascinent les yeux, mais qui ne peuvent servir qu'à perdre la science, conséquence inévitable dont M. Pécholier nous montre, dans ses *Illusions* de la thérapeutique, une aussi triste que navrante réalité. Je ne cite qu'un exemple : « Le chimiâtre Sylvius de Le Boë attribuait toutes les maladies à un excès d'acide. Sa thérapeutique découlait de ce principe et n'avait qu'une seule indication : gorger le corps d'alcalins afin de neutraliser ces terribles acides. Traitant de cette façon une peste qui ravagea la Hollande, il y laissa sa femme, sans compter beaucoup d'autres victimes. Mais comme, malgré ses efforts, tous les pestiférés ne moururent pas, il eut bon nombre de guérisons à rapporter, ce qui le consola. » M. Pécholier ne dit pas si les victimes étaient aussi consolées. Nous rejetons donc les éclats et nous n'acceptons que les pierres, qui peuvent servir à agrandir, à compléter l'œuvre du grand homme dont nous suivons les traces.

Triste pensée, que c'est, dans notre science, toujours au prix de la vie de nos semblables ou de leur santé qu'il faut découvrir l'erreur et démasquer le mensonge ! De combien de victimes se compose l'armée qu'il fallait pour repousser les massacres médicaux de Willis, la thérapeutique avinée de Brown, le *sangsuomanie* de Broussais? Est-ce la faute de Rasori s'il y a encore aujourd'hui du sang italien ? Combien de patients ne fallait-il pas pour arrêter sa lancette meurtrière? Quelle latitude effrayante dans le *jus occidendi impune* ?

Et dire que tout cela est presque indispensable pour prouver l'évidence de l'erreur et faire revenir la science égarée d'une voie funeste, où elle est conduite par des fauteurs souvent de bonne foi, et d'un talent incontestable, mais perverti ! Vrai-

ment, on croit entendre une ironie quand M. Pécholier s'é-
crie : « Le Créateur, proclamé intelligent et bon, n'a pu uniquement soumettre à des influences extérieures le retour de
l'homme malade à la santé. Les secours de la thérapeutique
ne doivent pas être le moyen nécessaire et indispensable de
toute guérison ; ils n'ont jamais constitué qu'un précieux
auxiliaire. »

N'est-ce pas le cas de dire que « les versets du Coran, appliqués sur l'épiderme » , valent mieux que la science incendiaire de ces hommes parfois célèbres ? La nature, qui guérit
les maladies, comme l'auteur déjà nommé dit quelques pages
après, aurait plutôt raison d'un verset du Coran que de la
lancette de Rasori. Pour notre part, nous choisirions le verset.

Voilà les revers terribles d'une thérapeutique fondée sur
des rêveries de l'imagination, sur l'exagération de quelques
découvertes, sur les observations mal faites ou mal comprises,
ou , ce qui est plus désolant encore , élaborée par l'intérêt ou
par l'orgueil et la vanité d'un novateur sans conscience. Une
telle thérapeutique ne peut être qu'étroite et stérile , si elle
n'est pas funeste et meurtrière. « En effet , celui qui ne sera
guidé que par l'intérêt ou par l'amour de la gloire, sera souvent porté à rechercher des succès brillants , à faire ce qu'il
appelle des coups de maître, et il perdra bientôt cette marche
sage, mesurée, quelquefois même vacillante, qui est propre
à la pratique d'un art si difficile , et qui est la seule garantie
de l'exactitude de ses opérations délicates ; ou bien il sera
disposé à voir la maladie et à diriger son traitement selon les
caprices ou les préjugés de tous ceux qui l'environnent. »
(F. Bérard , *Esprit des doctrines médicales de Montpellier,*
pag. 99.)

L'histoire de la médecine le démontre, hélas ! par trop
d'exemples. A chaque époque de la science , nous voyons des

sectateurs élever leur tête audacieuse, rejeter les sages principes d'une longue expérience, fermer le livre de la nature et
essayer de la plier à leurs combinaisons plus ou moins ingénieuses : mais les conséquences déplorables de leurs œuvres
ne tardent pas à montrer le vide de leurs conjectures. La vraie
science les bannit, le bon sens les répudie, et elles restent
délaissées comme autant de tristes monuments de l'erreur
humaine.

Vouloir régler les lois de la nature d'après des principes
à priori, c'est vouloir régler la marche du soleil d'après une
pendule fragile; débiter les fausses conclusions qui en découlent comme des vérités à toute épreuve, c'est vendre des châ-
teaux en Espagne pour des habitations très-solides. Et quand
on pense que cette sorte d'erreurs n'est jamais sans de grosses
conséquences en médecine, puisque, outre que la science
est faussée et interrompue dans sa marche progressive, l'humanité en paie l'application par le danger ou la perte de son
plus précieux bien, de la vie, cela devrait faire rentrer les
fauteurs en eux-mêmes, pour bien examiner si les théories
existantes sont vraiment fausses, si leurs propres connaissances suffisent pour y remédier, si leur seule intelligence est
assez supérieure pour renverser ce que des milliers d'intelligences ont construit, s'ils peuvent mettre leurs créations
éphémères dans la balance avec l'œuvre des siècles, s'ils peuvent, en un mot, réclamer une autre gloire que celle d'É-
rostrate, c'est-à-dire s'ils pourront bâtir quelque chose de
durable sur la place de l'ancien édifice, dont ils veulent faire
tabula rasa d'une main sacrilège !

Peut-on reprocher de pareils écarts aux dogmes institués
par Hippocrate ? Non, les dogmes laissés par lui, perfectionnés
et épurés par ses successeurs, ont reçu le baptême du temps.
Ils ont traversé la série des âges, malgré les attaques les plus

passionnées de leurs adversaires ; ils ont reçu la sanction de l'expérience, de ce juge impartial et suprême qui tôt ou tard assure le triomphe de la vérité. La raison en est facile à donner, facile à comprendre. L'École hippocratique, fidèle aux principes de la philosophie naturelle inductive, procède avec une sage lenteur dans l'interprétation des faits, et retire ainsi de l'observation des enseignements précieux ; tandis que ses adversaires, impatients et turbulents, se hâtent de conclure et de raisonner avant d'avoir bien vu, ou de ne croire que ce qu'ils ont vu, sans faire une tentative pour aller au-delà, et partent de principes *à priori* incapables de soutenir l'épreuve de l'expérience.

C'est là la pierre de touche de toutes les spéculations, et, quoiqu'elle ne donne pas une certitude absolue, car toutes nos perceptions sont soumises à la justesse relative de nos sens, elle est néanmoins le seul guide auquel nous puissions nous confier, quand notre intelligence s'engage dans des régions où nous ne pouvons que deviner et non nous procurer une conviction. L'expérience n'ouvre pas seulement un monde d'objets à nos recherches, elle ne dirige pas seulement notre attention vers la découverte des vérités cachées, des lois de la nature et de leur mode de manifestation ; mais elle nous exerce en même temps dans l'art de raisonner, et porte dans son sein le remède le plus efficace contre les divagations de l'esprit, contre les fausses interprétations et les conclusions illogiques auxquelles sont exposées les plus grandes intelligences, en faisant ressortir les contradictions par les preuves irrécusables de la réalité nue.

Mais, nous dira-t-on, les stupidités les plus absurdes, les théories les plus incendiaires, les pratiques les plus pernicieuses, ont été débitées et le sont encore au nom de l'expérience. N'est-ce pas la parole qui conduit des ennemis de tout genre dans le camp de la science? N'est-ce pas le passe-partout infaillible pour pénétrer dans le sanctuaire de l'art? Quel remède n'a pas été prôné, quelle drogue n'a pas été administrée au nom de l'expérience? Qui compte le nombre des victimes qui ont été immolées sur son autel? Le passé, le présent en sont témoins, et l'avenir fournira son hécatombe.

Ce reproche est-il sérieux, est-il seulement admissible comme critérium de la science? Est-ce bien cette expérience que le langage naïf et pratique des peuples appelle « la mère de la sagesse »? Est-ce bien celle que nous appelons la pierre de touche de la médecine, qui dore les pilules, qui aiguise les lancettes, et qui livre la vie de l'homme au caprice d'un fanatisme novateur et ignorant? Est-ce, comme dit F. Bérard dans sa *Doctrine de Montpellier*, pag. 149, « la collection complète et légitime des faits », « travaillés, épurés, comparés par l'analyse, que l'induction rapproche, dont elle saisit les traits de similitude et de dissemblance, en déduit des conclusions rigoureuses, qui sont autant de vérités inconnues? De ces vérités naissent de nouveaux faits, de nouvelles idées, qui, analysés, comparés, mènent à d'autres découvertes. » (Dumas; *Principes de physiol.*, 1re édit., vol. I, pag. 15; cité par F. Bérard, pag. 150.)

Assurément non. Ce dont ces prétendus réformateurs abusent, ce n'est qu'un simulacre de l'expérience, c'est sa figure austère souillée, renversée de son piédestal et trainée au char de l'erreur pour assurer, même dans sa mutilation (tant est grande sa puissance!), son triomphe passager.

C'est une soi-disant expérience, basée sur des perceptions sensuelles isolées, sur des phénomènes mal observés, mal coordonnés, sans aucune liaison par le raisonnement, exploitée aux dépens de l'humanité souffrante, et dont la véritable expérience a toujours fait et fera toujours une justice impitoyable.

M. Dupré s'exprime ainsi dans sa préface de l'ouvrage de Hildenbrand, pag. *ij* : « On aurait moins abusé de ce mot si l'on en avait compris la véritable signification, et si l'on n'avait pas, à toutes les époques, pris pour l'expérience ce qui n'est qu'une fausse image. »

Hildenbrand lui-même dit, pag. 53, § 71 : « L'expérience n'est donc que la réunion de tous les faits auxquels l'esprit humain a donné un caractère de certitude et d'utilité. » Et plus loin, § 72 : « Il suit de là que l'expérience légitime n'est que la connaissance des vérités recueillies à l'aide des sens et appliquées avec sagesse à leur destination. »

L'observation raisonnée donc ou l'expérience, étant le juge suprême des lois thérapeutiques, doit être, par conséquent, le flambeau qui nous éclaire dans notre pratique médicale : toute tentative, toute expérimentation qui n'est pas basée sur elle et en harmonie avec ses règles, doit être rigoureusement exclue. « La seule théorie réellement vraie, la seule dont on puisse se servir au lit du malade, la seule que le succès justifie, est celle qui repose sur les principes déduits d'une légitime expérience », dit Hildenbrand, *Principes de Clinique*, traduit par M. Dupré, pag. 10 et 11, § 22; et plus loin, § 19 :

« Ce n'est pas cependant l'aveugle empirisme que j'entends recommander ici, » et § 20, « je ne veux faire l'éloge que de cette pratique médicale que l'expérience dirige sous l'égide de la raison ».

Quel bel exemple nous donne le Père de la médecine, dans le traitement des maladies; quel respect religieux pour les efforts de la nature et ses tendances, quelle sévérité d'observation avant de porter son jugement, quelle prudence dans l'emploi des agents thérapeutiques ! Sachant que la grande incertitude qui régnait de son temps en médecine, venait

du manque d'observations consciencieuses et de leur application défectueuse, il se livre avec toute l'ardeur de son génie à cette tâche difficile. Connaître les maladies avant d'entreprendre leur guérison, connaître l'effet des remèdes avant
de les administrer, cela parut à Hippocrate le dogme fondamental de toute médecine rationnelle. Il savait bien que ce
n'est que par l'observation que nous pouvons descendre dans
les profondeurs de la nature, dont il se regardait comme
l'auxiliaire, le ministre, pour y trouver les lois de son activité :
et, pénétré de cet esprit philosophique, de cette justesse de
raison qui apprécie et juge tout d'après sa véritable valeur,
unissant l'attention à la patience et à la prudence , doué
au plus haut degré de cette heureuse organisation de tous
les sens, qui permet de saisir l'objet dans toutes ses nuances
et d'en faire un élément sain pour le raisonnement, il parvint à la suivre dans ses ténèbres mystérieuses, à la prendre
sur le fait, et à lui arracher quelques-uns de ses secrets.

Les premiers soins de ce merveilleux génie tendirent à
délivrer la médecine de toutes les influences qui pouvaient
l'obscurcir. Il commença par s'affranchir des observations philosophiques du passé qui avaient pour objet « la recherche des
causes premières par le moyen des hypothèses et *à priori* »
(Lordat). Au lieu de s'occuper de ces pures conceptions de
l'esprit, qui ne se tirent que par abstraction immédiate des
idées absolues et générales des choses, il se mit à faire l'opération opposée, l'*abstraction médiate*, qui convient seule
en médecine , pour en déduire des principes vrais et immuables.

Cette abstraction naît de l'observation successive de plusieurs objets, de leurs qualités fortuites et variables, attributs relatifs de toutes les choses, et qu'il faut prendre comme
elles sont et comme elles agissent, et non comme elles pour-

raient ou devraient être, pour en déduire un caractère commun, qui sert de base à la pensée collective, la mère des principes. Il fit d'abord une longue et minutieuse analyse de la nature en détail, avant de passer au général par l'induction, « qui consiste, dit M. Alquié (*Doctrine médicale de Montpellier*, pag. 519), à tirer des lois générales de l'étude des faits particuliers suivant les rapports des phénomènes constatés par l'expérience. » Cette manière de philosopher est la seule admissible en médecine, et c'est d'elle que se sont servis, depuis Hippocrate, les plus grands médecins, Sydenham, Haller, Stahl, Barthez, Hufeland et d'autres, car elle seule peut conduire à une médecine rationnelle et salutaire ; toute autre ne peut que pervertir la science et préparer au médecin des mécomptes trop souvent irréparables.

C'est ainsi que le divin médecin de Cos parvint à se frayer une route assurée à travers l'océan d'erreurs qui l'entourait, et à travers les obstacles de toute nature dont le monde d'alors abondait. D'un côté, il fallait combattre l'ignorance et la superstition de la foule ; de l'autre, les exploits de la caste des prêtres, avides et corrompus, qui s'étaient arrogé la pratique de la médecine, en se servant du trépied pour transformer leurs stupidités en oracles, leurs symboles futiles en moyens de guérison ; ensuite, il fallait faire face à toutes les sectes philosophiques, si variées alors, si inconstantes, et dont les systèmes imprimaient autant de cachets différents à la médecine.

Hippocrate n'hésita pas. Comprenant que la médecine est sans but, quand on l'établit pour les astres, il rejeta toutes les spéculations stériles, et descendit bravement des hauteurs transcendantes dans l'arène, où il trouva le sujet réel de la médecine : l'*homme malade*. C'est là, au chevet de son lit, qu'il s'inspira de ces grandes conceptions, de ces vastes pensées qui formèrent la base de la science et dont les siècles suivants firent jaillir tant d'immortelles vérités.

Examiner les faits sous tous les rapports, remonter à leur source, les suivre dans leurs conséquences, les considérer avec leurs accessoires, rechercher avec la plus scrupuleuse attention la valeur de chacun de ces éléments et la pondérer d'après son influence relative, diriger le traitement sur les besoins reconnus de la nature, observer l'effet des remèdes et en rendre un compte exact, coordonner et classer les résultats d'après leur similitude, réduire la pluralité à l'unité : voilà le fond des grandes et belles vues d'après lesquelles Hippocrate exerçait l'art de la médecine. Ce qu'il fit, il le fit sans précipitation : une sage lenteur lui permit d'utiliser toutes les lumières d'une mûre réflexion, et, quoique même il exagérât sa circonspection, quoique son hésitation fût quelquefois extrême pour administrer un remède, nous n'y trouvons aucun sujet sérieux de reproche. Au contraire, cette conduite pleine d'une prudence recueillie, et qui nous fournit un contraste si frappant avec la furie médicatrice des médecins de tous les temps, est peut-être l'enseignement le plus noble, le plus sublime que la science puisse inscrire dans ses fastes. Nous y apprenons à respecter la vie de notre prochain, à réfléchir avant d'agir ; nous y apprenons enfin à être prudents au lieu d'être turbulents ; ce qui est un des plus beaux titres de gloire pour le véritable médecin. Et qui donc voudrait courir là où le grand homme allait pas à pas ?

On comprendra encore davantage son expectation proverbiale, si l'on pense à l'état de la science de son temps. Quelle partie de celle-ci lui aurait permis de marcher plus vite ? Était-ce la pathologie, presque toute à créer ? Était-ce la thérapeutique, collection de médicaments de toute sorte sans base scientifique, et ramassés sans ordre par l'empirisme le plus aveugle? Nous ne parlons pas des secours de l'anatomie, qui était alors une profanation sacrilége, ni de la physiologie et de l'histoire naturelle , dont les connaissances allaient jus- qu'à la couleur des plumes et à l'épaisseur des peaux qu'on utilisait. Quel navigateur eût osé se lancer sur l'Océan dans une barque aussi fragile ?

Ce n'est donc qu'avec la plus grande prudence qu'on doit procéder, si l'on veut arriver à bon port. Imitons le Maître , et hâtons-nous lentement , « car l'expérience qui ne s'éclaire que par le nombre des victimes est honteuse et redoutable », dit Hildenbrand. Le sarcasme d'Asclépiade , qui appelait la médecine d'Hippocrate, par la raison susdite , l'étude de la mort, nous paraît un des plus beaux fleurons de sa couronne. Connaissant l'insuffisance de la matière médicale de son temps , il mit une plus grande confiance dans la force répa- trice de la nature , qui était pour lui la cause de toute gué- rison , que dans une de ces mauvaises drogues dont les guérisseurs d'alors abreuvaient leurs victimes.

Asclépiade lui-même , qui posait comme réformateur, et qui, pour faire du neuf, embrassait la doctrine éléatique des atomes , faisait consister le corps humain dans la réunion accidentelle d'*une* partie de ces atomes, et y établissait des vides pour y laisser circuler l'autre partie. Comme cette cana- lisation imaginaire du corps humain se déréglait quelquefois, il fallait la rétablir, et c'est dans ce but qu'Asclépiade ouvrait la corne d'abondance de ses drogues infaillibles, pour les faire naviguer dans ces canaux inventés exprès, et y mettre bon ordre , c'est-à-dire pour guérir *tuto*, et surtout *cito et ju- cunde.*

Cette assertion arbitraire , que rien ne démontrait, fit vogue et contenta pendant un certain temps les Romains efféminés de son époque ; mais si l'auteur avait bien saisi les paroles de son ami Cicéron :« que les sciences et les arts sont étroitement unis par un lien commun aux mœurs des peuples, que l'état des uns dépend de l'état des autres, que les uns ne peuvent pas progresser sans le secours des autres, que les uns s'arrètent et rétrogradent quand les autres descendent des hauteurs où ils étaient arrivés », il aurait compris que, chez un peuple en décadence, tout devait être en décadence, et partant aussi la science, dont il était beaucoup plus le *déformateur* que le réformateur. Prenant cela à cœur et agissant en conséquence, il aurait peut-être emporté une autre gloire que celle d'avoir eu plus d'esprit que de science.

Son œuvre est morte, et l'étude de la mort vit encore. Le trésor laissé par le divin Vieillard a nourri des centaines de générations, et son capital va, malgré les nombreuses déprédations, toujours en augmentant.

Peut-on nier que ce ne soit le colosse à côté duquel nous sommes presque tous des nains, le rocher de granit auquel nous amarrons nos nacelles battues par l'orage ? N'est-il pas l'homme providentiel envoyé pour allumer cette sainte flamme qui a pénétré d'une éternelle clarté la science dont notre École s'est constituée le glorieux nourrisson ? Ne faut-il pas chaque fois retourner dans son sanctuaire, quand nous voulons sortir des ténèbres dans lesquelles l'erreur nous a plongés ? Où sont ces grandes conceptions, ces brillants aperçus qui font luire notre science au-dessus des autres dans toute son imposante majesté, sinon dans ses œuvres ? N'estce pas vers lui que nous levons nos yeux quand nous nous traînons péniblement dans l'ornière de nos petites théories? N'est-ce pas devant son image que s'inclinent les princes de la science de tous les temps ? N'est-ce pas, enfin, en son nom qu'on ajoute foi à nos serments ? Les siècles qui se sont

écoulés, la science qui vit et persiste, les larmes reconnais-
santes de tant de souffrances consolées, les louanges reten-
tissantes de tant d'hommes d'élite, les attaques forcenées
même et insensées de tant de détracteurs, sont autant de
témoins irrécusables d'une gloire méritée et incontestable.

Si nous considérons tout ce que cet homme a fait sortir d'un
sol presque inculte, par la seule force de son génie; si nous
regardons l'arbre majestueux qu'il a planté et qui a poussé ses
branches toujours verdoyantes à travers l'espace immense de
vingt-deux siècles ; si nous comparons son œuvre avec les
œuvres de ceux qui l'ont suivi et *poursuivi*, avec les novateurs de nos jours, qui produisent de si petites choses avec
de si grands moyens, et qui sont souvent obligés de chercher un abri protecteur sous l'arbre tant de fois séculaire,
nous devons être pénétrés d'une admiration sans bornes pour
le nom impérissable du fondateur de l'évangile médical. Si
ce n'est pas le dieu de la médecine, c'est au moins son plus
grand prophète. Sa grande œuvre est restée fatalement in-
complète, et nous attendons en vain un successeur légitime
qui ose y mettre la dernière main,

Hippocrate admit une force générale, qui est la force vitale, ou la vie. Voyant dans le jeu régulier de cette force, dans
ses fonctions normales, la santé, dans leurs modifications
la maladie, il en fit découler une thérapeutique raisonnée,
qui prenait ses indications uniquement dans la nature de ces
modifications. C'est cette partie de la science que nous chercherons à éclairer d'après les principes de notre École, dans le
chapitre suivant ; heureux si nous réussissons à en esquisser
un tableau exact et véridique !

Le mot *thérapeutique* dérive du grec θεραπεια, de θεραπευω,
donner des soins à un homme en santé ou malade. Θεραπευτης

veut dire une personne qui en soigne une autre ; ce substantif sert à désigner le médecin. Autrefois on appelait *thérapeutes* les moines qui menaient une vie de contemplation livrée au culte de Dieu. L'adjectif θεραπευτικος s'applique à tout ce qui sert à guérir. Les Grecs nommaient θεραπευτικη τεχνη la *thérapeutique*, c'est-à-dire l'art de traiter les maladies. L'expression *therapeutice* a été adoptée par les médecins latins dans un sens analogue. Enfin, la langue médicale a accepté cette dénomination, et elle sert dans toute l'étendue de la science pour signifier sa partie pratique. En français, le mot *thérapeutique* est employé tantôt comme substantif, tantôt comme adjectif.

On a défini la *thérapeutique* de plusieurs manières, suivant les théories qu'on établissait sur la nature de son objet, la maladie. Il est facile de comprendre que les médecins qui font consister cette dernière dans une lésion organique ou un trouble fonctionnel, ne doivent admettre qu'une thérapeutique qui a pour but de modifier les propriétés vitales des organes, lesquelles sont, d'après eux, localisées dans une partie du corps et indépendantes de la force générale qui préside à l'ensemble. « Tout moyen curatif n'a pour but que de ramener les propriétés vitales altérées, au type qui leur est naturel. » (Bichat; *Anatomie générale*, pag. *xlv.*) « Chaque force vitale a ses médicaments qui lui conviennent. » (*Loc. cit.*, pag. *lj.*) Il n'est pas moins évident que ceux qui ignorent la nature de la maladie, qui choisissent des remèdes sur parole, sans connaître leur effet physiologique et la nature des changements qu'ils produisent dans le corps, opposant ainsi l'inconnu à l'inconnu, et ne s'occupant que du résultat, il n'est pas moins évident que ceux-là doivent en avoir une tout autre idée que les premiers. L'histoire de la science nous révèle une infinité de différences sur cette partie si importante de la médecine. Les dissentiments les plus graves séparent le sectateur fanatique, qui forme ses idées sur la thérapeutique d'après le principe fondamental de sa secte, comme, par exemple, les organiciens, les chimistes, les mécaniciens, de ces enfants perdus de la science qui, sans idée arrêtée et en désespoir de cause, lancent à l'étourdie bon nombre de fioles avec des remèdes inconnus dans l'organisme humain.

Il serait trop long, et peut-être sans aucune utilité pour notre but, de faire ici un examen rétrospectif et comparatif de toutes ces dissidences ; ce serait provoquer autant de cris de douleur sans remède. Notre but est d'essayer l'exposition d'une thérapeutique basée sur la doctrine de Montpellier, que nous croyons être la seule vraiment scientifique, et dont nous chercherons à démontrer la supériorité.

Cette doctrine, comme nous l'avons vu, admettant l'unité d'une force, de la force vitale, comme cause de tous les phénomènes dont l'organisme est le théâtre dans les différentes phases de la vie, formera la base de toutes nos considérations, puisqu'en reconnaissant cette force comme cause, nous devons la reconnaître comme base de l'action curatrice des médicaments.

Si nous voulions définir la *thérapeutique* : l'art de prévenir ou de traiter une maladie pour en obtenir la guérison, nous nous contenterions d'une définition trop générale et trop vague, qui pourrait satisfaire le vulgaire, mais qui n'aurait aucune signification scientifique et n'apprendrait rien au praticien. Nous admettrions plus volontiers la définition suivante : « La thérapeutique est l'art de diriger, de régler la force vitale en vue de la prophylaxie ou du traitement des maladies », puisqu'elle est basée sur la doctrine du Vitalisme, qui nous apprend que la force qui organise et conserve la matière, qui préside à toutes les fonctions hygides et pathologiques de l'agrégat vivant, jouit encore d'un pouvoir médicateur en vertu duquel elle tend à réparer les effets pernicieux des causes morbides. Joignons ici une définition de M. le professeur Jaumes. « La thérapeutique, dit-il, fait connaître les besoins de la faculté médicatrice, faculté par laquelle le corps vivant résiste aux effets des causes morbides et retourne à la santé. » Cette définition complète la précédente d'une façon très-heureuse, et donne un exposé très-net de notre pensée, sans cependant combler une lacune produite par l'omission des parties constituantes de l'objet défini.

Barthez nous donne la solution de cette difficulté, en définissant la thérapeutique : « *la science qui s'occupe des indications, des méthodes et des moyens de les remplir* » ; et c'est cette forme de définition que nous acceptons, nonseulement parce qu'elle nous parait la plus courte, la plus précise, pour exprimer notre pensée, mais parce qu'elle indique en même temps la trilogie, dont l'étude synthétique embrasse tout le domaine que nous avons à parcourir.

L'examen analytique de chaque fait pathologique, l'appréciation rigoureuse de sa nature, des causes qui l'ont fait éclore et des symptômes qui l'expriment, conduisent à établir les véritables indications ; celles-ci, à leur tour, suggèrent l'idée de la méthode et des moyens.

Avant d'aborder l'étude de chacune des parties dont nous venons de montrer la filiation, et qui par leur ensemble constituent la thérapeutique, il est indispensable de rappeler en quelques mots la part qui revient à la cause vitale dans la guérison des maladies. Les plus grands observateurs, avec Hippocrate, Galien, Fernel, Stoll, Sydenham, Barthez, etc., se sont appliqués à montrer combien est grande la puissance médicatrice de la nature, et la clinique confirme tous les jours la vérité de leurs dogmes. Ce n'est pas à dire que, dans

tous les cas, il convienne de se fier à elle pour rétablir l'harmonie
troublée, comme le voulaient exclusivement les naturistes:
non, ce serait méconnaître cette force et exagérer sa valeur
à un tel degré, qu'il faudrait exclure toute intervention curative de l'art. Plus d'une fois ses efforts sont trop faibles,
incertains, ou mal dirigés, ou bien elle s'épuise en vaines
tentatives ou s'égare, à moins que, par une intervention intelligente et appropriée à ses besoins, on ne lui porte secours.
Quand la puissance médicatrice s'exerce bien, nous sommes
d'accord avec les naturistes: le mieux est de la laisser faire ;
car vouloir se substituer à elle serait un orgueil funeste, ce
serait faire preuve d'ignorance et méconnaître le génie de la
médecine. Baglivi a dit avec beaucoup de raison : « *Medicus
naturæ minister et interpres, quidquid meditetur et faciat,
si naturæ non obtemperat, naturæ non imperat. Origines
namque morborum et causæ longe abstrusiores sunt, quam
ut humanæ mentis acies eo usque penetrare possit, sæpius-
que natura, novum opus exorditur, ubi conatus nostri
desiere.* » (*Praxis medic.*, cap. I, § 1.)

Pour résumer d'une manière aussi complète que possible
tous les principes qui se rattachent à la thérapeutique, voici
quel sera notre plan. Nous parlerons d'abord de la faculté
médicatrice, et, après cette étude préliminaire, nous chercherons à préciser de quelle manière le médecin doit se comporter au lit du malade, en montrant pourquoi, quand et
comment il convient de mettre en œuvre les ressources de la
thérapeutique. Cette question importante sera traitée dans
trois paragraphes successifs, ayant pour titre : 1° des indications ; 2° de l'occasion ou opportunité ; 3° des méthodes et
des moyens.

§ 1. De la faculté médicatrice.

> » La nature est le médecin des maladies.
> » Elle trouve par elle-même les voies et
> » les moyens, non par intelligence........
> » La nature sans instruction et sans savoir
> » fait ce qui convient. »
> HIPPOCRATE ; *Epid.*, liv. VI, sect. V,
> édit. de Littré, tom. V, pag. 315.
>
> « *Natura sanat, medicus curat morbos.* »
> HUFELAND.

Nous voilà en face de ce grand problème, devant cette page mystérieuse qui contient les lois immuables de la conservation des êtres, de la guérison de leurs maladies et de la réparation de leurs pertes, et dont toute notre orgueilleuse science n'est qu'un plagiat insignifiant et impuissant. A peine osons-nous affronter ce chapitre, qui doit s'occuper de la présence et de l'activité d'une force dont nous ne connaissons que les effets, dont les causes et les procédés sont enveloppés d'une obscurité impénétrable, et qui est cependant un des grands actes de la vitalité de l'homme, qui résume en lui seul presque toutes les questions brûlantes de l'existence humaine, et forme par conséquent le sujet exclusif de notre science.

De la cause jusqu'à l'effet, quelle effrayante distance ! Vouloir la franchir avec nos moyens chétifs, ce serait se préparer le sort d'Icare, et les exemples de ceux qui ont succombé à ce vol audacieux nous imposent une sage et salutaire abstention. Nous sera-t-il jamais permis d'entrer dans le sanctuaire de la nature pour voir l'objet de nos recherches à l'œuvre, ou viendra-t-il lui-même nous dévoiler ses secrets ? Question stérile. Nos forces seraient-elles centuplées, elles seraient toujours arrêtées devant cette émanation de la « providence universelle, qui dirige l'univers par des lois fixes de conservation », comme le dit si humblement F. Bérard (*Anal. appl. à la méd.*, pr., pag. 496). Voilà de bien belles paroles, prononcées par un des esprits les plus délicats de notre École, avec une sincérité de conviction qui n'a d'égale que la simplicité d'expression. Après un tel exemple, nous n'avons pas besoin de nous forcer à la modestie, pour ne pas vouloir pénétrer plus profondément dans une matière qui dépasse les limites de l'intelligence humaine. Il nous suffira de constater et de prouver l'existence de cette force mystérieuse, d'examiner ses procédés en tant que perceptibles à nos sens, d'en tirer des conclusions logiques, et de régler ce que l'on en doit faire en thérapeutique.

La nature de toutes les puissances organiques qui tombent dans le domaine de l'observation, n'est qu'une scène continue de construction et de destruction. L'une est séparée de l'autre par un moment de permanence, qui marque l'énergie normale de ces mêmes puissances entre les périodes de naissance et de destruction. C'est ce qui fait la suite régulière des phénomènes que nous apercevons dans l'existence des êtres organisés, et ce que le vulgaire exprime très-bien par les trois mots : *venir, être, s'en aller.* La somme des forces qui président à ces changements, nous la nommons proprement la *nature,* c'est-à-dire ce principe actif qui dirige les fonctions de l'organisme, qui met en mouvement le jeu de ses ressorts, qui pourvoit à ses besoins et qui, tendant toujours vers le même but, c'est-à-dire possédant toujours le même genre d'activité, de formation, d'élaboration et de conservation pour le même objet, sous le rapport de sa constitution et conformation typique, intérieure et extérieure, devient, par cela même, réparatrice, ou, dans un sens plus spécial, *médi-*

catrice. Sans sa coopération, tout essai de curation reste infructueux. « *In nullo quidem morbo plus Fortuna sibi vendicare quam Ars, Ars quam Natura, potest : utpote cum repugnante Natura, nihil Medecina proficiat.* (Celsus, lib. I, III, cap. I.)

Il y a donc dans le sein de la nature, à côté de sa faculté créatrice et destructive, une *faculté réparatrice et médicatrice*, qui opère spontanément par la seule impulsion de son activité générale, qui suffit souvent seule pour réparer les dommages, mais qui, souvent aussi, modifiée de différentes manières par toutes sortes d'influences et prenant une mauvaise direction, a besoin d'être stimulée, provoquée, modérée et dirigée. Reconnaître jusqu'où s'étend le pouvoir de la nature dans la maladie et bien saisir le moment où l'art doit commencer à intervenir, c'est le problème que le vrai médecin cherchera à résoudre avant de commencer son action curative, pour obtenir du succès et ne pas s'exposer aux plus graves inconvénients.

La nature médicatrice ou, comme nous aimons mieux dire, la *faculté médicatrice de la nature*, puisqu'elle n'est qu'une modalité de celle-ci, est un fait avéré pour toutes les petites et les grandes intelligences ; tous les temps l'ont confirmée et les preuves de tous les jours la démontrent à l'évidence ; d'ailleurs, l'induction pourrait la démontrer aussi bien que la gravitation, l'attraction, l'affinité, la cohésion, l'électricité et tous les grands faits généraux de la nature. Sans elle, que deviendraient les millions d'êtres organisés, exposés à toutes les influences nuisibles et destructives dont ils sont entourés et qu'ils portent en eux-mêmes, sans jouir du bienfait de cette science limitée et renfermée dans un coin privilégié de notre globe ? Que serait notre existence, que le moindre souffle pourrait renverser sans merci, si nous ne portions pas en nous les armes nécessaires pour lutter contre l'agresseur.

L'harmonie du monde pourrait-elle subsister, si toutes ses créations étaient vouées à une destruction absolue et irrévocable par le contact fortuit d'une substance délétère? Évidemment non, l'équilibre serait rompu et nous verrions à sa place, au lieu d'un flux et reflux régulier des forces constituantes, un immense chaos de dévastations continuelles.

Telle ne pouvait être la pensée du Créateur, et c'est pourquoi il a établi une force qui contrebalance les effets du principe désorganisateur, qui a sa raison d'être dans les lois de la nature [1] même, et qui n'en est qu'une modalité indis-

---

[1] Le mot *nature*, dont nous nous servons très-souvent dans ce chapitre, est un peu vague, et nous tenons à nous expliquer pour éviter tout malentendu. C'est un principe immatériel dont Hippocrate donne une définition pas trop explicite. Il dit : c'est « l'assemblage de toutes les choses qui » concourent à une santé parfaite. » (Édit. de Baumes, Sydenh., pag. 133.) Du reste, il se sert en général du mot φυσις, dans le même sens que les Latins donnent au mot *natura*, de *nasci*, naître, ce qui joint à l'idée de l'essentialité celle d'origine, de génération. La définition de Sydenham dans la même page est une amplification étendue de celle d'Hippocrate. Nous préférons la seconde définition de Hoffmann, citée par Baumes, comme étant plus courte et plus nette : « La nature est un terme dont nous nous servons pour signifier la structure et le mécanisme du corps agissant avec certaines puissances, et selon certaines lois nécessaires et mécaniques établies par le Créateur. » C'est à peu près une traduction libre de celle que donne van Helmont, pag. 38 : « *Est jussum Dei, qua* » *res est id quod est et agit quod agere jussa est.* »

On peut prendre le mot *nature* dans deux sens, l'un actif, l'autre passif. Dans le premier, on doit comprendre ce que Hippocrate et Galien entendent par l'assemblage des éléments constitutifs qui entrent dans la constitution de l'homme; dans le second, on comprend une force agissante, efficiente, une *puissance mouvante*, qui, cachée dans l'infini de son unité, est la cause première de la formation, de l'accroissement, de la perfection et de la conservation de l'être vivant.

C'est donc la totalité des puissances agissantes dans la constitution

pensable. Ce sont les mêmes forces et les mêmes lois par lesquelles l'organisme vit et se conserve, par lesquelles la maladie se forme et par lesquelles la guérison s'opère, ou, comme M. Pécholier l'exprime d'une manière plus pittoresque : « la providence instinctive de la santé est aussi celle de la maladie. » La maladie donc se trouve dans les mêmes actes que la santé, dans les actes de l'activité ou de la spontanéité inhérente à notre nature, qui est la loi suprême de tout notre être.

La vie, dans son unité, est la source de toutes les modalités sous lesquelles elle se présente pendant sa durée; elle détermine les actes médicateurs et réparateurs, qui caractérisent ses tendances vers sa finalité normale, quand elle résiste à la maladie, dont elle dirige elle-même les évolutions. C'est une activité convergente de deux éléments intimement liés par leur essence, dont le but est le rétablissement de l'état normal par le triomphe sur le principe morbifique, but qui ne peut échapper à l'observateur attentif, quand même la résultante de la lutte ne serait qu'un épuisement des deux éléments qui se combattent, dans un anéantissement commun, la *mort*.

---

animale des êtres animés, et c'est dans ce sens que Platon appelle la nature un *art divin* ou le *principe générique de l'art;* de même Galien, qui la définit : le premier des arts qui administrent la santé. (Lib. VI, Hipp ; *De morb. vulg.*, com. S.) La nature, étant ainsi l'auteur de tous les mouvements et changements, soit bons, soit mauvais dans l'organisme, produit nécessairement aussi bien la santé que la maladie, agissant toujours selon les lois éternelles et immuables incréées en elle d'une manière déterminée sans choix ni dessein, sans intelligence ni volonté. Ses opérations sont toujours constantes et uniformes, dirigées par une règle invariable ; ses actes sont salutaires ou nuisibles suivant le caractère de ses impulsions spontanées, suivant la matière sur laquelle elle agit et suivant les dispositions dans lesquelles le corps se trouve au moment de son action. C'est ce dernier sens que nous acceptons dans notre travail.

Quel est le rôle de cette force mystérieuse essentiellement unie à la vie dans les différents états pathologiques de l'agrégat humain? Doit-on lui supposer une activité intelligente, prévoyante, calculante, comme au principe intellectuel dans l'ordre moral? ou bien agit-elle comme la vie elle-même d'après des lois spéciales empreintes du cachet d'une fatalité inhérente? Admettre la première supposition serait méconnaitre les attributs de la vie et donner à celle-ci un caractère incompatible avec son essence et appartenant en propre à un principe d'un ordre supérieur, à l'âme pensante. Faisant partie intégrante de la vie commune, la faculté médicatrice ne saurait avoir d'autre loi d'activité que les lois primordiales d'après lesquelles la vie elle-même est constituée et réglée. Son activité sera donc essentiellement *vitale* avec le caractère pathologique; car elle ne se manifeste que dans des cas spéciaux, quand une cause morbifique porte atteinte à l'intégrité du corps vivant, et sa manifestation est toujours en proportion des ressources que l'unité vitale possède en elle-même. Les réactions médicatrices sont d'autant plus régulières, plus complètes et plus énergiques, que toutes les synergies qui constituent la vie commune sont dans toute leur puissance et agissent en harmonie; elles auront le caractère opposé, quand ces conditions normales n'existeront pas et pourront alors se caractériser par le nombre infini de divergences que présente la nature particulière de chaque individu, selon l'âge, le sexe, le genre de maladie, etc., et cela souvent d'une manière tellement insidieuse, tellement opposée à tout ordre fixe, qu'il devient impossible, dans beaucoup de cas, de juger et de distinguer avec certitude ce qui est bon, ce qui est mauvais, quel phénomène appartient à la faculté médicatrice, quel autre à l'évolution de la maladie.

On a souvent confondu la faculté médicatrice de la nature

avec le fait de la résistance vitale. A notre point de vue, quoique la dernière implique et suppose l'autre, il y a une différence entre ces deux forces qui dépend des circonstances où elles se manifestent et qui leur donne leur caractère propre.

Notre organisme, comme partie détachée de la vie organique universelle, représentant une individualité séparée et autonome, est continuellement sollicité par les diverses influences du milieu ambiant à se désagréger et à s'assimiler à la vie générale. Aussi longtemps que l'organisme soutient victorieusement la lutte contre ces sollicitations, il y a vie et conservation ; quand il succombe, il y a mort et désagrégation. Les molécules constituantes retombent sous leurs premières lois et obéissent aux puissances victorieuses. La force qui tient les parties en litige dans un équilibre qui entretient leur antagonisme harmonique, qui maintient l'intégrité et la combinaison organique des molécules constituantes, qui donne le stimulus normal aux fonctions et en modifie le caractère selon les besoins, c'est la *résistance vitale.* « Il y a une faculté inséparable de la vie qui résiste à tous les changements dont les autres facultés vitales sont menacées. Elle maintient les corps vivants dans une situation fixe et constante , en opposant une résistance convenable à tout ce qui peut la troubler. » (Cl.-L. Dumas, *Princip. de phys.*, tom. I, pag. 151.)

Cette force peut se modifier spontanément ou être modifiée par les influences du dehors. Dans les deux cas, l'équilibre est rompu, l'harmonie des fonctions est troublée. La réaction qui a lieu alors par le fait de la résistance vitale pour rétablir l'harmonie, refaire l'équilibre, réparer les dommages, faire cesser le désordre, prend le caractère et le nom de force ou faculté médicatrice. La dénomination de *résistance vitale* et le caractère de cette force se rapportent donc plutôt à l'or-

ganisme dans l'état normal, en santé, quoique non exclusivement, tandis que la force médicatrice se rapporte à l'état
anormal, à la maladie.

L'idée d'une force médicatrice devait surgir avec les premiers maux qui frappèrent le genre humain ; c'est une vérité
presque instinctive, connue sous une image plus ou moins obscure ou grossière de tout le monde, qui paraît avoir son origine
dans les temps les plus reculés de l'existence humaine. Si nous
adjugeons volontiers à Hippocrate l'immortel mérite de l'avoir
formulée le premier, de lui avoir donné pour ainsi dire une
expression plastique, et de l'avoir élevée à la hauteur scientifique, nous sommes disposé à croire qu'il ne faisait que con-
signer une tradition sacrée de longue date, comme base de la
science naissante, dont il avait reconnu la vérité et la haute
importance en tant que source unique de toute vérité médicale
subséquente. C'est bien ce que Baglivi voulait exprimer lorsqu'il disait : « Ce n'est point le langage de l'homme, c'est le
langage de la nature elle-même que parle Hippocrate. »

« La doctrine de la nature médicatrice, dit F. Bérard, est
aussi solidement établie par les faits, aussi simple dans ses
applications, aussi féconde dans ses résultats, qu'aucun axiome
de l'empirisme. Elle crée, à proprement parler, une médecine
entière, et c'est celle des hommes qui ont le plus illustré notre
art. » (*Doctrine médicale de Montpellier*, pag. 450.)

Sydenham regarde l'axiome d'Hippocrate « comme un
solide fondement de notre art, un axiome incontestable. » Sa
théorie n'est pas le fruit d'une imagination déréglée et féconde
en chimères ; mais elle représente au juste les opérations que
la nature exerce dans les maladies du genre humain » ; et
plus loin : « car cet excellent génie avait bien vu que la nature
seule les (maladies) termine, et peut opérer toutes choses ».

Certes, les témoignages ne manquent pas pour cette vé-

rité aussi éclatante que le jour ; les hommes les plus marquants dans la science ont reconnu son existence et ses lois,
et cependant elle aussi a subi, sous l'influence des systèmes,
le sort de presque toutes les grandes vérités médicales. Exagérée par les dogmatiques et par les hommes qui voient
toujours dans la maladie un mouvement salutaire et se con-
damnent ainsi à une expectation absolue et dangereuse ; relé-
guée au second plan par le scepticisme, ce ver rongeur de toute
certitude, qui l'accompagne partout comme son ombre, elle a
éténiée, traitée de chimère, tournée même en ridicule par les
médecins aux yeux desquels le corps vivant n'est pas autre
chose qu'une machine en tout comparable à celles que nous
fabriquons. Ce qui n'était pas possible au bon sens commun,
l'esprit de système l'accomplissait ; quoiqu'on n'ait jamais
vu qu'une horloge brisée et démontée puisse se redresser
elle-même, se réparer et se recomposer, il raya de son registre cette force sans laquelle il n'y a plus de science, et ferma
l'oreille aux mille et mille protestations que les plus minimes
indispositions, les plus petites blessures, les coliques les plus
innocentes élevaient tous les jours en faveur de l'exilée, car
telle était la volonté du système. Les partisans de cette dernière opinion faisaient bon marché du principe de la vie, et
au lieu de sonder ses profondeurs et de s'élever à des conceptions dignes du sujet , ils s'agenouillaient dévotement
devant la matière, adoraient les forces brutes qui la gouver-
nent, et lui faisaient l'honneur d'une coordination solennelle.

Comment ne pas admettre une différence radicale entre
l'attraction, l'affinité, etc., qui ont des effets calculables,
prévus d'avance, et la force vitale, dont les actes sont contingents et variables ? Les phénomènes qui se passent dans le
monde physique sont soumis à des lois fixes. Où y a-t-il
quelque chose de semblable dans le monde vital ? Le chi-

miste qui fabrique un sel sait d'avance quel sera le résultat
précis de ses opérations, parce qu'il connait les lois générales
auxquelles les corps qu'il emploie sont soumis, tandis que le
médecin n'a jamais la même certitude quand il est appelé à
traiter une maladie; plus d'une fois son diagnostic est d'une
clarté parfaite, ses procédés sont les meilleurs, et cependant
ses effets sont stériles; d'autres fois, la guérison s'opère sans
son intervention, quel que soit le traitement mis en œuvre,
parce que la nature est bien disposée. Le principe de la vie n'a
donc rien de commun avec les lois générales de la physique,
de la chimie, de l'astronomie, etc., parce que ses manifestations sont inconstantes, infiniment variées, irrégulières, et
excluent tout calcul exact; tandis que celles des forces brutes
sont éternellement les mêmes, connues, prévues et calculées
d'avance.

La faculté médicatrice n'est qu'une modalité de la force vitale, c'est-à-dire une qualité, une manière particulière d'être
d'un principe immatériel, aveugle et doué de bons et de
mauvais instincts. Sydenham dit pag. 133 : « Assemblage des
causes naturelles qui, quoique brutes et entièrement desti-
tuées d'intelligence, sont, etc....; elles suivent néanmoins
un ordre fixe et une méthode constante, et quoiqu'elles ne
fassent rien au hasard, elles ne laissent pas d'être de purs
automates, qui ne se meuvent point d'eux-mêmes, etc. » Le
médecin vitaliste sait épier ses tendances, les respecter ou
les favoriser, quand elles sont bonnes, les entraver dans le
cas contraire; son devoir est bien tracé par le Père de la médecine : c'est « de secourir la nature lorsqu'elle tombe, de la
retenir quand elle s'égare, et de la ramener dans le cercle
qu'elle vient d'abandonner. Il évite ainsi la double erreur de
ceux qui proclament la toute-puissance de la nature seule
ou de l'art seul; et, connaissant les procédés, les moyens

que la nature emploie pour arriver à une solution heureuse, il les utilise ou les provoque dans des cas analogues. Son rôle consiste à diriger les instincts de la force vitale dans le sens de la conservation de l'individu. « *Medico duplex est propositus finis servare facultatem et tollere morbum*, a dit Vallesius. » (*Meth. med.*, lib. I, cap. IV, pag. 11; Lovanii, 1647.) En effet, dans la plupart des maladies ne faut-il pas d'abord *servare facultatem*, c'est-à-dire voir quelle est la situation du principe conservateur, afin de l'aider à triompher de l'état morbide ? C'est seulement dans les états morbides dont la nature est perverse, qu'il convient de débarrasser le sujet au plus tôt, car le moindre retard pourrait amener la mort.

Il est impossible de classer d'une manière précise les maladies suivant le degré d'action de la faculté médicatrice ; cependant l'observation autorise à admettre plusieurs groupes.

Ainsi, il est des états morbides dans lesquels tout est parfaitement réglé pour que l'évolution se fasse bien et que la guérison s'opère. Les fièvres éruptives normales exemptes de complications et survenant sur un individu parfaitement sain, sont de ce nombre. Dans la variole, par exemple, la fièvre d'invasion a sans contredit un caractère synergique ; il en est de même de la fièvre de suppuration, dont le but est l'élimination de matières qui doivent être expulsées.

Plusieurs autres pyrexies, sans avoir cependant une marche aussi bien ordonnée, aboutissent souvent à une terminaison heureuse par des actes curateurs spontanés ; la nature choisit d'elle-même ses voies de solution, elle suscite des mouvements dont le rôle critique et bienfaisant est incontestable. N'est-il pas fréquent de voir l'affection catarrhale se juger par des sueurs abondantes et salutaires ? L'affection inflammatoire, qui a un retentissement si terrible sur l'appareil

circulatoire, ne cesse-t-elle pas souvent après une hémorrhagie? La fièvre bilieuse, qui a un rapport marqué avec l'appareil digestif, n'est-elle pas avantageusement modifiée par
la survenance d'évacuations alvines ou par des vomissements?
Ces notions, basées sur l'observation d'un grand nombre de
faits, jettent le plus grand jour sur leur thérapeutique, et
permettent au praticien d'en tirer les plus heureuses conclusions pour le traitement des cas analogues. Qui voudrait être
ici assez aveugle pour ne pas voir, assez insensé pour nier?

A côté de ces états morbides, il en est d'autres dans lesquels l'altération dynamique qui les constitue est plus profonde et plus tenace ; la guérison en est rare, extraordinaire ;
la faculté médicatrice ne reste cependant pas inactive, elle
fait tout ce qu'elle peut pour tenir l'état morbide en échec et
retarder autant que possible des désordres graves. Ainsi,
dans la phthisie pulmonaire, par exemple, dont la terminaison est presque toujours funeste, la nature peut spontanément faire naître un mal à peu près insignifiant, qui suffit
pour conjurer le danger et permettre au sujet de jouir d'une
santé passable. La fistule à l'anus, chez les tuberculeux, n'est-
elle pas en quelque sorte un exutoire destiné à détourner par
une révulsion salutaire les mouvements fluxionnaires, qui
tendraient à se diriger du côté de l'organe respiratoire? Ne
voyons-nous pas dans cette terrible maladie des preuves ma-
nifestes de la force médicatrice, en trouvant à côté des cavernes qui ont tué le sujet, des cavernes guéries et cicatrisées?
L'existence d'un ulcère aux extrémités inférieures, d'un flux
habituel, n'est-elle pas souvent la circonstance grâce à laquelle des individus entachés d'un vice diathésique peuvent
parcourir une assez longue carrière sans trop d'incommodité?
Malheur au médecin assez imprudent pour contrarier ces
mouvements salutaires!

Nous pourrions, à ce sujet, rappeler un grand nombre de faits consignés dans les annales de la science, mais cette étude nous entraînerait trop loin. Tout le monde connaît un livre intéressant dans lequel Raymond (de Marseille) a traité cette question importante. Ce livre est intitulé : *Des maladies qu'il est dangereux de guérir*. Si l'on prenait chacune des expressions de ce titre dans son sens rigoureux, on serait conduit à admettre qu'il y a des maladies non-seulement *utiles,* mais encore indispensab'es au maintien de la vie, ce qui est loin d'être exact. Le mot *maladie* est pris ici dans le sens de manifestations, d'actes morbides. Personne ne contestera que la guérison d'un état pathologique quelconque doit toujours être recherchée ; mais pour que celle-ci soit complète, il faut qu'on puisse atteindre le mal dans ses manifestations et dans ses racines, qui sont constituées par une altération dynamique particulière que nous avons vue être l'état morbide. Tant que celui-ci n'a pas été détruit, il faut bien se garder de supprimer brusquement les actes morbides peu dangereux et qui suffisent cependant pour donner satisfaction à l'état interne. Étouffer une maladie en la refoulant en quelque sorte, ce n'est pas la guérir ; au contraire, c'est souvent l'aggraver et la pousser à des manifestations beaucoup plus dangereuses. C'est là ce qu'a voulu prouver Raymond dans son ouvrage.

Il est des affections très-rebelles présentant dans leur cours, à différents moments, des crises partielles qui les rendent supportables et permettent la longévité. La goutte peut nous servir d'exemple. Les attaques dont elle se co npose ont un but éminemment utile, non pas pour amener la solution de l'état morbide, mais pour l'empêcher d'avoir des conséquences funestes. Le mouvement fluxionnaire qui se porte sur les articulations donne momentanément satisfaction à l'état interne. Moyennant ce tribut payé de temps en temps, l'état diathésique reste silencieux et la vie n'est pas menacée.

Dans les maladies appelées perverses, tout est mauvais; le principe de la vie semble en quelque sorte subjugué par la violence de la cause; la modification qu'il a éprouvée est tellement profonde, que sa puissance curative est presque anéantie, il faut user de violence à son égard pour le ramener dans la bonne voie. Ces maladies, que les adversaires de la faculté médicatrice nous opposent avec une satisfaction ironique, ne prouvent-elles pas précisément la faiblesse de nos moyens, quand la nature est mal disposée ? Les affections dont nous allons rappeler les principales ne sont assurément pas le triomphe de l'art médical.

Toutes les maladies perverses ne le sont pas également ; elles ne marchent pas avec la même rapidité. Les unes sont dues à une perturbation profonde du système vivant, l'existence est incompatible avec elles : telles sont la rage, la fièvre maligne, le choléra épidémique, la suppuration diffuse, etc.

Dans d'autres, le mal s'établit insensiblement sans donner lieu d'abord à des phénomènes graves. Il y a tolérance pendant un certain temps ; mais à mesure que l'état morbide grandit et s'invétère, les forces de la vie s'usent et la mort survient : ce sont les états diathésiques. Nous ne voyons pas ici une perturbation violente, il y a mauvaise direction de la maladie, le principe de la vie est presque fatalement poussé dans une voie funeste. Le rôle de la faculté médicatrice est ici bien limité, et les scènes qu'elle suscite dans plusieurs circonstances sont loin de suffire à la guérison ; elles ont cependant une certaine utilité au point de vue de la prolongation de la vie, et sous ce rapport elles méritent l'attention du médecin, qui doit savoir les discerner et les mettre à profit.

Nous n'avons jusqu'à présent rien dit des maladies réputées chirurgicales, parce que personne ne conteste la part immense qui revient à la nature lorsqu'il s'agit de réparer un dommage éprouvé par l'agrégat matériel. La réunion des plaies, la consolidation des fractures, l'expulsion des corps étrangers, la résorption de certains épanchements sanguins ou séreux, etc., etc., nous la montrent dans sa toute-puissance. Qu'un abcès se forme dans la profondeur de nos tissus ou dans une cavité splanchnique, la migration du pus se fait avec lenteur ; elle est précédée d'un travail particulier destiné à favoriser son issue et à préserver les parties délicates des inconvénients de son contact. Et tant d'autres exemples de la même nature que nous pourrions ajouter, si notre espace n'était pas mesuré!

La conclusion à tirer des quelques faits que nous venons de mentionner, est que la faculté médicatrice ne s'exerce pas de la même manière dans toutes les maladies : elle est ordinairement en rapport avec leur nature.

Voyons maintenant l'influence qu'ont les conditions individuelles sur les bonnes tendances de la nature et sur l'activité de son pouvoir curateur. Remarquons en général que l'évolution des maladies, toutes choses égales d'ailleurs, est d'autant plus régulière et plus facile que les sujets présentent un bon état de forces, qu'ils sont doués d'une certaine tolérance vitale, et qu'ils jouissent de l'intégrité des organes.

Le vulgaire commet une erreur grossière lorsqu'il mesure la valeur des forces de chaque individu à leur intensité. Ce sont des jugements formulés d'après l'apparence, qui admettent que les sujets à tempérament sanguin, à complexion athlétique, possèdent une somme de forces qui les placent au-dessus des autres. Rien de plus faux. Derrière cet extérieur imposant, derrière cette vigueur apparente, se cache en réalité très-souvent une faiblesse non équivoque. Après

un moment de lutte, la faculté médicatrice est dominée, quelquefois même complètement éteinte. Barthez a depuis longtemps signalé cette erreur dans sa distinction éminemment
clinique des forces en radicales et agissantes, dont nous avons
exposé la théorie plus haut.

« Les forces agissantes sont celles qui se déploient actuellement et en vertu desquelles les organes exécutent leurs
fonctions........ Les forces radicales, au contraire, sont en
puissance comme en réserve, et la cause de l'unité ne les
déploie qu'au besoin. » (Lordat: *Doctr. de Barth.*, pag. 216
et 217.)

La faculté médicatrice prend ses racines dans les forces
radicales. Tel individu bien doué sous le rapport physique,
peut ne pas bien supporter la maladie, il est trop faible pour
la conduire à bonne fin. Les médecins des armées sont una-
nimes pour reconnaître que les soldats petits, frêles en apparence, délicats, résistent mieux aux fatigues de la guerre et
aux maladies que d'autres d'aspect vigoureux et robuste.

« Le caractère de la bonne situation des forces est ce *robur*
constitutionnel qui donne pour l'avenir la somme de viabi-
lité la plus considérable, il permet de supporter l'action des
causes morbifiques et de les neutraliser. » (Jaumes ; *Leçons
orales*, 1857.)

Peut-on reconnaître à quelques signes les individus qui
réunissent les conditions favorables à la bonne solution des
maladies ? D'une manière générale, on doit considérer comme
bien doués sous ce rapport, les sujets issus d'une famille où
les exemples de longévité sont fréquents. Il en est de même
de ceux dont le tempérament est faiblement accentué ; les
tempéraments fortement accentués s'accompagnent de la prédominance d'un appareil particulier ; or, en physiologie, qui
dit prédominance dit presque péril.

Dans cette appréciation, il importe de tenir compte de l'âge; aux deux extrêmes de la vie, les forces radicales se trouvent dans un état de modification qui ne permet pas d'y compter et de les considérer comme dans l'âge adulte, où elles sont caractérisées par la régularité et l'équilibre des fonctions, et par conséquent moins propres à compliquer l'acte morbide.

En effet, dans l'enfance et la jeunesse, ou âge d'évolution, l'affection rencontre une vitalité en excès, agressive, un déploiement formidable des forces constitutives de la vie en acte, parcourant presque toujours avec une irrégularité manifeste les phases de la période de formation des organes, pour arriver à ce calme, à ce nivellement harmonique que présente l'âge adulte.

L'affection elle-même suivra tous les mouvements de courant agité et irrégulier et présentera, au lieu d'un développement graduel et régulier, l'image de toutes les péripéties qui surviennent dans la lutte (comme on appelle communément la transformation organique de la matière sous l'étreinte de la force vitale) que soutient la vie contre les forces extravitales, pour sa réalisation finale dans l'organisation.

Cet état anormal (qui touche presque à la maladie, comme disent quelques médecins) prédispose le jeune âge à toute sorte d'impressions pathologiques, et la maladie surgissant à cette époque sera d'autant plus grave que le sujet qui en est atteint montre de plus grandes anomalies dans la marche de son accroissement organique. Non-seulement le stimulus prononcé et l'excitation formatrice de l'activité vitale, mais aussi l'imperfection des organes, créent des complications sans nombre et imposent au médecin la plus grande prudence, par rapport au diagnostic et au traitement, qui sont alors également difficiles.

Cependant, il ne faut pas oublier de dire que justement cette énergie vitale portée à l'excès, qui est la cause de tant de dangers dans les maladies, est souvent aussi la cause du contraire et prépare dans beaucoup de cas des succès inespérés. C'est donc une raison de plus qui invite le praticien à une circonspection extrême avant de prononcer son jugement.

Dans l'âge adulte, ou de conservation, où les fonctions s'équilibrent mutuellement, où les organes se trouvent dans un état normal de formation et où le mouvement vital présente un ensemble harmonieux dans toutes ses manifestations, il est évident que la disposition de contracter des maladies s'amoindrit, que les influences nuisibles du dehors rencontrent une résistance plus concentrée, que la marche des maladies s'accomplit avec une régularité plus ordonnée, que leur mise en scène se distingue par des symptômes plus caractéristiques, plus fixes et plus accentués, toutes choses qui rendent le rôle de médecin moins embarrassé.

L'âge d'involution, ou de décroissement, se fait remarquer par toutes les complications du jeune âge en sens inverse. Là, au lieu d'un débordement souvent tumultueux de l'activité vitale, c'est plutôt son affaiblissement qui provoque la sagacité de l'homme de l'art dans l'action thérapeutique, puisque les indications sont souvent contraires dans les deux âges pour la même maladie.

La vie, arrivée à son plus haut point de développement, commence à décliner et à se retirer peu à peu dans le foyer dont elle est sortie ; son activité baisse graduellement, les organes fonctionnent incomplètement ou cessent leur jeu entièrement en s'oblitérant. De là résultent des lacunes dans le système vivant, qui détruisent l'ensemble et se fondent finalement dans une décomposition générale.

Cet état de choses augmente tout naturellement, outre les maladies qui en sont la conséquence, la réceptivité pour les influences hostiles de l'extérieur, et favorise l'invasion dévastatrice des forces physiques et chimiques, qui, à défaut d'une résistance vitale suffisante pour les tenir en échec, finissent par l'emporter et s'emparent des débris de la machine en décomposition.

Le médecin doit compter avec toutes ces circonstances, ménager avant tout les forces du sujet, chercher à les augmenter si faire se peut, et ne jamais perdre de vue qu'à cet âge toute faute est presque irréparable et peut être rapidement funeste.

Plus d'une fois la bonne situation des forces ne peut pas être connue *à priori*, elle se cache sous des indices trompeurs. En effet, tel individu qui subit facilement l'action des causes morbifiques, lutte contre la maladie avec beaucoup d'énergie et en triomphe malgré les attaques les plus rudes. La connaissance de son passé pathologique est seule capable d'éclairer le médecin.

Lorsqu'une provocation hostile agit sur le système vivant, les effets ne sont pas toujours en rapport avec son intensité ; chaque individu est impressionné à sa manière : chez les uns, elle donne lieu à des phénomènes insolites et bien tranchés ; d'autres, au contraire, ont le privilège de rester tout à fait indifférents ou de ressentir à peine ses atteintes. C'est dans ces derniers cas que la force que nous avons désignée plus haut sous le nom de *résistance vitale*, contrebalance avec succès l'invasion des causes morbides, empêche leurs effets nuisibles sur l'économie entière, et les limite sur une partie quelconque pour tout le temps nécessaire à leur développement et à leur solution, pendant que les autres fonctions s'accomplissent avec leur régularité habituelle. C'est pour cela qu'on appelle aussi cette force de résistance *tolérance vitale* ou *immunité morbide.*

La tolérance vitale est un moyen que la faculté médicatrice met souvent à profit pour arriver à ses fins. Soit, comme exemple, une solution de continuité des parties molles très-étendue : s'il n'y a pas réaction, la tolérance vitale sera portée au plus haut degré, la guérison aura lieu par première intention ; si les tissus au contraire se réunissent par deuxième intention, la tolérance est moins grande, mais elle existe cependant tant que la scène pathologique reste bornée à la partie endommagée, tant qu'il n'y a pas de réaction générale. C'est en vertu de cette situation particulière du principe conservateur que plusieurs maladies persistent après s'être localisées sans retentissement, sans amener aucun trouble fonctionnel.

Chez les animaux, la tolérance vitale est beaucoup plus prononcée que chez l'homme. La raison de cette différence, nous la trouvons dans la constitution de ce dernier, doué, de plus que les animaux, d'une âme intelligente, et qui a par conséquent la capacité de comprendre et de se rendre compte de la gravité des maux qui l'assaillent. Ce qui le prouve, c'est la tolérance que présentent les hommes chez lesquels une volonté ferme, un caractère énergique ou une conviction religieuse profonde, suppriment en quelque sorte les préoccupations morales. Tous les chirurgiens de l'Algérie ont remarqué que les blessures des Arabes, qui croient fanatiquement à la fatalité, guérissent plus vite que celles des Français, qui sont mieux doués sous le rapport intellectuel. Quoiqu'on puisse peut-être attribuer ce fait à la constitution moins corrompue et moins affaiblie par les raffinements et les dépravations de la civilisation européenne, de ces peuplades du désert, à la sobriété de leur vie, à la simplicité de leurs coutumes et à l'habitude du climat, l'état moral non altéré par les angoisses de la mort, armé de cette indifférence que donne une forte croyance ou une grande folie, y est néanmoins pour beaucoup. Dans les discordes civiles, dans les guerres des peuples, ne voit-on pas l'issue de la lutte influer d'une manière notable sur la guérison des blessés et la nécessité des opérations? Les vainqueurs échappent en plus grand nombre que les vaincus, dont le moral est abattu par le découragement et la tristesse. Cette dernière peut devenir même la cause d'une maladie où la tolérance vitale finit plus d'une fois par succomber; témoin la nostalgie. L'objection, par rapport à l'observation précédente, que les blessés de l'ennemi battu sont ordinairement moins bien traités que ceux des vainqueurs, est sans objet, puisque les lois de guerre de nos temps permettent à l'humanité de reprendre ses droits immédiatement après la lutte.

L'anesthésie chirurgicale, dont la science moderne a enrichi la thérapeutique, est utile en favorisant la tolérance ; l'individu soumis à son action est momentanément privé de la sensibilité et de la conscience. Supposez qu'il fût possible de prolonger sans danger cet état particulier et de le maintenir pendant l'époque la plus dangereuse du traitement, on éviterait bien des accidents, et la guérison serait plus facile.

L'habitude est une condition qui diminue l'impressionnabilité du système vivant. Ainsi, telle provocation hostile qui, la première fois, détermine une réaction violente, peut n'être plus sentie dans la suite par le fait de l'habitude: il y a alors tolérance. L'ingestion d'une certaine quantité de substances toxiques donne lieu à des phénomènes évidents de réaction ; mais si l'on soumet l'économie d'abord à une faible dose de l'agent vénéneux, qu'on augmente par degrés, on peut parvenir à ingérer impunément une dose relativement assez éle-

vée. Les individus qui habitent dans les contrées marécageuses ont beaucoup plus de chances que les étrangers de résister à l'influence endémique , pourvu qu'ils aient eu le
temps de s'acclimater.

Ce qui est vrai des poisons ne saurait être appliqué au
virus : on n'en acquiert pas l'immunité par l'habitude. En
effet, le virus est une cause morbide qui a le privilége de
donner lieu à des résultats en rapport avec la qualité , et
nullement avec sa quantité. L'inoculation d'un atome de virus
syphilitique ou rabique suffit pour amener des manifestations
formidables. En revanche, certains virus , ceux des fièvres
éruptives par exemple , après une première inoculation ne
produisent absolument rien ; ils ont détruit toute réceptivité.

L'habitude nous semble encore devoir être invoquée pour
expliquer la tolérance vitale particulière à telle nation , telle
race , telle profession , etc.

Nous ne pouvons passer sous silence l'influence de l'âge
et du tempérament. Les vieillards supportent généralement
mieux les maladies qui les atteignent, que les sujets plus
jeunes ; le contraire a lieu chez les enfants, dont la sensibilité est extrême. On peut aussi considérer comme favorisant la tolérance , le tempérament lymphatique pur de toute
association ; l'apathie qui le caractérise est avantageuse et ne
fait pas craindre les perturbations violentes , les sympathies
fâcheuses qui reconnaissent pour cause l'irritabilité, propre au
tempérament nerveux.

Enfin , la tolérance est encore en rapport avec l'état fonctionnel de certains organes: ainsi, ceux qui vivent pour ainsi
dire d'une vie propre, que le vulgaire appelle des originaux,
et qui semblent s'isoler et briser les rapports sociaux avec
leurs semblables, supportent généralement mieux les mala-

dies qui les atteignent après la vie sexuelle, comme les affections de l'utérus, des ovaires, des testicules, de la prostate, etc., sans influencer notablement l'état général.

Pour éviter d'être taxé d'exagération et prévenir toute objection, nous devons dire que la tolérance n'est pas toujours une chose utile. Sa durée n'est pas toujours illimitée; quelquefois elle cesse brusquement et devient ainsi une source de dangers. Une substance toxique, délétère, peut être bien tolérée pendant longtemps, elle paraît tout à fait innocente; mais, à un moment donné, son ingestion est suivie de scènes morbides très-graves, et la mort en est la conséquence. Le fait suivant en est encore un exemple. L'inflammation envahit le tissu d'un organe petit à petit, de façon à être bien supportée dans sa marche progressive. Elle grandit ainsi insensiblement, jusqu'à ce que, devenue trop intense, elle amène rapidement la mort. Si la maladie ne s'était pas développée dans le silence, si la tolérance vitale n'avait pas recélé sa présence, on aurait pu la reconnaître à son début et l'arrêter dans sa marche.

Des forces en bon état vont bien avec des organes irréprochables; aussi les effets médicateurs sont-ils plus prononcés chez l'homme adulte, qui réunit ces deux conditions plus souvent que le vieillard ou l'enfant. Nous avons déjà parlé plus haut de cet état de choses d'une manière plus explicite. Vers la fin de la vie, les organes s'affaiblissent, les tissus perdent de leur tonicité. Au premier âge, il y a intensité de vie considérable, sans doute; mais les organes imparfaits et débiles accomplissent avec la même facilité les actes mauvais et les actes curateurs. L'observation a démontré combien sont fréquentes les morts rapides, imprévues, et les guérisons inespérées. A cet âge, on meurt de peu et on guérit de beaucoup.

La bonne situation des forces peut exister bien qu'un organe soit informe. On voit quelquefois des individus vivre sans trouble avec un poumon emphysémateux ; si un catarrhe s'établit sur cet organe, il est évident que la faculté médicatrice n'y trouve pas les conditions favorables à la résolution de l'état local.

Les maladies n'ont pas, comme les fonctions hygides, un organe ou un appareil qui leur soit exclusivement affecté. Cependant quelques-unes ont une solution plus facile, suivant le point où elles se localisent. L'inflammation trouve dans le tissu cellulaire, plutôt que dans le tissu osseux, les conditions anatomiques favorables à une prompte solution. Il est même des états morbides, comme la goutte, le rhumatisme, dans lesquels les mouvements fluxionnaires se portent toujours sur certaines parties. Le malade est en péril dès qu'il n'y a plus appropriation entre l'affection et l'organe.

Il est incontestable que, de la bonne situation des forces, de leur coopération normale et harmonique, de l'état satisfaisant des organes et du degré convenable de la tolérance opportune, doit résulter un état particulier très-propre à la guérison des maladies. C'est ce qu'on appelle la *synergie*. Cette expression est prise dans le sens de fonction pathologique. C'est une sorte de consensus d'actions médicatrices destinées à opérer des changements spontanés et simultanés, dont la tendance manifeste est d'aider la nature pour arriver à la solution de la maladie. Ces actions ont, de plus, l'avantage de la caractériser, de spécifier sa forme, de marquer ses phases, et, en provenant de son essence, d'éclairer le praticien sur le diagnostic et le traitement.

Les fonctions hygides se composent d'une série d'actes proportionnés et réglés pour arriver à un but utile; de même, dans quelques maladies la faculté médicatrice se livre à une

série de mouvements successifs indispensables au rétablissement de la santé. Il est très-important de les distinguer des
phénomènes sympathiques, qui sont insolites, tumultueux,
qui agissent tantôt comme causes de la maladie, tantôt s'a-
joutent à elle, en changeant sa physionomie, en troublant
sa marche et en la rendant par conséquent plus grave. Leur
effet est d'affaiblir le système vivant, de l'épuiser et d'augmenter les souffrances. La fièvre qui accompagne la phthisie
pulmonaire au troisième degré, et celle qui est le symptôme
d'une suppuration intarissable, sont des exemples de ce
genre.

L'utilité des mouvements synergiques est démontrée par
ce qui se passe dans une foule d'états pathologiques. Toute
réaction médicatrice mérite le nom de fonction. Ainsi, dans
le cas de commotion violente, le mouvement fébrile qui se
déclare bientôt après est de toute nécessité ; s'il fait défaut,
la vie est en danger et peut s'éteindre. Dans les lésions trau-
matiques, on observe une succession de mouvements réguliers très-bien ordonnés pour la restauration des parties ; une
matière plastique, organisable, s'épanche entre les lèvres de
la solution de continuité, comble le vide qui les sépare, et
en détermine l'adhésion. L'expulsion d'un fragment d'os nécrosé ayant lieu en même temps que se forme l'os qui doit
le remplacer, est un exemple admirable de synergie médicatrice.

La nature de ce travail salutaire n'est pas moins évidente
dans les affections aiguës ou chroniques. Les anciens, qui divi-
saient le cours de ces maladies en plusieurs périodes successi-
ves, désignées sous le nom de période de crudité, de coction et
de crise, tenaient compte, non pas de leur durée absolue,
mathématique, mais seulement des tendances du principe
conservateur. Au moment de la crudité, phase d'irritation et

de spasme , nous voyons une perturbation dynamique , pendant laquelle la nature fait tous ses efforts pour arrêter les progrès de l'état morbide et préparer sa solution. Alors « la tendance de l'économie humaine à déterminer une direction curative est évidente , et ce fait, exprimé dans le langage antique par le mot *coction*, n'est pas moins exact maintenant et conserve la même valeur pratique. » (Alquié ; *Doctr. méd. de Montp.*, pag. 557.)

Ces quelques lignes nous semblent suffire pour faire sentir l'importance de la distinction entre la synergie et la sympathie et les conséquences cliniques qui en découlent. Le médecin expérimenté doit favoriser les actes synergiques , et réprimer au besoin les phénomènes sympathiques sans utilité pour la guérison.

Un mot sur les translations fréquentes d'un état pathologique d'un organe sur un autre, ou d'un lieu de l'organisme sur l'autre , qu'on désigne sous le nom de métastases , et qu'il faut bien distinguer des sympathies. Quoiqu'elles aient cela de commun , que le mouvement métastatique se dirige souvent de prédilection vers les lieux qui sont le siége des sympathies , elles diffèrent totalement entre elles , en ce que l'acte sympathique n'est qu'un acte qui accompagne la lésion primitive ; tandis que dans la métastase l'état morbide quitte entièrement le lieu de sa première apparition, pour reparaître dans un autre plus ou moins éloigné , en restant le même ou sous d'autres formes et avec un autre caractère. L'érysipèle disparaît sur l'épiderme, et reparaît sur la dure-mère ou sur le péritoine ; la blennorrhagie disparaît subitement, et il se montre une orchite ou des engorgements des ganglions. Cette seconde maladie est à la première, qui a disparu, ce que l'effet est à la cause. La métastase est favorable ou fâcheuse, suivant que le déplacement se fait de l'intérieur à l'extérieur, ou de l'extérieur à l'intérieur.

Ces transports métastatiques se produisent souvent sans causes appréciables, souvent par une interruption plus ou moins violente de la marche évolutionnaire de l'état pathologique. Provoquer des métastases, quand cela se peut, d'un organe important sur un organe d'une importance moindre, éviter des métastases dans un sens opposé, c'est le devoir du praticien.

Après cette courte étude, une dernière question se présente. Quels sont les procédés dont se sert la faculté médicatrice ? On serait tenté de croire qu'elle a recours à des moyens spéciaux ; cependant il n'en est rien. Les actes qui président à la conservation et à l'entretien du corps sont les mêmes que ceux qui amènent les solutions des maladies et dissipent leurs effets ; tout dépend seulement de l'à-propos. Ainsi l'absorption a souvent un rôle médicateur, elle fait disparaître l'induration, l'hypertrophie de certaines parties. L'absorption agit quelquefois sur des matières très-dures ; on cite des cas dans lesquels des graviers ou même des calculs ont pu être érodés, et diminuer ainsi de volume ; on a vu disparaître entièrement des cristallins très-durs ; l'extrémité d'un couteau à cataracte, restée dans l'œil, se détruit sur place, et ses molécules sont éliminées par les vaisseaux absorbants. L'abstraction d'une partie solide suppose un travail préalable de ramollissement et de liquéfaction des tissus. C'est là le principe de l'ulcération : en effet, lorsqu'une collection de pus, située profondément, tend à se faire jour au dehors, les tissus qui la séparent de l'extérieur diminuent peu à peu de consistance, et ce ramollissement les dispose à être absorbés sur tous les points que le pus doit parcourir.

Lorsqu'un organe s'atrophie, il est le siège d'un mouvement de décomposition qui ne peut être comparé au précédent. Dans celle-ci, la liquéfaction et l'absorption des tissus s'exécutent de manière à conserver à la partie exactement sa forme ; rien n'y manque : le travail pathologique s'opère simultanément dans tous ses points et avec la même énergie ; dans l'ulcération, au contraire, le ramollissement a lieu sur un point limité, la forme de l'organe est altérée.

Dans l'élimination des matières devenues étrangères à l'économie et contenues dans l'épaisseur d'un organe, l'ulcération trace la route, mais leur migration est due au mouvement tonique des tissus. Ce phénomène rappelle par son but ce qui a lieu pendant l'éternuement, la toux, l'expectoration, le vomissement, l'expulsion des excréments, la parturition, etc.

La plasticité est un procédé que la faculté médicatrice met souvent à contribution pour arriver à ses fins ; avec son secours, elle refait les parties détruites ou rétablit la continuité de celles qui sont divisées. Cette faculté est la même que celle qui, pendant la vie fœtale, préside à la formation et au développement du corps ; elle se sert du même élément, la liqueur du sang ou la lymphe organisable. Entre la réunion des lèvres d'une plaie, la formation du cal, la réparation d'un os nécrosé, etc., et la formation du fœtus, il n'y a pas de différence : c'est le même genre d'activité créatrice, c'est le même procédé plastique.

Il est vrai d'ajouter que le travail plastique pathologique a moins de puissance : ainsi il ne refait que les tissus simples, comme les os, les cartilages, les parties fibreuses, les nerfs, etc. La peau, les muqueuses détruites, ne sont pas régénérées, mais ce qui les remplace rappelle l'organe qui fait défaut. Le tissu cicatriciel n'est pas la peau, mais il en approche. De même, la membrane qui tapisse un conduit fistuleux ne présente pas la structure des muqueuses ; elle en a cependant la tolérance, la forme, les qualités ; elle remplit les mêmes fonctions.

Lorsqu'un corps étranger, dont la présence dans nos tissus est nuisible, ne peut être éliminé, la nature le réduit à l'impuissance ; dans ce but, elle le circonscrit et l'isole en créant un élément nouveau destiné à garantir les parties voisines. Cette délimitation nous explique comment des balles, des fragments de fer, etc., ont pu séjourner longtemps sans danger dans des organes très-délicats, comme le cerveau, le poumon.

La plasticité ne joue pas un rôle moindre dans la guérison des maladies internes ; elle est loin d'être étrangère à l'accomplissement des crises qui ont lieu par les sueurs, par les déjections alvines, et surtout de celles qui se font par des abcès, par des furoncles, etc.

Les phénomènes plastiques, dont nous venons de montrer l'utilité dans la plupart des cas, constituent quelquefois un événement fâcheux et en opposition avec les intérêts du sujet. Veut-on rendre, par exemple, permanente une ouverture rétrécie ou obstruée, il est très-souvent difficile de lutter avec succès contre la tendance à la réunion. Lorsqu'un organe déplacé contracte des adhérences dans sa nouvelle situation, le déplacement est presque irrémédiable. C'est ce qui explique l'irréductibilité de certaines hernies, des luxations anciennes, etc.

Nous croyons peu fondée l'opinion de certains hommes exaltés, qui ne pensent pas que toute chose a sa fin et que tout pouvoir, quelque merveilleux qu'il paraisse, est limité dans le cercle d'une activité propre. Ces *exaltados* ne craignent pas d'admettre que la force vitale peut changer la nature des fonctions dévolues à un organe. Tout ce qu'on a dit sur la transposition des sens, sur la sécrétion de la bile ailleurs

que dans le foie, aurait besoin d'être sérieusement démontré.
Ce seraient là de véritables abus de pouvoir de la part de la
force vitale, qui feraient de l'ordre fonctionnel de l'organisme
une illusion et supposeraient un changement virtuel et actuel
dans l'activité des organes. Heureusement les aberrations de
cette nature répugnent à l'esprit de science autant qu'elles
heurtent le plus simple bon sens ; il faut au savant, comme au
simple, des preuves bien palpables pour trouver quelque
chose de très-naturel dans un homme qui voit avec le nez,
qui parle avec les oreilles et qui respire par la vessie. Quelles
énormités ne faudrait-il pas admettre, si l'on s'abandonnait
à faire un premier pas dans cette voie ! Toutes les excentricités de l'esprit divagant, toutes les inventions de l'imagination désordonnée, ne seraient que des faits très-logiques ;
car avec un pouvoir tout-puissant semblable, où s'arrête la
logique !

Donc, au lieu de courir après des fantômes, arrêtons-
nous là où la logique des choses et l'observation consciencieuse nous marquent les bornes du pouvoir de la nature.
Tout ce que nous pouvons dire à ce sujet, la seule chose qui
soit incontestable, c'est l'activité qu'elle imprime aux fonctions de certains organes pour suppléer à celles d'un autre,
doué des mêmes fonctions. Lorsqu'un poumon est empêché de fonctionner, son congénère le remplace, et l'hématose peut ainsi continuer à s'effectuer ; de même un seul
rein peut sécréter toute l'urine à lui seul, quand l'activité de l'autre est suspendue par une cause quelconque. Que
se passe-t-il lorsqu'une artère est oblitérée ? Les collatérales
et les branches voisines se dilatent ; le sang, quoique dé-
tourné de sa voie normale, circule librement et les parties
ne s'en ressentent pas. Un nerf est coupé, la paralysie des parties auxquelles il se distribuait en est la conséquence ; mais

peu à peu l'activité des nerfs voisins s'accroît et, grâce à elle, la sensibilité et le mouvement reparaissent. Dans ces cas divers la modification porte, non pas sur la nature de la fonction, mais seulement sur sa mesure, sa quantité.

Pendant longtemps on a cru que le principe de la vie était capable de changer la structure des organes, afin de les rendre aptes à de nouvelles fonctions. On ne doutait pas que le tissu cellulaire pût devenir fibreux, musculaire, etc. La science moderne a démontré que ces prétendues transformations étaient seulement des substitutions d'un organe à un autre, c'est-à-dire disparition molécule à molécule de certains éléments anatomiques, avec remplacement de ceux-ci par d'autres d'une espèce différente. (*Dictionnaire de Nysten*, 10ᵉ édition, article *Substitution.*) Le principe conservateur ne modifie pas un organe tel qu'il est ; il se borne à faire disparaître celui qui n'est pas nécessaire, et à sa place s'épanche la lymphe plastique, au sein de laquelle se développe le germe d'un os ou d'un autre tissu. Le cartilage ne se transforme pas en os ; son ossification est due au développement de points d'ossification dans sa substance.

Lorsque l'activité morbide se concentre vicieusement sur un point limité, donnant lieu à des phénomènes de spasme, d'irritation, de fluxion, le péril est plus grand que dans les cas où les effets de cette activité se montrent sur différents points à la fois, se diffusionnent en quelque sorte. Tous les médecins savent qu'il vaut mieux que, la dose d'une maladie étant égale d'ailleurs, celle-ci occupe un plus grand espace : l'art a beaucoup plus de facilité pour la vaincre. Cette vérité, mise en lumière par les premiers observateurs : Hippocrate, Celse, Galien, etc., est tous les jours confirmée par l'expérience clinique.

On nous objectera peut-être qu'il est des maladies qui, de

locales, devenant générales, sont fâcheuses pour le sujet. Cela est vrai pour les états morbides dont la généralisation est due à la violence et à la persistance de leur cause productrice : ici il y a extension de la maladie, et non pas diffusion, car celle-ci suppose que la maladie reste la même en quantité.

La nature, pour réaliser ses tendances salutaires, suscite quelquefois des scènes de réaction qui ont un caractère médicateur fonctionnel évident, et qui n'ont rien de commun avec les phénomènes de sympathie dont nous avons déjà fait mention. Une cause hostile impressionne vivement nos organes ; il y a intolérance ; le système vivant se révolte pour la chasser ou en détruire les effets. L'implantation et le séjour d'un fragment de bois, d'une pointe métallique, dans nos tissus, provoquent des symptômes d'inflammation et de suppuration qui précèdent l'expulsion du corps étranger. Ces symptômes constituent une réaction éminemment synergique, une véritable fonction. La commotion qui suit les traumatismes violents se révèle par l'affaissement, la stupeur, l'engourdissement du système nerveux ; si cet état persiste, la vie est sérieusement menacée, mais le danger est moindre si un mouvement de réaction s'établit ; c'est un moyen médicateur, pourvu qu'il ne dépasse pas certaines limites. Dans les maladies asthéniques, où la faiblesse et la langueur des fonctions vitales dominent, la réaction est avantageuse ; dès qu'elle paraît, la scène change, et, si elle est bien conduite, il y a chance de guérison.

La réaction salutaire prend quelquefois la forme fébrile. Prétendre que la fièvre peut être utile pour guérir, paraît paradoxal ; autrefois cependant cette opinion était généralement admise. Celse nous le dit en termes précis : « *Denique ipsa febris, quod maxime mirum videri potest, sæpe præsidio est.* » (*Traité de médecine* , liv. II , chap. VIII, édit. de l'*Encyclopédie des sciences médicales*, pag. 55.) Au moment où les partisans de la doctrine de Broussais réagissaient avec véhémence contre l'idée ancienne , un élève de l'École de Montpellier , M. Fages, eut le courage de soutenir une thèse ayant pour titre : *Recherches pour servir à l'histoire apologétique et critique de la fièvre.* Montpellier, 1820. Ce livre contient un grand nombre de faits curieux, dont il est impossible de donner même une analyse sommaire. Cette étude nous mènerait trop loin; nous devons nous borner à rappeler ici , en citant quelques exemples, comment l'excitation fébrile peut être utile.

La *fièvre*, qu'on doit soigneusement éviter de confondre avec les fièvres, est un acte morbide constitué par un accroissement et une altération de la calorification et de la circulation, avec trouble plus ou moins marqué des autres fonctions et particulièrement malaise.

Cet acte est nécessaire à l'évolution régulière de plusieurs maladies que l'on pourrait appeler fonctionnelles. Dans les affections exanthématiques, c'est lui qui porte le mouvement à la périphérie et facilite le travail cutané ; sa cessation expose aux dangers de la rétrocession, et son insuffisance entrave souvent l'évolution normale de l'éruption. Quelle que soit l'idée que l'on se fait de la coction des maladies, il est impossible de nier que ce travail intérieur qui prépare et facilite les crises ne soit pas activé par une fièvre modérée. « Dans un grand nombre de maladies dites récorporatives, on voit la fièvre figurer parmi les phénomènes qui amènent le résultat. » (Lordat ; *Perpét. méd.*, pag. 200.)

La survenance de l'excitation fébrile est d'un bon augure dans les cas où il faut, pour guérir, que la vie soit portée au-dessus du ton normal.

15

Ce ton élevé est nécessaire pour mener à bonne fin la maturation de la matière morbifique, et pousser à l'établissement de la résolution de l'affection morbide par le travail critique. M. Lordat appelle ces fièvres, « analogues par leur destination aux exanthématiques, des fièvres synergiques ». L'utilité efficace de leur concours ne saurait être mise en doute, en présence de ce qui se passe quelquefois dans les maladies chroniques. Jusqu'au moment où la fièvre se montre, tout est languissant ; avec son apparition, la scène change, c'est le silence du camp qui se transforme, sur l'ordre du chef, en mille bruits de bataille. Ce qu'est l'enthousiasme au courage du soldat, la fièvre synergique l'est au corps vivant ; elle lui donne le ton nécessaire pour lutter avec succès contre son ennemie. — De plus, elle n'est pas sans utilité dans les affections nerveuses, elle est l'antagoniste du spasme, « *febris spasmum solvit* » ; un individu est malade, il a les nerfs tendus, agacés ; la fièvre paraît, et tout se dissipe.

Cette fièvre se distingue par une modification particulière plus ou moins appréciable, qui lui est communiquée par l'état actuel de la force vitale, de la fièvre symptomatique, laquelle est à peu près toujours la même.

Il faut bien se garder de croire que cet acte fébrile soit complètement exempt de tout danger dans la totalité des cas où son but est utile. L'excitation qui le caractérise exige une dépense de forces plus considérable qu'à l'état ordinaire ; si les forces sont usées ou compromises, le sujet est exposé à périr. Quand elle est trop violente, elle devient nuisible en provoquant la fluxion, la congestion de certains viscères, pour peu que le sujet y soit prédisposé. Elle est semblable alors à l'étincelle tombant sur des matières faciles à enflammer. Enfin, chez les individus très-pléthoriques, la fièvre synergique acquiert quelquefois une intensité trop grande , et peut alors inspirer des craintes sérieuses.

Terminons cette étude rapide sur la force médicatrice de la nature, par quelques mots sur la crise , qui est son effort suprême et décisif.

La science , la politique, la littérature, le vulgaire , se sont emparés de cette expression pour désigner par elle certains moments décisifs dans le cours des affaires humaines. Nous n'avons à nous occuper que de la signification traditionnelle en médecine, que les anciens lui ont donnée, et à la préciser dans le sens de notre École.

On donne le nom de *crises* à ces phases qui, dans le cours de la maladie , surviennent plus ou moins promptement pendant son évolution, dans lesquelles il y a une intensité extrême et une exaltation marquée de tous les phénomènes , dont le résultat est l'élimination lente, *lysis* (peut-être improprement dite *crise sans matière*), ou le rejet en masse de la matière nuisible (crise avec matière), et après lesquelles il y a guérison ou mort.

C'est le moment où la nature, voyant qu'une lutte plus prolongée épuiserait ses forces, les ramasse pour les conduire à un dernier assaut décisif, avec la devise : *vaincre* ou *mourir*.

M. Lordat s'exprime ainsi à ce sujet (*Perpét. méd.*, pag. 180): « Assez souvent la nature vivante entreprend la récorporation avec un appareil de symptômes graves, pénibles, impétueux , quelquefois redoutables et sous la forme d'une maladie aiguë. Parmi ces symptômes, il y a presque toujours, à la fin , une évacuation de ce qui est superflu et nuisible, comme dit Hippocrate ; et c'est là ce qu'on nomme *crise.* »

La doctrine des crises , se rattachant aux questions les

plus importantes de la pathogénie , et surtout à la domination autocrate de la nature dans la maladie , ne pouvait pas
manquer de devenir l'objet de discussions critiques parfois
très-vives. Exagérée et divinisée par les uns , bafouée et
niée par les autres , qui s'éloignaient également de la belle
conception du Père de la médecine, elle a survécu à tous ces
débats , et, quoique ces derniers ne soient pas encore clos
de nos jours, nous avons la satisfaction de la voir acceptée
et approuvée par les plus grands praticiens de tous les temps,
et imposer à ses plus illustres détracteurs une reconnaissance forcée, en dépit de leurs systèmes. Le fameux Broussais même pousse un de ces cris de douleur, quand il
s'exprime ainsi : « Les crises sont des effets violents , et
souvent dangereux , que la nature déploie pour soustraire
l'économie à un grand danger. » (*Examen des doctr. méd.*,
pag. 262.)

La question : si toutes les maladies ont nécessairement des
crises, est le sujet d'un long et interminable débat , même
entre ceux qui ne rejettent pas absolument la doctrine des
crises. Nous nous bornons à constater l'existence du fait ,
qui d'ailleurs ne peut être et n'est pas douteux pour celui qui
veut bien le comprendre dans le sens du Père de la médecine. En effet, Hippocrate dit : « Il y a crise dans une maladie lorsqu'elle augmente ou diminue considérablement ,
lorsqu'elle dégénère en une autre ou lorsqu'elle cesse entièrement. » (*Lib. de affect.*, II , pag. 165 , Linden.) Ce sont
donc des changements marqués en bien ou en mal, que le
plus simple bon sens ne contestera pas. Galien dit également:
« *Indicatio est subita in morbo , vel ad sanitatem , vel ad
mortem mutatio.* » (*Galeni in aph. Hipp.*, lib. 2 , XIII.)

Si l'on veut bien suivre le Père de la médecine dans ses
vues sur cet acte remarquable par lequel la maladie arrive

à sa solution, on comprendra aisément que ce n'est pas un pur verbiage d'imagination dans lequel il se complait; non, on verra que c'est là une de ces grandes vérités dont la découverte était réservée au génie seul et à l'observation extrême de la nature et de la marche des maladies. La doctrine des crises ne remonte pas seulement à la causalité de la maladie, mais elle embrasse toute la suite de ses évolutions et en marque l'acte vital. C'est, pour m'exprimer ainsi, la consécration de la puissance médicatrice de la nature, qui arrive dans ce moment décisif au comble de son activité, c'est-à-dire qui use spontanément de toutes les synergies de l'économie pour déterminer une solution. La crise n'est pas un acte purement phénoménal, mais une véritable mise en demeure des activités hygide et morbide, stimulées au degré suprême pour épuiser les forces malfaisantes au sein de la vie même, et en expulser le produit, généralement désigné sous le nom de *matière peccante*, par la voie des appareils sécrétoires et excrétoires. Cette évacuation constitue le phénomène extérieur de la crise, mais n'est pas, comme nous l'avons dit, la crise elle-même. Ce n'est que le produit de l'activité critique, du concours général des réactions médicatrices, et il n'a d'autre rapport avec celle-ci que celui de l'effet à la cause.

C'est ainsi que nous voyons survenir dans le parcours des maladies, à un moment donné, des sueurs abondantes, des urines fréquentes, augmentées, chargées de sédiment ou d'autres dépôts, des déjections alvines inaccoutumées; nous voyons, sous la pression spontanée du travail médicateur, les canaux de la circulation se rompre et produire des hémorrhagies plus ou moins considérables, après lesquelles la maladie s'amende et disparait; dans d'autres occasions, il se forme des éruptions cutanées ou des suppurations qui affectent tout un organe ou se localisent sous la forme d'abcès dans différentes parties du corps.

Tous ces phénomènes peuvent se manifester chacun seul ou plusieurs ensemble ; de leur degré proportionnel aux réactions médicatrices, de leur rapport d'analogie avec la nature de ces derniers, dépendra leur effet salutaire.

Si l'effort de la faculté médicatrice réalise toutes les forces concomitantes en une action unique, harmonique et assez puissante pour vaincre et anéantir le stimulus morbifique arrivé à sa finalité indispensable, la crise est complète, le retour de la santé assuré, et il s'exécutera par une série d'actes réguliers et non interrompus. Dans le cas contraire, si ces conditions manquent et que les mouvements critiques soient incomplets, pervertis, difficiles même ou troublés dans leur marche, leur développement, leur intensité, ils constituent des crises incomplètes dont les résultats sont en raison de ces anomalies ; il n'y aura que guérison imparfaite, convalescence pénible, danger de rechute. « Dans les maladies, ce qui reste après les crises cause souvent des rechutes. » (Hipp., aph. 12, sect. II.)

Le reproche de vouloir voir des crises en règle partout, pour établir la puissance de la nature, que M. Pidoux fait à notre École dans une *Lettre sur les vrais principes de la matière médicale*, adressée à la Faculté de médecine de Paris (1855, in-8°, pag. 105), est une exagération d'autant plus gratuite qu'elle vient d'un savant éminent, qui lui-même ne méconnait nullement la haute importance de la doctrine en question, ce que dénotent clairement ses propres paroles (*Thérap.*, III, pag. 425) : « Nier les crises, c'est nier la pathologie. »

M. Fuster répond d'une manière explicite au reproche « de vouloir les voir partout ». (Fuster, Thèse de concours, 1848, pag. 71.) Il s'exprime ainsi : « Non, beaucoup, tant parmi les (maladies) aiguës que parmi les chroniques, n'en peuvent avoir (des crises) et n'en ont pas. Une crise, surtout une crise légitime, exige des conditions pathologiques qui ne se rencontrent pas toujours malheureusement, elle exige un état de forces suffisant et harmonique. »

En résumant l'opinion de nos anciens maîtres et de ceux de notre École actuelle, nous pensons ne pas être trop loin de la vérité en disant que les crises se montrent le plus souvent dans les maladies aiguës, moins fréquemment dans les maladies chroniques, et sont d'une rareté extrême dans les maladies diathésiques.

M. Chomel dit (*Path. gén.*, pag. 394) : « Mais le plus grand nombre des maladies aiguës se juge sans phénomènes critiques, et les phénomènes qu'on a décorés de ce nom ne sont pour la plupart... » etc. il déclare (pag. 590) « que dans l'immense majorité des cas il a vu guérir les maladies aiguës, sans qu'aucun phénomène remarquable en ait signalé la so-lution » ; il ajoute que « une moiteur douce, une urine plus abondante ou plus chargée, quelques évacuations alvines », étaient tout ce qu'il a vu, et de là il déduit qu'il n'y a pas eu de phénomènes ; tandis que le Vieillard de Cos dit clairement : « Ne jugez point les évacuations par leur quantité. » M. Chomel prouve-t-il par ses assertions l'absence de phénomènes criti-ques, et partant de la crise, dans l'immense majorité des ma-ladies aiguës ? Nullement. Il réduit seulement leur valeur à une proportion de quantité, à laquelle il refuse de son propre chef une signification qu'elle a, sans contestation, parmi tous les médecins qui admettent des crises. Une goutte de vin est aussi bien du vin dans son essence qu'un tonneau ; le bruis-sement du vent est aussi bien un son que le roulement du tonnerre. Conséquemment, avec cette appréciation dédai-

gneuse et arbitraire, il cherche à réduire la valeur pratique
de la doctrine à une espèce de spéculation oiseuse, qui, selon
lui, rentre parfaitement dans le cadre transcendant de la
médecine vitaliste.

Une fois qu'on a trouvé plus ou moins ingénieusement
qu'un phénomène n'est pas un phénomène, il est facile de
prouver que tout ce qui en découle est aussi nul et non avenu ;
ce sont des déductions qui ne demandent pas de grands frais
de logique. Mais comme nous partons d'une autre prémisse
que celle de *un égal à zéro*, nous arrivons nécessairement
à une conclusion différente, qui nous conduit sur un terrain
stable, où nous pouvons parfaitement et solidement construire
nos spéculations légitimes, conformes au rang que notre
science doit occuper parmi les sciences.

Cette conclusion est de regarder la doctrine des crises et
son étude comme le chapitre principal dans l'art de guérir,
de soutenir que sans elle il n'y a pas de pathologie, comme
dit M. Trousseau, ni de thérapie, comme nous disons. En
effet, à part quelques exceptions, tous les efforts thérapeutiques de l'homme de l'art sont uniquement basés sur la
connaissance des solutions des maladies, des signes qui les
indiquent, de leur marche et de leurs terminaisons. Cette
connaissance est indispensable au praticien autant pour juger
la maladie elle-même que pour en préciser le traitement.
Ce dernier consiste alors dans la médecine expectante, ce
tribut forcé à la faculté médicatrice, qui agit là en souveraine :
« Au temps des crises, ou quand elles sont faites il ne faut
rien exciter, ni rien innover, soit par les purgatifs, soit
par d'autres irritants, mais laisser agir la nature. » (Hipp.,
aph. **20**, sect. I.)

Il ne faut pas confondre *expectation* avec *inaction* ; car,
prévoir les solutions critiques, les favoriser, enlever les ob-

stacles qui s'opposent à leur production régulière, hâter cette
production par des moyens conformes sans la précipiter, en
atténuer ou augmenter les mouvements qui les décident,
leur donner une direction salutaire, solliciter la nature d'intervenir là où elle ne paraît pas disposée à le faire, ce n'est
pas rester inactif ; c'est en cela que consiste le devoir du
médecin, et certes c'est un champ qui comprend presque
à lui seul toute l'activité que l'art peut atteindre.

Quelle que soit l'issue de ce travail critique, le médecin
vitaliste y verra toujours un effort de la nature pour lutter
contre la maladie et la résoudre. et, dans cet effort, une
manifestation éclatante de cette force mystérieuse qu'il appelle *natura medicatrix*.

Les considérations précédentes, qui sont la déduction rigoureuse des faits de l'observation clinique, montrent la vérité
sublime du dogme que le grand-prêtre de la médecine a
inscrit sur l'entrée de son sanctuaire.

La faculté médicatrice, sa fille légitime, bien comprise
et étudiée sans idée préconçue, représente le piédestal sur
lequel repose solidement tout l'édifice de la thérapeutique,
et contre lequel les clameurs les plus furieuses des sectateurs
se briseront comme des bulles de savon. Ce n'est pas une
de ces théories basées sur de fausses conclusions, qu'un nouveau Galilée renversera d'un souffle du génie ; c'est la parole
sacrée de la nature elle-même, qui nous a révélé ses secrets
par la bouche de l'immortel Vieillard. Tous ceux qui les ont
écoutés et suivis ont leur place marquée dans le vaste empire de la science et dans les fastes de l'histoire ; ce n'étaient
pas seulement d'illustres savants, c'étaient des bienfaiteurs
de l'humanité, dont la gloire est impérissable.

DES INDICATIONS.

*Omnis methodus medendi , donec ad optatum
finem perveniat , per indicationes progreditur.*
(GALIEN , *Methodus medendi* , lib. II, cap. VII.)

L'*indication* est l'acte qui relie l'état pathologique à l'action thérapeutique, la transition de la science médicale en art de guérir. D'un côté nous voyons la maladie, de l'autre les remèdes. Suffit-il d'opposer à la première un remède donné purement et simplement pour obtenir un effet curateur? Ce serait une médecine très-facile et très-expéditive ; un simple mémorial avec le formulaire suffirait à son exercice.

Malheureusement il n'en est pas ainsi, et ce qui paraît à l'esprit du vulgaire étroitement lié, est pour le médecin souvent séparé par un monde de difficultés parfois impossibles à vaincre. L'ensemble de ces difficultés s'appelle la *science des indications,* qui comprend la connaissance obligée du présent, du passé et de l'état futur, en tant qu'on peut le prévoir, de la maladie, de tout ce qui est en elle et en dehors d'elle, de tous les besoins qu'elle exprime, ensuite l'intelligence de toutes les questions que la faculté médicatrice soulève en vue de la guérison, le discernement rationnel de leur valeur absolue et relative, le choix des médicaments, la fixation des doses et le mode d'administration.

On voit, par ce résumé succinct, quelle importance se rattache pour le praticien à l'étude des indications, que F. Bérard n'hésite pas à appeler tout court : la *thérapeutique.* (*Doctr. méd.*, pag. 55.)

Quand on connait les modifications éprouvées par le corps vivant, sous l'influence des causes morbifiques, il importe, avant de songer à une médication quelconque, d'être instruit des changements nécessaires au rétablissement de l'état hygide. Le praticien ne peut se décider à intervenir sans y être conduit par un motif raisonné. C'est là ce qui constitue l'*indication.*

Cette expression, dérivée du mot latin *indicare*, indiquer, existe depuis longtemps dans la science avec le même sens. Galien en donne l'idée suivante : *Quippe etiam sequentis, sive agendi insinuationem, indicationem dicimus»* ; plus bas il ajoute : « *Omnis itaque medendi methodus donec ad optatum finem perveniat per indicationes progreditur.* » (*Meth. medendi,* lib. II, cap. VII.)

L'indication implique, d'un côté, l'idée d'une détermination à prendre, détermination en rapport avec les tendances de la faculté médicatrice, si elles sont bonnes, et avec ses besoins dans le cas contraire : *Quo natura vergit, eo ducendum* ; de l'autre côté, le genre de sollicitation qu'il faut provoquer pour guérir. Nous disons avec M. le professeur Jaumes : « qu'elle est la connaissance, la détermination des besoins de la faculté médicatrice. » (*Leçons orales.*) En adoptant cette manière de voir, on sait tout de suite de quel côté il convient de porter son attention avant d'instituer le traitement. La première chose à considérer est la situation du principe conservateur. Nous l'avons vu, dans quelques cas, disposé à prendre une direction fâcheuse ; d'autres fois il agit bien, mais ses efforts sont insuffisants ; d'autres fois, enfin, ses mouvements spontanés sont ce qu'il y a de plus favorable à la guérison,

Comme on le voit, l'indication n'est pas dans tous les cas une raison pour intervenir ; plus d'une fois, au contraire, elle commande de s'abstenir. Quand les tendances de la nature sont bonnes, quand tout annonce une heureuse issue par ses seules forces, il serait insensé de vouloir intervenir ; une sage expectation est alors l'indication majeure : le malade, le médecin et la médecine s'en trouveront mieux que d'une intervention au moins inopportune, qui pourrait interrompre ou paralyser les efforts de la nature et agir d'une manière plus funeste que la maladie elle-même.

Il est évident que le médecin qui a bien compris le dogme de la « *nature médicatrice* », ne s'exposera pas à un pareil inconvénient ; il saura respecter le travail de la nature, et n'agira que quand il aura la conviction que cette dernière a besoin de lui. Il ne faudrait pas cependant confondre le rôle d'*expectation* avec celui d'*inaction ;* au contraire, mille circonstances, dont l'énumération dépasserait le but de ce travail, sollicitent son assistance et exigent son attention.

On a divisé les indications en majeures fondamentales, en accessoires ou secondaires, et en urgentes ou accidentelles.

L'indication majeure fondamentale est celle qui se tire de la connaissance exacte de la nature de la maladie : elle forme la base d'une cure radicale, et a pour but de détruire la modification interne qui constitue l'état morbide. Ainsi, dans une fièvre intermittente larvée, quelle que soit son expression phénoménale, la guérison exige la disparition de l'affection spécifique. De même, lorsqu'on sait qu'une maladie est liée à une provocation qui l'entretient par sa persistance, le point essentiel est de s'occuper avant tout de cette provocation.

L'*indication accessoire* ou *secondaire* est fournie par les détails de la maladie ou par ses complications. Quoique d'une importance moindre, elle est cependant utile à connaître, et plus d'une fois il est indispensable de lui obéir. Ainsi, toutes les fois que l'on n'a pas sur une maladie tous les détails propres à bien établir sa nature, ou que, cette nature étant connue, la thérapeutique ne vous donne pas les moyens d'y remédier, il faut alors se jeter sur les scènes accessoires et combattre les symptômes les plus saillants ou les plus alarmants.

L'indication accessoire mérite d'être promptement écoutée ; quand elle permet de lever une complication ou de faire disparaître un danger imminent, c'est alors qu'elle est dite *urgente*. L'état gastrique, par exemple, complique souvent l'affection paludéenne de nos contrées, et le spécifique ne produit son effet qu'après avoir débarrassé les voies digestives. Dans une fièvre intermittente pernicieuse apoplectique, la nature de la maladie fournit l'indication principale, sans doute; mais il faut songer, avant de la remplir, à la congestion du cerveau, qui peut brusquement donner lieu à une terminaison funeste.

Il y a *contre-indication* toutes les fois qu'une circonstance quelconque s'oppose à ce que l'on obéisse à une indication. Elle suppose l'existence d'une indication dont on doit rejeter l'exécution, parce que l'agent nécessaire entraînerait plus de mal que de bien. Dans le cas, par exemple, d'une fluxion localisée sur un organe, la saignée générale ou locale, suivant le cas, diminuerait la congestion; mais on ne peut pas songer à retirer du sang, parce que le sujet est trop faible pour supporter une perte semblable.

La contre-indication tient, dans beaucoup de circonstances,

à l'insuffisance de nos agents. Si nous pouvions opérer de manière à ce que l'évacuation sanguine s'adressât seulement à l'organe fluxionné, elle serait toujours utile ; malheureusement elle ne produit son effet qu'en passant à travers l'individu et en modifiant toute la circulation, et il est impossible d'empêcher qu'il en soit ainsi. On peut la caractériser en disant qu'elle est la détermination d'une influence fâcheuse, pire que le mal que l'agent thérapeutique indiqué exerce sur la faculté médicatrice, soit par lui-même, soit par ses suites.

Après ces quelques préliminaires, voyons quelles sont les sources d'où découlent les indications thérapeutiques. Pour arriver à les découvrir d'une manière complète et satisfaisante, il faut se livrer à un examen attentif de la maladie et de tout ce qui s'y rattache, en invoquant les lumières du diagnostic *pratique* ; nous voulons, par cette épithète, le distinguer du diagnostic *graphique*, si bien étudié par les disciples de l'École moderne. Celui-ci, bien que très-important, est loin de suffire, car il s'attache trop à l'étude des phénomènes pathologiques qui tombent sous les sens, sans tenir un compte suffisant de la nature de l'état morbide auquel ils se rattachent, et des variétés que lui impriment les conditions individuelles et les influences extérieures. Il est du devoir du clinicien de ne rien négliger de ce qui peut l'éclairer, et sa tâche n'est accomplie que lorsqu'il a réuni tous les éléments d'un bon diagnostic. Galien dit : « On doit tirer l'indication de l'essence de la maladie, et, lorsqu'on ne peut reconnaître cette essence, de la saison, de la constitution atmosphérique, du genre de vie, de l'état des forces, de la constitution individuelle, mais *fort rarement des symptômes.* » (*De meth. medendi*, lib. XII.) Cette sentence de Galien est non-seulement mémorable parce qu'elle constitue pour ainsi dire le point de départ d'une thérapeutique rationnelle, mais surtout parce qu'elle fixe les devoirs du médecin dans toute leur étendue, afin de juger tous les phénomènes dans l'ordre de leur importance absolue et relative.

Conséquemment, il convient de rechercher les indications en examinant la nature de la maladie, c'est-à-dire sa cause et son mode d'action, le malade, le milieu dans lequel il s'est trouvé placé, et même les effets des agents thérapeutiques auxquels il a été soumis.

A. Indications fournies par la maladie. — La maladie, envisagée sous tous ses aspects et à ses diverses phases (nature, forme, siége, symptômes, périodes, crises, convalescence), est une source féconde d'indications ; mais il faut savoir se prémunir contre l'erreur et éviter de confondre l'accessoire avec le principal ou d'exagérer l'importance de ce qui est secondaire. Par la moindre erreur de cette nature, tout devient erreur, et les annales de la pratique médicale ne cessent de dérouler tous les jours à nos yeux des séries de conséquences funestes découlant d'une méprise ou d'une omission.

L'indication majeure fondamentale se tire de sa nature, c'est-à-dire de ce qui la constitue et lui donne son individualité propre. « Quand nous disons la nature interne et essentielle d'une maladie, écrivait le regrettable professeur Golfin, dont notre École déplore la perte récente, nous limitons notre pensée à la détermination de la connaissance des lésions, qui sont l'effet des agents modificateurs, qui ont introduit dans les forces vitales et organiques une modification spéciale qui est la cause efficiente de la maladie. » (*Discours sur l'homme, considéré comme objet de la thérapeutique*, pag. 7, 1836.)

Quand nous avons analysé la maladie, nous avons vu qu'elle était composée d'une lésion dynamique, d'un mode interne particulier pouvant se traduire extérieurement de diverses manières et tenant les phénomènes sensibles sous sa dépendance. Nous avons vu aussi que cette lésion dynamique était bien différente, suivant que l'état morbide était né spontanément ou qu'il s'était soustrait à sa provocation, et suivant que l'état morbide n'existait que parce que la cause qui l'avait amené était toujours présente et continuait son action.

La distinction des états pathologiques en *affections* et *réactions* jette le plus grand jour sur la thérapeutique, en nous montrant, d'une part la scène pathologique liée à une provocation qu'il faut supprimer pour que le trouble cesse, et d'autre part une altération du dynamisme existant par elle-même, et entretenue par l'activité du système vivant.

Lorsqu'on sait que la maladie est une réaction ou une affection, il faut se demander si elle est simple, composée ou compliquée, si l'on peut établir plusieurs modifications, attaquer tous les éléments à la fois, ou bien quel est celui qui doit avoir la priorité, dans le cas où ils sont subordonnés l'un à l'autre [1].

L'analyse clinique, enseignée et pratiquée avec tant d'éclat

---

[1] « Dans le même individu, plusieurs affections morbides peuvent coexister, présenter leurs symptômes respectifs et montrer successivement leurs phases. Cette coexistence dans la nature vivante du même système porte le nom de simple coïncidence, si les phénomènes successifs des deux affections se développent sans embarras, sans trouble, sans que l'une exerce aucune influence sur l'autre. Mais si les deux affections s'unissent de telle sorte qu'elles ne peuvent pas se séparer, que l'une ne peut pas être guérie tant que l'autre existe encore, que leurs thérapeutiques doivent être simultanées sous peine d'être vaines, cette coïncidence porte le nom de *complication*. » (Lordat ; *De la perpétuité de la médecine*, pag. 214.)

par les disciples de l'École de Montpellier, est un instrument précieux pour arriver à la certitude du jugement, pour débrouiller la confusion des faits pathologiques, et reconnaître non-seulement la nature des éléments qui les composent, mais encore leur prédominance indicative. Le médecin qui dédaigne de parvenir, par une analyse compliquée et étendue, par une coordination méthodique de tous les faits et de leurs nuances multiples, révélés par l'examen de l'état morbide, à une certitude de jugement indispensable ; le médecin, disons-nous, qui néglige de se servir d'un pareil moyen d'examen, qui en méconnaît les bienfaits et les avantages, s'expose aux conséquences les plus préjudiciables à l'homme souffrant, les plus humiliantes et les plus désastreuses pour la science.

Au lieu d'appliquer son esprit à la recherche de la modification interne, qui est le fond de la maladie, de pénétrer dans l'intimité de ce fond, qui est le centre des éléments morbides, avec toutes les forces de son intelligence, il se borne à la contemplation des phénomènes qui tombent sous les sens, et s'efforce de rapprocher des maladies semblables en apparence, mais radicalement distinctes par leur nature. C'est en raisonnant ainsi, qu'on est arrivé à proclamer la méthode numérique, méthode absurde qui prétend assimiler la médecine aux sciences physiques et mathématiques, et la soumettre à la rigueur du calcul. Comme si la contingence et la variabilité n'étaient pas le propre des phénomènes qui se passent dans le corps vivant !

Quoi qu'en dise M. Chomel, ce système, qui tendrait à faire du médecin une machine d'arithmétique, et du malade un chiffre, n'ayant aucun autre rapport entre eux que le fatal *minus* ou *plus*, répugne à la sollicitude médicale et à la dignité de la science, quand même ses résultats seraient moins défavorables qu'ils ne le sont en réalité. Que dire, en effet, d'une science qui aurait pour toute base une statistique défectueuse et douteuse ? La science, un bureau d'enregistrement médical ! la pathologie, un tableau par trop exact de titres ! la thérapeutique, leur liquidation par ordre ! Ce seraient là les conquêtes du genre humain après trois millénaires de labeurs !

Écoutons Risueño d'Amador (*Mémoire sur le calcul des probabilités, appliqué à la médecine*; 1837 , pag. 14) : En médecine, « invoquer la probabilité (ce mot étant pris dans son sens mathématique), c'est invoquer le hasard , c'est renoncer à toute certitude médicale, à toute règle rationnelle tirée des faits propres de la science ; c'est substituer à ce qu'on a appelé jusqu'ici induction , expérience , raisonnement, l'opération mécanique et inflexible du calcul ; au lieu de faits à analyser et à comparer, vous n'aurez plus que des chances à calculer. Cette méthode n'est donc qu'un coup de désespoir de l'art , qui, renonçant pour toujours à savoir pourquoi et comment il agit, s'abandonne au hasard sur la foi d'une arithmétique illusoire. C'est le scepticisme embrassant l'empirisme. » Fuyez ces perfides feux-follets qui , nés dans la bourbe, au lieu de vous indiquer un chemin solide pour poser vos pieds, vous conduiront infailliblement dans leur domaine insalubre, si vous vous laissez entraîner par eux [1].

L'acte morbide étant un effet (forme, siége, symptômes), n'est jamais le sujet de l'indication majeure principale. Pour faire de la thérapeutique efficace, il faut s'adresser à la cause

---

[1] « Si la méthode numérique était adoptée , elle égaliserait tous les médecins. Si la thérapeutique pouvait se régler sur le chiffre des statisticiens, il y aurait plus de mérite à être cordonnier qu'à soigner une maladie. » (Séance de l'Académie royale de médecine du 25 avril 1837 et suivantes.)

dynamique qui le produit et l'entretient [1]: *Sublata causa tollitur effectus*; et c'est mal à propos que quelques médecins négligent de se conformer à ce précepte, en s'obstinant à ne rien voir au-dessus de ce qui frappe les sens. On a comparé, avec beaucoup de raison, l'homme malade à un individu qui, profondément affligé, verse d'abondantes larmes. Suffit-il, pour dissiper son chagrin, de fermer ses paupières, de laver et de sécher ses yeux? Personne n'a cette pensée, car tout le monde sait que les pleurs couleront tant que la cause de la douleur n'aura pas été enlevée. Des paroles de consolation ou d'espérance produiront plus d'effet que tous les moyens employés pour empêcher la tristesse de se manifester extérieurement.

Les symptômes étant des manifestations éloignées de la maladie, et en étant des apparences infiniment variées, ne peuvent donc jamais fournir la source la plus importante de l'indication ; mais il y a loin de là à croire que l'indication fournie par les symptômes est entièrement à dédaigner. Bien qu'accessoire, elle a son degré d'utilité, et on commettrait souvent de véritables fautes de ne pas en tenir compte pour former un jugement. Il est impossible, sans doute, que l'état morbide parcoure ses phases sans symptômes ; mais on peut les modérer ou même chercher à les faire disparaitre quand ils ne présentent pas le caractère des phénomènes synergiques. Dans le cas où ils sont la cause de mouvements

---

[1] Nous nous permettons de citer ici un cas qui s'est présenté dans le service de M. le professeur Fuster, et qui dénote d'une manière aussi concluante qu'incontestable la supériorité de notre analyse clinique à Montpellier. On lui présente un individu pris d'une violente hémoptysie. A notre grand étonnement, M. Fuster prescrit un vomitif, qui est suivi d'un plein effet. Le lendemain le malade allait à merveille. M. Fuster avait reconnu sur-le-champ la nature bilieuse de l'affection, et le résultat donnait pleinement raison à l'indication de son traitement.

sympathiques fâcheux, qui épuisent les forces et gênent la solution de la maladie, l'indication qui en découle doit être remplie en même temps que celle de l'état morbide.

Le traitement symptomatique, malgré son insuffisance, est le seul à opposer à plusieurs affections diathésiques qui se dérobent à l'action de nos agents curateurs. La thérapeutique est obligée d'avouer son impuissance en présence du cancer, de la tuberculose, etc. ; mais elle n'est cependant pas tout à fait désarmée, elle attaque avec énergie les scènes morbides provoquées par cet ennemi inconnu et insidieux qu'elle ne peut atteindre. Dans l'impossibilité de guérir, elle cherche à soulager, à calmer les souffrances, à raffermir le moral du malade par une sorte d'amélioration éphémère, et à faire germer dans son sein un espoir qu'elle ne partage pas, mais qui jette quelques fleurs sur le chemin de la douleur et rend la vie supportable.

Quand une maladie parcourt ses phases avec une régularité telle, que la scène morbide présente, pour ainsi dire, un état fonctionnel où l'impulsion et la réaction se balancent de façon à promettre une issue heureuse, l'indication majeure pour le médecin est de ne pas intervenir et de se borner à éloigner tout accident qui pourrait porter entrave à la marche régulière des évolutions morbides, comme, par exemple, dans la fièvre éphémère. Tout dépend alors du tact médical, qui sait tenir compte des événements et ne se laisse pas entraîner à une intervention au moins inutile, sinon nuisible.

Dans le cas où l'acte morbide, par son siége ou son intensité, fait craindre un danger immédiat, on doit sans retard chercher à le conjurer, car l'indication est urgente. La pratique journalière fourmille de faits de ce genre : l'hydropisie ascite se rattache à des effets bien différents, l'indication qu'elle fournit par elle-même est bien accessoire tant que la collection de liquide est modérée ; mais dès que, par son abondance, elle gêne l'exercice des fonctions et menace directement la vie, il est indispensable de donner issue à la sérosité. La dyspnée, abstraction faite de sa cause, qui peut être inflammatoire, spasmodique, matérielle, etc., exige un traitement particulier lorsqu'elle menace de produire l'asphyxie. La trachéotomie pratiquée sur les sujets atteints du croup, ne s'adresse certainement pas à l'affection diphthéritique, elle est utile en remédiant à la gêne de la respiration, et permet ainsi de gagner du temps.

Si le médecin était capable de reconnaître une maladie tout à fait au début dans la période prodromique, la science des indications y trouverait son profit. Pendant les épidémies de choléra asiatique, ne réussit-on pas quelquefois à prévenir des atteintes du fléau les individus qui réclament des soins dès qu'ils éprouvent de la diarrhée ou quelque trouble intestinal ? Lorsque la pneumonie est tout à fait au début, que la fluxion qui la caractérise est encore mobile, incertaine, que l'organe n'est pas altéré dans sa nature, le traitement est beaucoup plus efficace.

Les maladies, quelles qu'elles soient, présentent à chacune de leurs phases des indications communes. Ainsi, ce qui caractérise la première période, c'est l'éréthisme nerveux, le spasme, la tendance à la concentration; aussi doit-on éviter l'emploi des moyens propres à favoriser cette tendance. Dans la première période des maladies aiguës, lorsque les évacuants sont indiqués, le vomitif est préférable, parce qu'il porte les mouvements à la périphérie et provoque l'expansion. Il importe de s'attacher à combattre tout ce qui peut entraver la régularité de leur marche ou porter plus tard obstacle au rétablissement du sujet. Dans ce but, on traite de bonne heure les complications et on ménage autant que possible les forces.

En suivant cette conduite, on place la faculté médicatrice dans les meilleures conditions pour bien agir au moment de la période de coction ou de crise. La nature vivante a besoin alors de toute son énergie pour ne pas succomber dans la lutte, et son succès est assuré si la médecine est assez heu- reuse pour la maintenir ou la placer dans la bonne voie. Une fois la guérison solidement établie et le malade à l'abri des rechutes, la convalescence commence; il ne reste plus qu'à s'occuper de relever les forces par les agents de l'hygiène ou de la matière médicale.

B. *Indications fournies par le malade.* — Nous les divi- serons en deux classes : 1° celles qui se rapportent à son état au moment où la maladie a commencé; 2° celles qui se tirent de la situation nouvelle où l'a placé la maladie.

1° D'abord, la considération de l'âge n'est pas sans impor- tance au point de vue qui nous occupe. Chaque âge ayant ses dispositions morbides prédominantes, il en résulte que la connaissance de ces dispositions sera d'un grand secours pour établir un jugement. Chez les enfants, il y a tendance très-prononcée des mouvements fluxionnaires à se porter du côté de la tête; il faut s'y opposer promptement. On obtient ce résultat par les anti-fluxionnaires et principalement par les révulsifs, qui réussissent alors beaucoup mieux qu'à toute autre époque de la vie. La thérapeutique cutanée joue un grand rôle dans le traitement des maladies du jeune âge, à cause de l'exquise sensibilité dont la peau est douée et de la puissance de sa faculté absorbante. On peut confier à cet or- gane des médicaments qu'il serait difficile d'introduire par les voies ordinaires; de même, l'exhalation y est très-active et demande l'emploi des moyens diaphorétiques. Cependant il ne faut pas regarder toute évolution vitale un peu irrégulière comme une maladie, puisqu'à cet âge la vie exerce souvent ses manifestations d'une manière insolite, tantôt trop prononcée, tantôt trop ralentie; et une simple expectation, soutenue par l'emploi de quelqu... mêles ordinaires, suffit, dans bien des cas, pour régulariser ces mouvements d'évolution, pour les tempérer quand ils se portent à l'excès, pour les stimuler quand ils pèchent par trop grande lenteur.

La puberté est une période de crise pendant laquelle on voit les affections de l'âge précédent s'aggraver, ou bien s'amoindrir et même disparaître; il importe de prévenir les dangers de cette évolution, en donnant des forces s'il y a atonie, langueur des fonctions; en modérant l'impétuosité des mouvements vitaux, s'ils produisent des désordres par surabondance de vigueur.

A l'âge adulte, la vie s'exerce dans toute sa plénitude; il y a harmonie de toutes les fonctions, équilibre de toutes les parties; en un mot, c'est l'état normal des facultés vitales, leur manifestation physique et métaphysique la plus régulière. Les maladies prennent le plus souvent le caractère de régularité, d'évolution qui caractérise cet âge, et, par cette raison, la faculté médicatrice donne à la thérapeutique un appui aussi ferme que puissant.

Au déclin de la vie, la faiblesse domine, les organes abdominaux deviennent souvent le siége de localisations fâcheuses contre lesquelles la méthode révulsive est impuissante, et où l'on ne peut obtenir des résultats favorables qu'en agissant de bonne heure dans le voisinage du mal par le moyen des dérivatifs énergiques.

La femme, pendant la vie sexuelle, présente une foule de dérangements qui subissent l'influence de la menstruation. Que d'embarras, que de maux, qui ont pour origine la première apparition de cet écoulement, son irrégularité, sa suppression ! N'est-il pas fréquent de voir les orages de la puberté se dissiper à la première époque menstruelle ?

La connaissance du tempérament, que Barthez définit : « l'ensemble des affections constantes qui spécifient dans chaque homme le système des forces du principe vital » (Lordat; *Doctrine de Barthez*, pag. 255), n'a pas une moindre valeur en thérapeutique. Le système des forces étant d'une manière constante en harmonie avec les divers systèmes d'organes du corps vivant, si cette harmonie vient à être troublée, l'équilibre est rompu et il y a alors prédominance d'un appareil et prédisposition à certains états pathologiques. Toutes les fois qu'une maladie rencontre un tempérament qui lui est favorable, elle fait des progrès rapides et la guérison en est difficile.

L'état des forces est la source d'où jaillisssent les indications fondamentales essentielles. Il est évident, pour le moins clairvoyant, que c'est cet état qui doit être d'un poids décisif dans la balance, quand il s'agit d'établir une indication pour le traitement; car de lui seul dépend le plus souvent tout le salut du malade. C'est la fortune du malade dont le médecin dispose : s'il l'emploie bien, il peut espérer un bon résultat : s'il la gaspille, le malade sera conduit à sa ruine. En tenant un compte exact des forces, le médecin prévient la malignité, l'adynamie chez les sujets d'une constitution débile; l'issue d'une affection grave et de longue durée chez un individu faible, de la fièvre typhoïde par exemple, ne sera-t-elle pas très-souvent funeste, quand on néglige de s'occuper de cet élément important? Et combien d'individus qui, à la suite de cette terrible maladie, succombent à une convalescence pénible, ou s'en tirent avec une santé détériorée pour toujours, parce qu'on a négligé de ménager leurs forces pendant le cours de la maladie !

Quand l'indication fournie par la nature de la maladie s'accorde avec l'état général du sujet, les moyens qui la remplissent sont doublement utiles, parce qu'en combattant d'un côté la maladie, de l'autre côté leur influence sur l'état général est de nature à favoriser la marche régulière de la première, et à entretenir un juste équilibre entre les deux. Quelquefois le thérapeutiste est embarrassé, parce qu'il semble y avoir désaccord entre ces deux indications. Ainsi, avec une constitution faible, on voit souvent des phénomènes très-marqués d'éréthisme sanguin, d'irritation et même de véritables phlegmasies. Le médecin qui sait avec quelle déplorable facilité les phlegmasies se développent sur un sujet à constitution appauvrie, prescrit les toniques et dirige contre les phénomènes d'irritation, les émollients, les calmants, qu ne contribuent pas à la débiliter.

Lorsqu'un individu est atteint d'une affection à laquelle il était héréditairement disposé, ce caractère en augmente considérablement la gravité. Si l'on n'est pas assez heureux pour arrêter le germe par une prophylaxie opportune, il faut s'attendre à la voir résister. Dans le cas où ce n'est pas une de ces terribles affections contre lesquelles la médecine est impuissante, et où l'on a le bonheur d'en triompher après un temps plus ou moins long, les rechutes sont à craindre. Le meilleur moyen de les éviter consiste à ne pas cesser le traitement, malgré les apparences les plus franches de guérison ; le malade sera soumis indéfiniment à l'action des modificateurs hygiéniques capables de neutraliser l'influence fâcheuse de l'hérédité.

Y a-t-il faiblesse relative d'un organe, veillez à ce qu'il ne devienne pas l'aboutissant de la fluxion, surtout s'il est le siège de prédilection d'un vice diathésique dont vous redoutez la transmission héréditaire. Comme l'hérédité ne transmet pas la plupart des maladies diathésiques tout à fait constituées, qu'elle n'en donne que le germe, et qu'il faut une cause occasionnelle pour transformer la disposition en véritable affection, il importe, avant tout, d'éviter que l'organe intéressé ne devienne le siège d'un mal quelconque. Le catarrhe pulmonaire, ordinairement sans gravité, mérite la plus sérieuse attention chez un sujet issu de parents tuberculeux.

Les habitudes et le genre de vie modifient dans beaucoup de cas les indications. Autant ils produisent d'affections différentes, autant il doit y avoir d'indications différentes pour leur traitement. La vie active et la vie paresseuse, l'état de pauvreté et d'abondance, les excès et la privation, la multiplicité des goûts, etc., sont autant d'éléments à considérer, parce que souvent eux seuls peuvent éclairer le médecin sur ce qui est et sur ce qu'il faut faire. Combien n'y a-t-il pas de personnes qui se sont accoutumées, soit par nécessité, soit par caprice, à se soumettre, à telle ou telle époque, à certaines opérations médicales, comme la saignée, les sangsues, les ventouses, les purges, les lavements ; qui ont des habitudes hygiéniques particulières ou qui portent des vésicatoires, des cautères, etc. ? La connaisssance de toutes ces circonstances est très-souvent de la plus haute importance, et même indispensable, pour ne pas commettre des erreurs regrettables. Un homme d'apparence peu vigoureuse présente les symptômes d'une pneumonie dont la nature semble contre-indiquer l'emploi des émissions sanguines. On apprend que le début de la maladie coïncide avec l'omission d'une saignée habituelle : voilà un trait de lumière qui fixe immédiatement le médecin sur son traitement. Les individus adonnés à l'ivrognerie supportent mal l'abstinence du vin ou des spiritueux ; il serait imprudent de les en priver d'une manière absolue, quand ils sont malades.

Le chapitre des *idiosyncrasies* mérite une étude particulière ; la connaissance en est d'un précieux secours. Ces sensibilités bizarres produisent des symptômes tout à fait différents de ceux dont la maladie est ordinairement accompagnée ; il importe donc de les rapporter à leur source propre et de ne pas les prendre comme éléments pour former l'indication.

Enfin, il n'est nullement irrationnel d'écouter quelquefois les appétits, les instincts du malade, ses envies fantasques ou capricieuses, pourvu que ce qu'il demande ne puisse pas être nuisible : on fera la part des bons et des mauvais instincts, et l'on agira en conséquence. Dans l'affection bilieuse, le malade désire les boissons acidulées, qui sont parfaitement indiquées ; dans d'autres cas, il y a malaise, anxiété, il demande qu'on le saigne ou bien qu'on le fasse vomir, et il a raison, son instinct dit vrai. Les suggestions de l'instinct sont quelquefois si étranges, si singulières, que l'indication rationnelle en est difficile et même impossible à saisir. Il faut cependant les mettre à profit, si cela se peut, sans inconvénient grave.

Étant donnée une maladie, on l'examine de toutes les manières, on croit connaître sa nature, on prescrit un traitement conforme, et ce traitement reste infructueux. Il arrive dans ce cas que le malade ne cesse de désirer telle ou telle nourriture, telle ou telle substance, qui est, en apparence ou en réalité, endehors de tout rapport avec sa situation, qui paraît même nuisible. S'il n'y a pas grand danger, on la permet, et la guérison ne tarde pas à s'effectuer.

Les ouvrages des auteurs contiennent à ce sujet plusieurs faits curieux. Ainsi, dans l'*Histoire naturelle de l'homme*, de Leclerc, il est question d'une hydropisie ayant résisté à tout moyen curatif : le malade cède au désir qu'il a de prendre une certaine quantité de fruits du mûrier sauvage, et son état s'améliore bientôt. On y trouve encore le cas d'une dysenterie chronique, dont on ne pouvait se rendre maître, et qui cessa après l'ingestion vivement désirée de la groseille à maquereau.

Un des membres de notre famille, mon grand-père, vieux soldat qui comptait trente-deux ans de campagne, sans jamais avoir été malade, d'une constitution herculéenne, fut pris d'une fièvre cérébrale très-violente avec délire. Quoique soigné par les premiers praticiens de Mayence, son état s'aggrava de jour en jour, et nous fit désespérer de sa vie. Dans ses moments lucides, il demanda avec instance de la salade, qui lui fut constamment refusée et par les médecins et par la famille. Une négligence momentanée de surveillance lui fournit l'occasion de satisfaire son désir. S'habiller, s'enfuir chez le plus proche restaurateur, et se commander une salade copieuse avec force vinaigre, fut l'œuvre d'un moment. Après s'être régalé sans en laisser une seule feuille, il revint, et la fièvre ne reparut plus.

Comme on le voit, les indications puisées à cette source n'ont pas la valeur des précédentes ; elles constituent une ressource extrême dans les cas où tous les agents les plus rationnels ne produisent rien. Ce sont des « *salto mortale* » dans l'art de guérir, où la science se voile ; le bon sens vulgaire les appelle des cures de cheval, et le médecin les constate pour y recourir quand il est, comme on dit communément, au bout de son latin. Heureux ceux qui ne paient pas de leur vie ces appétences bizarres, et qui se tirent sains et saufs d'une méthode qu'on pourrait nommer à bon droit : « *Desperata desperatis* ».

2° L'impression produite par les provocations morbides et le mode de réaction du corps vivant, ne sont pas toujours en rapport avec ce que faisaient pressentir les qualités apparentes. Tel individu qui semble doué d'un tempérament sanguin et d'une complexion vigoureuse, se montre bien différent lorsque la maladie vient à le surprendre. Tout le monde sait que très-souvent les hommes adonnés aux travaux pénibles des champs, cachent sous un extérieur robuste la plus grande faiblesse ; il y a chez eux manque de forces radicales, la maladie trouve un terrain favorable, et la thérapeutique reste plus d'une fois impuissante. De même, chez d'autres individus qui n'offrent extérieurement aucun des attributs du tempérament nerveux, on constate cependant, à la moindre maladie, la prédominance exagérée du système nerveux.

C. *Indications fournies par le milieu.* — Le milieu dans lequel nous vivons a une influence pathogénique manifeste, et il est impossible de méconnaître le cachet spécial que ces différentes qualités donnent aux maladies. Tous les grands observateurs qui se sont succédé depuis Hippocrate, se sont efforcés de démontrer l'importance clinique de cette étude : Hippocrate dit : « Celui qui veut exercer la médecine doit avant tout s'appliquer à connaître les hommes et le milieu dans lequel il va pratiquer », etc.

L'homme n'est pas un être isolé dans la nature ; il reçoit et subit des impressions de tout ce qui l'entoure, selon les vicissitudes de son organisme et les fluctuations de sa susceptibilité. L'élément le plus actif, qui ne manque nulle part dans la création et qui est indispensable à l'existence de tous les êtres organisés, c'est l'air atmosphérique, ce souffle porté par Dieu dans le nez de l'homme, « et devenu ainsi une âme vivante ». (Genèse, chap. II , vers. 7.) Par sa pression normale, il tient nos solides et nos humeurs en équilibre ; par le degré normal de sa température, il produit le ton rhythmique dans le ressort de nos organes ; sa composition normale entretient l'hématose, le feu sacré de la vie.

Il est évident qu'un agent aussi essentiel, dans son état normal, pour la conservation de l'homme, produira, lorsqu'il subit des changements, certains effets en rapport avec ces changements, qui d'ailleurs s'effectuent presque continuellement en lui. Quoique la composition de l'air, par rapport à ses principes essentiels, soit toujours la même, puisque l'oxygène, l'azote et l'acide carbonique y entrent toujours en proportions invariables, il est modifié ou altéré par une foule d'autres influences. Tout ce qui est gaz ou vapeur peut y passer, et ce ne sont pas seulement les agents physiques, tels que le calorique, l'électricité, la lumière, et les agents chimiques, comme l'eau, les hydrogènes, etc., mais aussi les miasmes délétères, les principes des épidémies.

Il en résulte donc que les saisons, les climats, les phénomènes de variations brusques, où la température de l'air est changée, que les constitutions médicales où sa nature est altérée par des agents nuisibles, doivent produire des effets analogues sur l'organisme vivant, des modifications de la santé, des maladies sporadiques, endémiques et épidémiques. De plus, le caractère même des maladies est modifié par les mêmes causes, ce qui est surtout de gravité quand ces causes continuent d'agir sur les malades. Le typhus, le scorbut, n'ont guère de tendance à guérir, tant que les sujets ne sont pas éloignés du foyer d'infection. Une fièvre paludéenne est bien autre chose dans une atmosphère miasmamatique que dans un air pur ; à part la gravité augmentée, elle rechute indéfiniment et s'éternise malgré le traitement le mieux ordonné, jusqu'à ce qu'on ait soustrait les malades aux influences effluviennes des contrées marécageuses. C'est donc l'air qui sert, dans une infinité de cas, de véhicule pour introduire les maladies dans le corps ou qui les produit lui-même par ses variations.

La gravité de cet état de choses ne pouvait guère échapper au génie observateur d'Hippocrate ; aussi en fit-il une étude approfondie, dont il a exposé les résultats dans un grand nombre de ses aphorismes (sect. II et III), et qui montrent clairement qu'une semblable étude est une source inépuisable de lumière pour la science des indications.

Le rôle de l'eau n'est pas d'une importance beaucoup moindre. Comme boisson habituelle et indispensable, comme intermédiaire obligé de la transformation des aliments en éléments nutritifs, etc., l'influence de l'eau doit être d'une grande portée sur l'état de l'économie, et le Père de la médecine n'hésita pas à mettre son étude sur la même ligne que celle de l'air et des climats.

Si nous voulions énumérer tout ce qui a été dit à ce sujet, notre cadre serait bien insuffisant ; il nous faudrait montrer en particulier le rôle que jouent les saisons, les climats, les constitutions médicales, le génie épidémique, l'influence endémique propre à certaines régions ; nous aurions à parler au même point de vue de l'infection et de la contagion. Or, il serait téméraire de vouloir aborder en quelques pages chacune de ces importantes questions. Nous nous bornons à conclure que la connaissance du milieu jette le plus grand jour sur le diagnostic pratique d'une foule d'états morbides, qu'elle nous révèle leur nature et nous met en état de trouver souvent sans peine l'indication qui convient.

La science médicale ne déroge pas pour cela à ses lois ; il faut seulement la modifier pour l'approprier aux différences sous lesquelles les maladies se montrent dans tel ou tel pays, dans telle ou telle localité, dans tel ou tel individu.

Pendant le règne d'une épidémie, l'atmosphère qui nous environne acquiert des qualités particulières, incontestables, quoique insensibles ; il y a quelque chose qui domine toutes les maladies et qui leur donne des caractères communs. Reconnaître de bonne heure la nature de l'affection dominante et en tenir compte, c'est là ce qui assure au médecin des succès pratiques nombreux, ce qui donne une juste idée de l'importance de l'indication tirée du milieu et prouve l'utilité de la nosologie géographique.

Toute contrée de notre globe a presque ses maladies propres, déterminées par les influences du sol, de la nourriture, de l'atmosphère, du climat, etc.; de plus, la même maladie y varie dans ses manifestations, dans sa gravité, dans ses conséquences, et modifie par conséquent les indications. M. le professeur Ribes dit avec raison : « Je conclus que la bonne médecine n'est ni celle du nord ni celle du midi exclusivement, mais celle qui, sans cesser d'être la même, se modifie pour s'approprier aux différences que les maladies présentent dans les divers pays, les diverses localités et chez les diverses personnes, pour s'approprier à tous les modes vivants. » (*Des différences que présente la médecine suivant les lieux et les temps.*)

D. *Indications fournies par l'effet des agents thérapeutiques.* — Il arrive plus d'une fois que le diagnostic d'une maladie est incertain, que les indications qu'il faudrait suivre ne se manifestent pas avec cet éclat nécessaire pour prendre une décision d'agir bien précise, qu'il y a par conséquent incertitude. Dans ces cas douteux, on a conseillé de faire intervenir la thérapeutique comme moyen de diagnostic. Le malade est soumis à l'action d'un médicament qui semble devoir être utile, parce que l'expérience a démontré son effet favorable dans des circonstances analogues; on l'interroge pour ainsi dire thérapeutiquement, et sa réponse à la provocation médicamenteuse engage à continuer ou à suspendre le traitement commencé. Étant dans le doute, par exemple, sur la nature syphilitique d'une affection, on interrogerait le malade par le mercure. C'est la méthode appelée *a juvantibus et lædentibus*, et le praticien doit avoir des raisons concluantes pour l'employer, et ne doit procéder qu'avec une réserve extrême, pour ne pas imiter les Lacédémoniens, quand ils soumettaient les nouveau-nés à l'épreuve des eaux de l'Eurotas. On comprend qu'un tâtonnement semblable, basé sur un empirisme aveugle, est souvent périlleux, et que le praticien doit, comme nous venons de dire, agir avec les plus grandes précautions dans les cas, heureusement pas trop nombreux, qui mettent sa perspicacité à l'épreuve.

De toutes ces considérations sur les indications découlent les conclusions suivantes :

L'indication majeure fondamentale se tire de la nature de la maladie et de l'état des forces. Quand celle-ci ne peut être satisfaite, on est obligé de s'en tenir à l'indication accessoire. Ainsi, dans le cancer, la thérapeutique, impuissante contre l affection, est réduite au traitement palliatif des effets de cette cause mystérieuse.

L'indication urgente, qui a pour but de parer à un péril imminent, a besoin d'être écoutée le plus promptement possible.

L'indication la mieux établie, c'est-à-dire celle qui offre le moins de contre-indications, doit passer avant les autres.

Toutes les indications auxquelles on peut faire droit sont bonnes et méritent satisfaction, quelle que soit leur importance. En effet, nous devons à notre malade le plus de soulagement possible ; il ne faut rien négliger de ce qui pourrait lui procurer du bien, de quelque côté que cela vienne. De plus, lorsque, dans un cas donné, nous classons les indications d'après leur valeur respective, il n'est pas toujours

sûr que notre classification soit complètement fondée, et, en
la supposant parfaitement juste, il y a toujours avantage à
remplir toutes les indications, même les plus accessoires. Une
amélioration quelconque, si légère qu'elle soit, en amène
souvent une autre plus prononcée, et ainsi de suite. Souvent
la moindre impulsion favorable imprimée à la faculté médicatrice, change ses tendances jusqu'alors perverties et leur
donne une direction salutaire.

Avant de terminer ce paragraphe, un mot sur les contre-
indications. La contre-indication, tirée des mêmes sources
que les précédentes et par le même examen analytique de
la maladie, suppose l'existence d'une circonstance ou d'une
complication, qui empêche de donner suite à une indication
préconçue. Elle est, par conséquent, l'élément modificateur
de celle-ci, et joue, à ce titre d'influence négative, un rôle
assez important dans la science des indications. C'est un ennemi parfois redoutable du jugement le mieux établi, et
mieux vaut toujours compter avec lui que de le mépriser. Il
existe des maladies dont la nature est de présenter un mélange d'éréthisme et de faiblesse ; les moyens qui conviennent
à l'un de ces deux éléments aggravent l'autre ; l'éréthisme
contre-indique les remèdes que réclame la faiblesse, et *vice
versâ*. On doit chercher alors à affaiblir l'élément dominant,
ou bien on s'adresse simultanément à ces deux états particuliers, en n'accordant à chacun que l'indispensable.

Dans les affections compliquées, l'indication principale est
souvent en opposition avec celle de la complication. L'emploi
des préparations mercurielles est dangereux dans le scorbut.
Si cet état morbide est uni à la syphilis, on doit s'en abstenir
jusqu'à la disparition des phénomènes scorbutiques.

L'extension d'une maladie contre-indique d'une manière
absolue les moyens qui pourraient être de mise si l'affection

était bien localisée. Supposons une tumeur blanche du genou ; il est impossible de songer à l'amputation, si le poumon est le siége de productions tuberculeuses.

Tel agent convient d'une manière spéciale au début des maladies, tel autre à leur période de déclin. Ainsi, lorsqu'il y a indication de recourir aux évacuants, on a reconnu qu'il était préférable d'employer les vomitifs dans le principe ; les purgatifs conviennent particulièrement à la fin.

Pour ce qui est du sujet, on doit à tout moment tenir compte de son état particulier. Ainsi, un individu aurait besoin de l'air pur des montagnes , mais son appareil respiratoire est trop susceptible et le tolérerait mal. Un autre est dans un état de faiblesse auquel les toniques remédieraient parfaitement, si son estomac fonctionnait bien. Chez un autre, on songe un moment à tirer du sang, mais l'état des forces est tel que leur débilitation pourrait avoir des conséquences graves.

La connaissance des qualités particulières du milieu du génie épidémique, par exemple, n'a-t-elle pas une grande influence dans les déterminations du thérapeutiste? Lorsqu'une maladie vient à la suite du séjour dans un air méphitique ou pendant le règne d'une constitution médicale qui imprime aux états morbides un cachet de faiblesse , d'adynamie, les évacuations sanguines , même légères , ont de sérieux inconvénients. A certaines époques, la moindre opération chirurgicale est suivie d'érysipèle ; aussi doit-on ajourner tout essai de cette nature. Il en est de même quand la pourriture d'hôpital exerce ses ravages.

L'action médicamenteuse exige, pour se produire, la tolérance de l'agent et le bon état des organes. Le quinquina reste sans effet tant que l'estomac est souillé par les saburres. D'autres fois, ce remède est mal supporté, parce qu'il est doué de certaines propriétés qui nuisent à ses effets salutaires. L'emploi d'un correctif permet de lever facilement cette contre-indication.

Dans quelques circonstances, une substance médicamenteuse reste sans effet sans qu'on puisse s'expliquer pourquoi ; ses vertus curatives se manifestent si on la prescrit sous une autre forme. Les préparations de fer guérissent ordinairement la chlorose ; mais pourquoi le carbonate ou le lactate de fer réussissent-ils quelquefois beaucoup mieux que le fer réduit par l'hydrogène ou le sirop d'iodure de fer, et réciproquement ? Chez un syphilitique, tous les médicaments dont le mercure forme la base n'ont pas la même efficacité ; il faut savoir les substituer l'un à l'autre, les essayer successivement.

La connaissance des contre-indications est donc indispensable ; leur présence est un obstacle et devient souvent la source de dangers réels. On doit s'appliquer à les lever aussitôt que faire se peut, pourvu toutefois que l'indication qu'elles gênent ne soit pas urgente. Dans ce cas, il n'y a pas de contre-indication possible ou admissible ; il faut agir sans retard. Si l'on a, par exemple, à combattre une hémorrhagie traumatique grave chez un sujet exposé à contracter la pourriture d'hôpital, l'opération est de rigueur malgré cet inconvénient. De même, dans un cas de fièvre intermittente pernicieuse, on administre le sulfate de quinine sans s'inquiéter de l'état de l'estomac.

§ III. De l'opportunité en thérapeutique.

Occasio præceps. Hippocrate, aph. I.
Fais de suite ce qui est nécessaire ; l'occasion
manquée ne se retrouve plus.

Hufeland.

« La médecine, dit Hippocrate, n'a qu'un petit nombre d'occasions : celui qui les connaît, les attend ; il distingue les symptômes essentiels des accidentels, qui ne tiennent point à l'occasion. » L'opportunité est une condition indispensable au succès de toute chose.

Saisir l'occasion ! voilà le mot qui fait tressaillir tout ce qu'il y a d'humain ici-bas, tout ce qui se meut, tout ce qui espère, tout ce qui aspire à un but. L'occasion ! voilà le magicien qui promène partout sa baguette toute-puissante, qui fait souvent en un clin-d'œil et sans peine plus que toute une vie de labeur, plus que l'effort de tout un siècle ; voilà la déesse énigmatique qui assure indistinctement le succès des bonnes et des mauvaises choses, des grandes entreprises comme des niaiseries ; qui fait échouer les plus nobles aspirations et tend les bras aux œuvres de l'obscurité ; qui se moque des élans des géants et donne ses faveurs aux nains. L'occasion érige en prophètes et en héros des voleurs et des fripons ; que son œuvre soit bonne ou mauvaise, belle ou laide, n'importe, elle ne s'occupe que de la réussite.

Mais elle est fugitive ; comment donc la saisir ? voilà la

grande difficulté. Mettez des douzaines de lunettes, cherchez
à l'arrêter dans les recoins ou sur la grand'route, guettez-la
comme l'assassin sa victime, calculez son arrivée par tous les
chiffres imaginables, creusez-vous le cerveau pour l'attendre,
provoquez-la par vos reproches, vos récriminations : il est
probable que vous ne la verrez pas. En attendant, un simple,
à côté de vous, l'amène en riant à votre barbe. Vous la verrez
disparaître dans le lointain, et elle reviendra aussi peu que
le cerf manqué par la main du chasseur maladroit. Et malheureusement le plus souvent il en est ainsi : elle devient
visible quand elle est partie. Combien de fois n'entend-on
pas s'écrier : Oh ! la belle occasion d'alors ! oh ! si elle reve-
nait ! Peut-être feriez-vous la même chose ; votre main ne paraît pas heureuse, ou vous ne *savez* pas la saisir. L'un ou
l'autre : ou la saisir par une inspiration heureuse, spontanée ;
ou suppléer à cette disposition instinctive par des aptitudes
particulières. Elle est partout et nulle part : partout pour celui
qui sait la saisir, nulle part pour celui qui ne le sait pas ; et
tout le monde n'a pas le bonheur du simple, de trouver en
dormant ce que des milliers cherchent en vain à la lueur des
flambeaux.

On nous pardonnera cette courte digression ; elle doit
servir à introduire un élément de la plus haute importance
dans notre étude, et qui demande à être considéré sous toutes
ses faces, parce que les qualités énigmatiques dont nous
venons d'ébaucher une esquisse le caractérisent de la même
façon en médecine, mais avec cette grave différence que
l'occasion manquée en médecine est presque toujours irréparable, tandis que la vie ordinaire vous laisse au moins l'espoir de la possibilité d'une réparation. La vie et la mort, la
santé et la maladie, attendent souvent leur décision de ce
juge visible et invisible, de cet être capricieux qui, tantôt se

jette franchement dans vos bras, et tantôt échappe à vos investigations les plus minutieuses.

Le médecin ne peut donc pas éviter de porter la plus grande attention sur un chapitre aussi important, et de faire une étude approfondie de la manière dont il faut se comporter, pour saisir ce gage de réussite dans l'art de guérir qu'on appelle l'*occasion*. Il est des médecins qui sont doués par la nature de cette heureuse disposition de saisir instinctivement et sur-le-champ l'occasion d'agir dans une maladie. Ce sont ces grands praticiens qui possèdent ce quelque chose de plus que nous exprimons imparfaitement par les mots : *tact ou œil médical*, don inappréciable, auquel on ne supplée que difficilement, quoi qu'on en dise, même par des qualités scientifiques cent fois supérieures, et qui distingue ces natures d'élite qui forment l'aréopage de la science, quand le don naturel est soutenu et agrandi par les vertus du savant. On se rappelle que Galien appelle le médecin de ce genre : l'inventeur de l'occasion.

Employer ce qu'il *faut* employer, *quand* il le faut, voilà le problème dans toute sa simplicité. Le meilleur moyen échoue s'il n'est pas mis à sa place, si on s'en sert mal et sans à-propos. La raison et l'expérience nous disent que les agents médicamenteux ne réussissent pas dans tous les cas ; pour que leurs vertus se développent dans toute leur plénitude, il faut un certain concours de circonstances pouvant varier d'un instant à l'autre et difficiles à saisir. Le moment où elles existent est le plus favorable.

Le Père de la médecine était bien pénétré de cette vérité, lorsqu'il nous dit en tête de ses immortels Aphorismes : «*Occasio præceps*», l'occasion est fugitive ; sous cette formule abrégée, il montre combien «il faut d'étude, de savoir, d'application, d'habileté, de célérité dans la pensée pour dé-

couvrir l'occasion, la saisir et en profiter. » (Golfin; *De l'occasion ou de l'opportunité*, Montpellier, 1859, pag. 25.)
Hippocrate revient sur cette importante question dans plusieurs passages de ses écrits, notamment dans son traité
intitulé : *De locis in homine* (édition de l'Encyclopédie des
sciences médicales, tom. I, § 71, 72, 73), et l'étudie sous
ses aspects différents. « Il me semble, dit-il, qu'aujourd'hui
la médecine a fait tous les progrès qu'on peut en attendre ;
elle apprend à connaître la nature de toutes les maladies et à
choisir le moment de l'occasion. Celui qui la possède à ce
point n'attend rien du hasard. Que le hasard le favorise ou
ne le favorise pas, il fera le traitement convenable. La médecine est établie sur des bases solides, qui sont en elle sans
avoir besoin du hasard. C'est la science qui fait le bonheur,
quand on sait s'en servir à propos ; et alors, qu'a-t-on besoin
de bonheur?.... Bien faire, c'est réussir : c'est là le partage
des gens habiles ; mal faire, c'est échouer : tel est le lot des
ignorants. » (Ouv. cit., pag. 176.) « Le lieu de la curation
existe, quand le moment survient. (*Prénotions.*) Le moment
consiste dans l'occasion, les occasions sont une des choses
les plus importantes de l'art ; il y en a beaucoup, elles sont
diverses. » (*Des maladies*, § 5.) « Quand les femmes font
de fausses couches, les moments favorables passent promptement ; la mort arrive si l'on a différé : il faut profiter de
l'occasion. Il y a de même l'occasion et l'à-propos dans toutes
les maladies. » (Hippocrate.)

L'*opportunité* est en quelque sorte le complément de l'indication. Considérez ce que serait cette dernière, si on ne
s'efforçait pas de découvrir le moment favorable de l'action.
Ce serait préparer une arme qu'on laisserait dans le fourreau
au moment du danger. Le problème thérapeutique est bien
près d'être résolu lorsqu'on possède ces deux données ; il ne
reste plus qu'à trouver un agent convenable.

L'étude de cette intéressante question a fourni au regrettable professeur Golfin les éléments d'un livre remarquable sous plus d'un point de vue, dans lequel brillent du plus vif éclat les qualités qui distinguent le savant interprète de la science et le praticien consommé.

« Nous appelons, dit-il, opportunité en matière de thérapeutique, la manifestation du moment favorable plus ou moins puissant, que l'on doit se hâter de saisir pour remplir les indications, afin que la force médicatrice puisse se livrer aisément aux actes curateurs et normaliser l'agrégat vivant » (pag. 19).

L'auteur que nous venons de citer précise avec soin le sens des mots *occasion* et *opportunité*. D'après lui, ces deux mots ne sont pas tout à fait synonymes. Le mot *occasion*, dans son acception rigoureuse, signifie la rencontre, la conjoncture du temps, de lieux, d'affaires propres pour quelque chose. L'opportunité exprime la qualité de l'occasion ; elle en représente le caractère quand elle est à propos selon le temps et le lieu ; elle offre, non-seulement la conception de l'occasion, mais encore sa qualité opportune, propre et favorable. Dans ce sens, le mot *opportunité* conviendrait mieux dans le langage médical (pag. 14).

Cette remarque est très-judicieuse, en tant qu'elle se rapporte au sens spécial des deux mots ; mais nous pensons que le mot καιρός, occasion, employé par Hippocrate comme terme technique, impliquait le double sens que le professeur Golfin relève, et cela d'autant plus qu'il nous semble très-difficile de faire cette distinction pratiquement. Il faudrait alors admettre une bonne et une mauvaise occasion ; or, comme cette dernière n'en est pas une, une distinction pratique nous paraît impossible.

Il n'y a jamais eu de secte médicale assez absurde pour méconnaître l'opportunité. Ce n'est pas à dire qu'il soit aussi facile de l'étudier dans tous les systèmes. Avec les organiciens, qui rejettent l'existence de la faculté médicatrice, que devient l'opportunité ? Tout est mauvais dans la maladie ; il faut agir le plus tôt possible, se hâter de refaire ce que la maladie a défait, car celle-ci s'aggravera toujours si on l'abandonne à la nature. De pareilles idées conduisent à une thérapeutique toujours agissante et même turbulente.

Les naturistes, au contraire, exagérant le dogme hippocratique, admettent la faculté médicatrice provenant, non de la force vitale, mais de l'âme, et par conséquent intelligente. Une puissance de cette nature devait mieux connaître que qui que ce soit ce qui se passait dans le corps et ce qu'il fallait faire. Son titre autocrate de médicateur et de conservateur la préservait de toute tentative d'intervention de la part du médecin. Ce dernier ne trouve donc rien de mieux à faire, en fait d'opportunité, que de se croiser les bras et d'attendre le résultat de l'événement avec abnégation de tout secours, parce que c'est ainsi que le prescrit son système. Le malade souffre, le médecin reste calme, son front ne se ride pas ; le malade meurt, le médecin reste debout devant sa victime ; car, hélas ! le système triomphe et le médecin n'a pas troublé les résolutions de la nature. Cela s'appelait faire de la médecine expectante, ou mieux, faire de la médecine en *spectateur*. Il suffit, du reste, de signaler de telles absurdités pour les voir rejeter par le bon sens, et cependant elles ont eu leurs partisans. Heureusement ils oubliaient souvent leur rôle au lit du malade, et agissaient comme on agit communément en voyant souffrir quelqu'un.

Faire l'historique de toutes les aberrations semblables, ce serait dépasser le cadre de ce travail ; nous nous bornons donc à citer ces deux exemples, qui sont assez instructifs. Si les systèmes qui conduisent à la négation ou à l'exagération des ressources du pouvoir médicateur de la nature, ne sont pas compatibles avec l'opportunité, il n'en est pas de même du Vitalisme hippocratique. Cette doctrine nous enseigne que le principe qui anime nos organes a de bons et de mauvais instincts, et qu'il est capable de faire le bien et le mal, suivant qu'il est sollicité. Ce n'est pas seulement du côté des avantages de la nature vivante qu'il faut se tourner pour trouver l'opportunité, il faut aussi regarder du côté de ses mauvaises qualités. Quand la faculté médicatrice est mal engagée, que ses tendances sont fâcheuses, il y a opportunité à les combattre ; il faut essayer toutes les ressources de l'art et agir souvent rigoureusement pour lui imprimer des mouvements salutaires ou pour ranimer l'étincelle qui s'éteint.

Pendant qu'une maladie parcourt toutes ses phases, depuis l'invasion jusqu'au déclin, il arrive un moment suprême, un moment d'extrême violence, où la lutte devient décisive. C'est le point culminant au-delà duquel l'état morbide va descendre du côté de la guérison ou de la mort ; c'est le moment de l'opportunité : alors, pour nous servir d'une pensée de Leibnitz : *le présent est gros de l'avenir.*

On aurait tort de croire que l'opportunité exige toujours une intervention active de la part du médecin. Plus d'une fois l'expectation la plus rigoureuse est de la plus haute opportunité. Au moment où une crise va s'opérer, la nature semble se recueillir ; elle n'a pas besoin d'être dérangée ; elle fait tous ses efforts, soit par une marche graduelle et réglée, soit par des actes tumultueux et violents, pour ramener les mouvements vitaux à l'ordre et à l'harmonie hygides. Malheur à celui qui, méconnaissant cette tendance salutaire, n'y verrait qu'une aggravation de la maladie et jetterait le trouble dans ce travail médicateur par une intervention intempestive ; il briserait souvent la seule ancre de salut.

Lorsqu'il convient d'agir, la conduite à tenir n'est pas la même dans tous les cas ; elle varie avec la nature de l'affection. Si celle-ci est perverse et qu'il soit possible de la juguler, n'aura-t-on pas plus de chances de succès en l'attaquant dès qu'elle paraît, avant son entier développement ? si elle est déjà établie, il faut intervenir sans retard.

S'agit-il de débarrasser une maladie d'une complication qui la gène dans son évolution, enlever cet obstacle dans le plus bref délai, afin de l'empêcher de jeter de profondes racines, de se fortifier ; voilà l'opportunité. La disparition de cette entrave rend les mouvements de la nature plus réguliers, et augmente la puissance de la thérapeutique.

Dans les affections simples, qui n'offrent rien de pervers, l'opportunité existe au moment où la faculté médicatrice arrive à son entier épanouissement. Pendant la période que les anciens appelaient période de crudité, les mouvements vitaux, quand ils sont bien ordonnés, ont un caractère synergique dont il faut savoir apprécier la portée, afin de les surveiller attentivement, de les calmer, s'ils sont trop intenses, ou de les exciter, s'ils sont insuffisants.

Sans ces conditions bien observées, ce travail de la coction ne s'effectuera pas convenablement, et la solution de la maladie en souffrira. Il y a donc alors opportunité à consulter les forces, à rechercher avec soin quelles sont les tendances du principe conservateur et médicateur, ses besoins et les moyens qu'il met en œuvre pour arriver à ses fins.

Un moment important au point de vue de l'opportunité est celui où se prépare une crise. Dans cet instant suprême une lutte s'engage ; quelle en sera l'issue ? Examinez de quel côté sont les chances les plus favorables. Faut-il aller dans le sens de la nature ou bien la contrarier ? Dès que la tendance vers une crise est reconnue, il serait imprudent de pousser

avcuglément la nature dans cette direction ; une détermination trop précipitée peut nuire aux bons résultats des mouvements spontanés. Il faut donner en quelque sorte au principe conservateur le temps nécessaire à la réalisation du projet
qu'on lui suppose ; mais si, quand l'indication est mûre, les
actes auxquels il se livre sont insuffisants ou mal dirigés,
c'est alors seulement que la thérapeutique est appelée à les
compléter et à les guider.

Ainsi donc, le diagnostic de l'opportunité se tire de l'état
de la faculté médicatrice. Il est en rapport avec la nature
connue de l'affection, avec l'état des forces et avec la direction particulière que la faculté médicatrice imprime aux mouvements salutaires. L'art seconde merveilleusement la nature,
quand il est employé à propos. Nous ne pouvons jamais savoir avec certitude si la nature, en défendant notre frêle
existence contre l'envahissement des causes de destruction,
sortira victorieuse de la lutte ; il est donc de notre devoir de
la secourir quand nous la voyons faillir, et mille exemples
démontrent l'efficacité de ce secours. L'apoplexie, la paralysie, la pleurésie, la péripneumonie, les fièvres inflammatoi-
res, quelle serait leur issue sans la saignée faite à temps ?

Jusqu'à quel point la connaissance des symptômes peut-
elle nous servir pour juger de l'opportunité ? Faut-il se fier à
eux sans les interpréter ? N'y a-t-il pas préalablement une
appréciation à faire ? Ne faut-il pas appeler à notre aide une
autre partie importante de la science, dont la connaissance
nous fournit un des meilleurs guides pour juger de l'opportunité ? N'est-ce pas la *séméiotique* qu'il faut bien interroger
pour s'orienter ; cette science que Double définit (*Séméiot.
générale*, tom. I, pag. 13) : « la science des signes et de
leur valeur dans les maladies », et qui « embrasse dans son
vaste domaine tous les actes, tous les mouvements de la na-

ture malade : ceux qui ont déjà été , ceux qui sont actuellement et ceux qui doivent être ? »

Cette science ne se borne pas à l'étude stérile des symptômes, en les réduisant à leur véritable valeur ; elle s'occupe à découvrir « des signes cachés aux yeux du vulgaire », pour reconnaître la nature , les causes internes des maladies ; elle scrute l'état des forces et la situation de la faculté médicatrice. Quand on la comprend exactement et dans toute son étendue, on n'est pas exposé à accorder à quelques symptômes trompeurs , insolites , qui masquent la nature de la maladie , une valeur illusoire qui pourrait facilement engager votre thérapeutique dans une fausse route. Un jeune enfant, par exemple , est pris subitement de convulsions affreuses, d'un délire violent que rien n'explique , de fièvre intense , etc. , etc. Si le médecin a des raisons pour croire que ces symptômes alarmants sont le prélude de l'apparition d'une fièvre exanthématique , et qu'ils se dissiperont dès que celle-ci paraîtra , il se gardera bien de faire des efforts pour les arrêter ; il cherchera plutôt à favoriser le travail cutané qui doit mettre fin à ces scènes de désordre.

Comme autre exemple , supposons un individu atteint de fièvre maligne. Le propre de cette maladie, dit M. Alquié, c'est son invasion répétée « sous les apparences les plus bénignes, fréquemment sous celle d'un simple catarrhe ». Elle cache sa gravité sous ces formes légères , jusqu'à ce qu'elle se démasque presque subitement avec tout son effrayant cortége de symptômes , brisant le fil de la vie presque sans résistance possible. Hippocrate disait avec raison à ce sujet : « *Pulsus bonus , urina bona , æger moritur.* »

Ces affections insidieuses donnent la mort au moment où le malade semblait présenter tous les attributs de la santé ; l'espoir dans ses yeux, c'est le désespoir ; le feu de la vie

qui brille dans ses regards, c'est la torche de la mort. —
C'est le chien, dit une juste comparaison, qui mord sans
aboyer. Si l'on se fie, dans cette sorte d'affections, aux symptômes, qui sont, comme nous l'avons dit, souvent nuls ou
presque insignifiants, on se berce dans une expectation fatale, et on ne fait rien pour prévenir l'explosion de l'orage,
quoiqu'il y ait urgence brûlante.

Mais est-il toujours possible de prévoir ce qui arrivera ?
Peut-on découvrir la figure hideuse de l'ennemi mortel derrière son masque souriant ? Sinon toujours, répondons-nous,
du moins souvent on peut soupçonner sa présence, si l'on
tient compte de l'influence épidémique, des conditions particulières dans lesquelles le sujet s'est trouvé placé. Il y a
de plus, dans la maladie, quelque chose d'insolite. Son expression phénoménale, à peine ébauchée, est en désaccord
complet avec la dépression rapide des forces, et c'est là toujours l'indice d'un grand péril. Le praticien expérimenté ne
s'en laissera pas facilement imposer ; son œil exercé pénétrera
bientôt le rouge et le fard, qui donnent pour un moment
à la décrépitude les couleurs de la jeunesse, et, au lieu de
savourer sans souci les illusions d'un spectacle semblable, il
cherchera et il trouvera son véritable objet derrière le rideau
trompeur ; il ne perdra pas un instant pour aller à la rencontre de son redoutable adversaire.

L'occasion est fugitive, passagère, difficile à saisir, surtout
dans les maladies aiguës, qui marchent promptement vers
une terminaison heureuse ou funeste. C'est encore la séméiotique qui nous indique, par des signes fixes et certains, quand
il faut agir, pour ne pas laisser échapper le moment favorable
où l'œuvre du médecin offre le plus de chances connues de
réussite. Le Père de la médecine avait spécialement ces affections en vue lorsqu'il écrivait la sentence « *occasio præceps* ».

Dans les états morbides qui ont une marche lente, le moment favorable est moins prompt à disparaître sans doute,
mais il faut ne pas exagérer sa durée. En effet, la plupart
des maladies chroniques sont perverses ; leur accroissement
est continu, on n'y voit pas ces mouvements salutaires et
critiques qui jouent un si grand rôle dans les maladies
aiguës. Généralement aussi ne compte-t-on guère sur les
ressources de la nature, et s'empresse-t-on d'agir le plus
tôt possible pour empêcher la maladie de jeter de profondes
racines.

Les états morbides chroniques qui s'accompagnent d'une
altération, d'une lésion de la faculté plastique, présentent
dans leur cours deux périodes distinctes : dans la première,
la modification dynamique est la partie dominante ; dans la
seconde, il y a de plus altération matérielle. Le moment de
l'opportunité coïncide avec la période purement dynamique ;
si on la laisse passer, la guérison sera très-difficile, surtout
si la lésion organique, par la profondeur de son siége, n'est
pas accessible aux moyens curatifs.

§ IV. Des méthodes et des moyens thérapeutiques.

Méthodes thérapeutiques.

> « L'autre moyen, que je crois propre à l'avan-
> cement de la médecine, est d'avoir une méthode
> fixe, sûre et complète de traiter les maladies. »
> (SYDENHAM.)

Une fois ces notions acquises sur le pouvoir médicateur de la nature, sur les indications, leurs sources, leur importance respective et leur opportunité, le thérapeutiste doit s'occuper de déterminer quels sont les plans généraux de traitement qu'il doit suivre pour combattre la maladie.

L'utilité, même la nécessité de tels plans, saute aux yeux, quand on pense au nombre indéterminé des maladies, à leurs physionomies, leurs évolutions, leur marche, leurs solutions, leurs complications différentes. Et, qui plus est, la même maladie peut présenter une telle diversité d'actes, un tel chaos de phénomènes, des formes tellement inaccoutumées, qu'il est impossible de formuler un traitement qui réponde à toutes les exigences du corps malade en pareille occurrence. Des considérations de la plus haute importance, une analyse minutieuse de tout ce qui se présente aux sens et à l'esprit de l'observateur, deviennent nécessaires pour débrouiller le véritable caractère de la maladie et de ses annexes concomitantes, pour en saisir les éléments, pour trouver parmi elles celle qui est la plus saillante et qui tient les autres sous sa dépendance.

Ces considérations pathogéniques, unies à l'examen circonspect et approfondi de tous les éléments constituants de la maladie et des indications majeures et mineures qui en résultent, donneront la clef de la manière dont il faut établir le traitement, et feront connaître contre quels éléments il faut le diriger principalement. Généralisées et formulées, elles constitueront les plans, les méthodes du traitement des maladies.

On a beaucoup discuté sur la valeur des méthodes, en prétendant que ce formalisme médical était sans portée pratique et ne pouvait s'élever qu'à la hauteur d'un exercice scolastique *intra muros academiæ*, sans utilité réelle en présence de la maladie. Est-ce bien là un reproche sérieux? Nous ne le pensons pas; nous croyons, au contraire, qu'une méthode rationnelle, établie sur l'analyse consciencieuse de tout l'ensemble thérapeutique, est le seul guide du clinicien dans le dédale de variations des actes morbides, et nous sommes convaincu que tout traitement établi sans ces préliminaires flotte sans appui dans l'air, livré à toutes les chances du hasard. « L'autre moyen que je crois propre à l'avancement de la médecine, est d'avoir une méthode fixe, sûre et complète de traiter les maladies. » (Sydenham; *Médec. prat.*, préf., pag. cxxx.)

On pourrait définir la *méthode*, dans son sens le plus général: la manière de penser et d'agir d'après un plan, d'après des règles, pour arriver à un certain but; elle appartient, dans le sens le plus rigoureux, à la science et lui donne son caractère propre. Comme la méthode est la même pour toutes les sciences, nous n'avons rien à modifier dans cette définition au sujet de la science médicale; quoique les faits changent ici de nature, l'esprit n'y exécute qu'un même procédé.

Ce sont donc « des plans divers de traitement que l'on peut opposer aux maladies », avons-nous dit plus haut avec Barthez. Leur but est de neutraliser, d'annihiler les lois pathologiques qui règnent, et de rendre leur pleine et libre activité aux lois de l'état de santé. « Ces plans de traitement, coordonnés selon leur légitime usage, constituent la philosophie de la médecine pratique, ou la science des méthodes thérapeutiques fondées par Barthez. Ces méthodes sont naturelles, analytiques ou empiriques. » (Gottin : *Études sur la pharmacodynamie*, pag. 115.)

« Les méthodes naturelles du traitement d'une maladie ont pour objet direct de préparer, de faciliter et de fortifier les mouvemens spontanés de la nature, qui tend à opérer la guérison de cette maladie. Ces méthodes sont généralement indiquées dans les maladies où la nature a une tendance manifeste à affecter une marche réglée et salutaire. » (Barthez : préface du *Traité des maladies goutteuses*, édition de l'Encyclopédie des sciences médicales.) Pour que la méthode naturelle soit de mise, il faut que la nature se livre spontanément à des mouvemens favorables, à une solution heureuse, et qu'elle ait de bonnes tendances. Ce caractère, que Barthez met soigneusement en relief, la distingue complétement de la méthode imitatrice, avec laquelle quelques auteurs ont voulu bien à tort la confondre. Quoiqu'on puisse établir un certain rapprochement entre les deux, sous le point de vue « qu'elles s'adressent au même principe réactif médicateur », la distinction entre elles n'est pas moins évidente, parce que leur mode de procéder est totalement différent, et c'est précisément cette différence qui est la base de la division de Barthez. «Cette conduite imitatrice, dit M. Alquié (*Doctrine de Montpellier*, pag. 508), diffère de la méthode naturelle, qui consiste simplement à suivre et à favoriser les actes déjà commencés par la puissance vivante; tandis qu'en voulant imiter la nature, le praticien s'efforce de provoquer des révolutions semblables, alors que l'agrégat humain n'a pas de tendance évidente à les produire. »

Ce que nous disons là de la méthode naturelle et imitatrice, se rapporte également à la méthode perturbatrice, qui, elle aussi, n'est qu'un autre mode de s'adresser à la nature.

En procédant par de tels rapprochements, nous ne voyons guère pourquoi on n'irait pas à la dernière logique dans l'espère. Comme c'est la nature qui guérit les maladies, nous pensons que les spécifiques s'adressent aussi bien à elle que les autres moyens curatifs ; que cela se fit d'une manière plus directe, cela ne changerait que le mode de s'y adresser, et logiquement nous n'aurions alors qu'une seule méthode avec plusieurs subdivisions, dont nous pourrions appeler la subdivision spécifique la *méthode directe*, tandis que les autres seraient des *méthodes indirectes*. Nous ne pouvons pas admettre, par exemple, que le quinquina agisse sur l'état morbide sans que la nature y coopère, sans qu'elle y soit pour quelque chose. La méthode spécifique « attaque la maladie sans aucun intermédiaire », dit M. le professeur Lordat (*Doctrine médicale* de Barthez, pag. 307). Sydenham s'exprime ainsi (Préface de ses *Œuvres*, ç XXIII, nouvelle édition, par Baumes, 1816) : « Il y a une différence infinie entre les médicaments,....... et les médicaments qui guérissent spécifiquement et immédiatement telle ou telle maladie, sans avoir égard à telle ou telle intention curative. » Si cela veut dire que la nature n'est pour rien dans la guérison, nous nous inclinons devant le vénérable Nestor de notre École et nous regardons la figure majestueuse de l'Hippocrate anglais de la poussière de notre rhétorique, mais nous tenons haut le drapeau du Père de la médecine, sur lequel est écrit : « La nature guérit les maladies », c'est-à-dire : tout ce qu'on veut faire *pour* elle, on ne peut le faire que *par* elle. La pensée de Barthez à ce sujet ne souffre aucune méprise : « L'usage des spécifiques tend à produire un changement total de l'état morbifique, en déterminant la nature à des mouvements

salutaires, qu'elle n'aurait jamais conçus spontanément. »
(*Mal. goutt.*, préf. pag. vii.) Si le quinquina produit la
fièvre lorsqu'on l'administre à l'homme en santé, cela ne
prouve-t-il pas qu'il exerce un effet pathogénique sur l'organisme vivant ?

Quoi qu'il en soit, nous préférons nous en tenir rigoureusement aux divisions de Barthez, jusqu'à ce que le sujet ait
été plus approfondi, et cela d'autant plus que les changements
qu'on propose d'introduire n'ont qu'un caractère purement
théorique et sont presque sans influence sur la pratique.

Barthez, d'ailleurs, lui-même, laisse comprendre en plusieurs endroits que sa classification n'est pas tout à fait parfaite
et ne répond pas à tous les besoins de l'action thérapeutique.
Il dit dans la préface des *Maladies goutteuses* : « Toutes les
méthodes, à un point de vue, sont pareillement naturelles,
analytiques et empiriques ; » et il nous semble qu'il vaut encore mieux l'accepter telle qu'elle est dans la mâle grandeur
de sa conception, que de la morceler sans nécessité majeure,
jusqu'à ce qu'un nouveau génie médical paraisse, qui en en-
treprendra la refonte.

Nous renvoyons au beau passage sur Barthez et ses méthodes, qui se trouve dans la *Doctrine médicale* de F. Bérard, pag. 116, et qui se termine ainsi : « Jamais médecin,
nous osons le dire, ne s'était élevé si haut ; et l'on s'assurera
bientôt que, lors même qu'on pourrait lui contester sous quelque rapport que ce soit quelque application particulière de
ses principes généraux, on ne pourrait pas lui refuser la gloire
d'avoir créé la philosophie de la médecine pratique, considé-
rée sous le point de vue le plus étendu, philosophie qu'aucun des grands hommes qui l'ont précédé n'avait jamais
conçue dans ce vaste ensemble. »

Un éloge aussi éloquent que sincère de l'œuvre de Bar-

thez, sorti d'une bouche qui n'est pas très-suspecte de Bar-
thézianisme, et qui s'est malheureusement fermée trop tôt
pour notre École et pour la science, un tel éloge ne peut
que raffermir notre conviction déjà solidement établie au sujet des avantages de l'étude clinique des méthodes qui sont
généralement acceptées, et qui assurent à leur illustre fondateur une page des plus glorieuses dans l'histoire de la science
médicale appliquée.

La méthode naturelle trouve fréquemment son application
au lit du malade ; elle repose sur le dogme de la faculté médicatrice. Pour en tirer tout le bénéfice possible, il est indispensable de connaître d'avance dans une maladie, en tenant
compte de l'expérience clinique, les mouvements divers auxquels se livre la nature, afin de les faciliter, de les préparer
ou de les respecter, suivant qu'ils sont plus ou moins appropriés à une bonne solution de la maladie. Ainsi, dans une
fièvre exanthématique régulière et sans complication, le médecin se borne à prescrire le séjour dans une température
modérée, les boissons chaudes, la diète ; il éloigne du malade
tout ce qui pourrait contrarier le travail cutané en gênant
l'expansion périphérique ; il se livre alors à une sage expectation. S'agit-il d'une fièvre éruptive dont l'évolution est difficile, pénible, la nature étant trop faible pour réaliser ses bonnes
tendances, la méthode naturelle lui vient en aide, elle la for-
tifie ou la débarrasse des obstacles qui arrêtent sa marche
salutaire. La crise des affections catarrhales se fait ordinairement par la peau ; mais quelquefois la diaphorèse est trop
peu abondante, la crise n'est pas suffisante ; on l'active en
prescrivant les boissons diaphorétiques, un vomitif, etc.

Lorsqu'un abcès s'est formé au sein de nos tissus, le pus
tend à se faire jour à l'extrémité ; son élimination est quelquefois retardée par la résistance des parties qui l'emprison-

nent, et il est indispensable d'intervenir en mettant en œuvre tous les moyens pr   res à favoriser l'issue de la matière purulente. Supposez le cas d'une fracture. La nature est toute-puissante pour réunir d'une manière solide les deux fragments osseux ; mais pour que le travail de réparation se fasse avec toute la régularité et toute la promptitude désirables, le chirurgien s'occupe d'abord de combattre les accidents locaux ou généraux, ensuite il remédie au déplacement, et maintient les fragments dans un rapport convenable.

Le but que se proposent les méthodes analytiques est bien différent. « Les méthodes analytiques d'une maladie, écrit Barthez, sont celles où, après l'avoir décomposée dans les affections essentielles dont elle est le produit, ou dans les maladies plus simples qui s'y compliquent, on attaque directement ces éléments de la maladie par des moyens proportionnés à leurs rapports de force et d'influence. Ces méthodes sont d'autant plus indiquées qu'il existe une plus grande complication des éléments d'une maladie.» (*Loc. cit.*, pag. 6.)

Nous n'avons pas besoin de rappeler ici les lumières que l'analyse clinique jette sur l'étude de la nature des maladies ; «il est impossible de traiter les maladies sans les analyser. » (F. Bérard ; *Dict. des sciences médic.*, art *Élément.*)

« L'analyse est la méthode la plus sûre pour diriger nos observations et nos études ; elle conduit aux découvertes les plus importantes de la médecine, comme elle fait parvenir les autres sciences aux résultats les plus étonnants. » (Ch.-L. Dumas ; *Doctr. génér. des mal. chron.*, *Disc. prélim.*, pag. XIV.) Qu'il nous suffise de dire que, par un examen attentif des circonstances étiologiques qui ont présidé au développement du fait morbide, et par une interprétation convenable des phénomènes qui l'expriment, on parvient à pénétrer sa

constitution intime et à déterminer si la scène morbide est
sous la dépendance d'un seul ou bien de plusieurs éléments [1]
ou affections simples indécomposables. Dans le premier
cas, la maladie est simple ; dans le second, les éléments
qui la composent sont dans un rapport variable, suivant
qu'il y a, comme nous l'avons vu précédemment, complication ou simple coïncidence de plusieurs états morbides.
La connaissance des rapports réciproques de ces divers éléments, et la recherche de la part d'influence qui revient à
chacun d'eux, mérite un examen sérieux, et il est impossible de faire de la thérapeutique rationnelle, si l'on est privé
de ces données. « Dans la méthode analytique, qui est propre
à chaque complication, il faut faire dominer le traitement
qui convient à chacune des affections ou maladies composan-
tes en proportion de ce qu'elle a plus d'importance respective.
Cette importance doit être estimée suivant qu'elle est plus
urgente ou d'un danger plus pressant, et suivant son influence
sur les autres affections ou maladies combinées. » (Barthez ;
loc. cit.)

En tenant compte des sages préceptes formulés par l'illustre chancelier, le traitement des maladies les plus complexes
ne présente rien d'incertain ; l'analyse en découvre les élé-

---

[1] Nous prenons le mot *élément* dans le sens que Barthez, Dumas, Lordat
et Golfin lui ont assigné, c'est-à-dire que « l'élément n'est autre qu'un
acte constitutif de la maladie ». Quoiqu'on puisse reprocher à cette définition de pas tenir assez compte de l'acte pathologique et d'être sous ce
rapport en opposition avec celle de Fréd. Bérard, qui dit : « que les éléments consistent dans les actes morbides qui constituent une source d'indications thérapeutiques », donnant de cette façon une prépondérance
marquée à l'acte pathologique, nous adoptons celle de Barthez, parce
qu'elle nous donne plus de latitude dans l'appréciation. Les deux opinions
d'ailleurs se réconcilient facilement en face de la maladie en les restrei-
gnant dans une sage mesure.

ments et les rapports qu'ils déterminent entre eux , donne à chacun l'importance qu'il mérite, et assure à nos agents une probabilité plus grande de succès. Ainsi, lorsque plusieurs affections élémentaires se trouvent réunies , que l'une d'elles a une prédominance marquée et tient les autres sous sa dépendance , il importe de faire prévaloir la partie du traitement qui lui convient ; elle fournit l'indication majeure. Une fois que cet élément a disparu , ceux qui lui étaient subordonnés marchent d'eux-mêmes vers une solution favorable , ou sont plus accessibles aux moyens de la thérapeutique.

Cette règle n'est pas applicable à tous les cas sans exception, car dans maintes circonstances l'affection élémentaire qui donne l'indication majeure peut être négligée, doit même l'être pour le moment , parce qu'un élément accessoire prend tout à coup des proportions insolites et menace les jours du sujet. Ainsi, dans une fièvre intermittente , pernicieuse, apoplectique , la fluxion cérébrale est subordonnée à l'affection intermittente, et c'est à celle-ci qu'on doit s'adresser , si on veut se rendre maître de la maladie. Mais la fluxion sur un organe aussi délicat que le cerveau a des dangers ; et, si on ne se hâte de la combattre, elle peut causer la mort avant qu'on ait eu le temps de porter remède à l'affection périodique.

Lorsqu'un élément joue le rôle de complication, sa présence est un obstacle qui s'oppose aux mouvements salutaires de la nature et aux bons effets des agents dirigés contre la maladie compliquée. Aussi doit-on , aussitôt après avoir reconnu cet élément surajouté , le combattre et le faire disparaître au plus tôt ; ce n'est qu'à cette condition que la guérison peut être obtenue.

La première période des fièvres éruptives s'accompagne

quelquefois d'un état de spasme qu'il importe de faire cesser,
pour que l'éruption se fasse d'une manière convenable. Dans
les fièvres intermittentes de nos pays, on constate souvent
un embarras des premières voies, qui empêche les bons effets
du sulfate de quinine. Aussi a-t-on l'habitude de commencer
le traitement par l'administration d'un vomitif, qui nettoie
les voies digestives et favorise l'absorption du spécifique. Quand
deux éléments existent, dont l'un est la cause de l'autre,
l'analyse découvrira l'élément causal et cherchera à le détruire:
Sublata causa, tollitur effectus (Hippocrate). Quoique cet
aphorisme soit en général vrai, il faut bien se garder de le
prendre, en médecine, à la lettre, puisque très-souvent il
arrive que la cause est enlevée, mais qu'elle a produit des
effets qui persistent et qui demandent alors un traitement
spécial.

Dans les méthodes naturelles et analytiques, «nous apercevons le mode d'utilité des moyens employés, c'est-à-dire le
rapport des indications à remplir avec les affections et les déterminations immédiatement occasionnées par ces moyens....»
Au contraire, «les méthodes empiriques sont celles dont l'expérience a constaté l'efficacité, mais dont les effets immédiats
et primitifs n'ont point, avec la guérison de la maladie, un
rapport que notre esprit puisse saisir.» (Lordat; *Doctrine
de Barthez*, pag. 302.) Il n'y a pas, dans les motifs de leur
application, le degré de précision et de certitude qui est propre
à celles que nous avons déjà étudiées. On se laisse guider par
l'analogie. Le principe ne paraît rien faire pour la guérison;
il est dominé, entraîné par l'état morbide, ou bien la constitution de la maladie est enveloppée d'obscurités qui mettent
en défaut la puissance des méthodes analytiques; alors,
comme ressource dernière, «on s'attache directement à
changer la forme entière de la maladie par des remèdes

qu'indique le raisonnement fondé sur l'expérience de leur utilité dans des cas analogues. » (Barthez ; *loc. cit.*)

Les méthodes empiriques ont été divisées en *imitatrice*, *perturbatrice* et *spécifique*.

Les premières « tendent à déterminer le malade à des mouvements de fièvre ou autres, conformes à ceux par lesquels la nature humaine guérit souvent des maladies semblables. » (Barthez.) Le rôle de cette méthode est bien distinct, et on aurait grand tort de la confondre avec la méthode naturelle. L'une et l'autre reposent sans doute sur l'observation des phénomènes auxquels se livre la nature, mais une différence énorme les sépare. Pour qu'on use de la méthode naturelle, il faut que la faculté médicatrice ait de bonnes tendances, que ses mouvements aient pour but la conservation du sujet ; il suffit de les surveiller ou de les aider pour que la guérison se fasse. L'emploi de la méthode imitatrice, au contraire, suppose que la nature ne fait rien contre la maladie ou que ses efforts sont mal dirigés ; pour la détourner de cette voie funeste, on est obligé de la contraindre et de la déterminer à accomplir ce à quoi elle n'était nullement disposée. Prenons un exemple vulgaire : la fièvre gastrique bilieuse, si fréquente dans le midi de la France, se juge ordinairement par des vomissements ou des déjections alvines de matières bilieuses, dans les cas où la nature opère seule et d'elle-même. Dans ce mode de solution, la méthode naturelle est indiquée ; mais si la maladie s'aggrave sans que rien ne fasse pressentir la survenance du flux salutaire, c'est alors le cas de la méthode imitatrice, et l'administration d'un émétique ou d'un purgatif met fin à la maladie, en produisant artificiellement la modification reconnue utile par l'observation de ce qui a lieu dans des cas analogues.

Les méthodes perturbatrices se proposent d'imprimer à

l'économie une secousse, une commotion, dans le but de changer sa manière d'être et de la détourner de ses tendances vicieuses. Les moyens dont elle dispose pour opérer cette distraction salutaire sont loin d'être doués de la même énergie et ne doivent pas être employés indistinctement ; leurs effets ne peuvent pas être toujours calculés d'avance, et la prudence exige qu'on tienne le plus grand compte de l'état des forces, afin de ne pas exposer le sujet aux dangers d'une perturbation trop violente qui, au lieu de détourner la maladie, l'aggraverait plutôt et exposerait le malade à une perte certaine. Cette méthode trouve son application, en général, plutôt dans les maladies chroniques que dans les affections aiguës.

Ces méthodes procèdent de deux manières différentes : ou par métasyncrise, ou par perturbation proprement dite. Ces deux manières sont au fond les mêmes et ne se distinguent que par le degré de leur force relative, produit par les moyens plus ou moins violents dont on se sert pour opérer le changement perturbateur salutaire. On appelle *métasyncrise* « une commotion légère, suffisant pour changer le mode actuel des fonctions vitales et trop faible pour amener une perturbation..... Toute impression insolite, toute action inaccoutumée, tout changement introduit dans une diète journalière, toute rupture dans les habitudes, soit animales, soit vitales, peuvent exécuter une métasyncrise. » (Lordat ; *Perpétuité de la médecine*, pag. 259.)

Dans un grand nombre de maladies chroniques, on retire plus d'une fois les meilleurs avantages de la méthode métasyncritique. Son application n'est suivie d'aucun danger, parce que les agents qu'elle met en œuvre sont incapables de nuire. En effet, la plupart du temps elle met à contribution les ressources variées de l'hygiène, et sait tirer un parti avantageux de la modification vitale qui accompagne tout changement survenu dans les habitudes, l'alimentation, la nature du climat, etc., etc.

Dans les cas où elle invoque l'assistance de la matière médicale, elle choisit les substances les moins énergiques et les prescrit à de faibles doses. Les effets sont lents à se produire et on n'a pas à craindre de dépasser le but. La métasyncrise est l'exécution alternative la plus douce, la plus prudente, de l'axiome fondamental de la thérapeutique dichotomique d'Hippocrate : « il faut tendre ce qui est relâché, et relâcher ce qui est tendu ; c'est le vrai moyen de détruire le mal », pour produire une rentrée spontanée dans l'état normal, en stimulant le système vital, tantôt d'un côté, tantôt de l'autre.

Dans la perturbation, au contraire, on agit d'une manière violente, brutale ; le principe de la vie est soumis à une secousse qui bouleverse toutes les fonctions. « Il peut arriver que dans une résolution, où toutes les fonctions naturelles sont presque suspendues, l'affection morbide s'anéantisse, et qu'au retour des forces l'ordre se rétablisse. » (Lordat ; *Perp. de la méd.*, pag. 258.) Malgré les résultats heureux qu'on peut retirer de cette méthode et que l'expérience de tous les jours atteste, il faut convenir qu'il est bien difficile d'en préciser l'indication et de proportionner l'énergie des moyens aux besoins de chaque cas particulier. La moindre erreur entraîne après elle les conséquences les plus graves, ce qui s'explique suffisamment par la plus simple considération des choses. Vouloir arrêter par une violente secousse un char entraîné dans une course fatale vers l'abîme, c'est souvent le briser avant qu'il arrive au gouffre qui l'aurait englouti. Et d'ailleurs l'organisme vivant n'est-il pas un tout autre rouage ? Pouvez-vous savoir au juste dans quelle direction il roule ? Êtes-vous jamais apodictiquement sûr qu'il court à sa perte ? Ne peut-il pas s'arrêter et être sauvé subitement à la faveur d'un obstacle imprévu, ce que vous empêcheriez par une intervention inopportune ? De quel côté faut-il saisir l'attelage ? le savez-vous toujours ? Quelles forces faut-il mettre en jeu ? les connaissez-vous exactement ? Mais vous agissez par analogie. Hélas ! où la reconnaître, et la rencontre-t-on bien parfaite dans le vaste empire des maladies, où il n'y a pas deux faits entièrement semblables ! Et quelle est la logique de votre action ? La logique du désespoir, l'empirisme brut !

Ce tableau n'est pas fait, bien s'en faut, pour flatter notre art ; mais il est vrai, et nous l'avons tracé pour faire ressortir toute la gravité du sujet que nous traitons. Le praticien doit donc agir avec la plus grande prudence, épuiser toutes les forces légitimes que la science rationnelle lui fournit, avant de recourir à une ressource aussi formidable que douteuse, semblable à cette *«ultima ratio regum»* qui finit plus d'une fois par perdre ce qu'elle voulait gagner, en tout livrant aux hasards de la lutte. Mille raisons donc sollicitent la sagacité du médecin ; le vrai praticien en tiendra compte, et il évitera des catastrophes qui détruisent la foi dans la science, et jettent le mépris sur ses adeptes.

« Les méthodes empiriques spécifiques sont celles où l'on emploie dans les maladies des remèdes ou des procédés dont l'expérience a confirmé l'utilité spécifique pour détruire les maladies. » (Barthez, *loc. cit.*)

Les médicaments spécifiques sont ceux qui font disparaître une affection pathologique mystérieuse, inconnue dans son essence, par une extinction occulte de l'état morbide qui en constitue le fond. Il n'est pas nécessaire, comme on l'a prétendu, qu'un spécifique guérisse toujours, car il n'en est aucun qui remplisse cette condition d'une manière absolue. Tout ce que l'on peut dire, c'est que les médicaments qui portent ce nom guérissent habituellement et sans qu'il soit possible de se rendre compte de leur mode d'agir. Le résultat seul nous révèle leurs bons effets.

Le spécifique, dit Baglivi, est « un remède qui, par une vertu singulière dont il est doué, guérit ou soulage infailliblement une maladie particulière, étant donné, autant qu'il est possible, dans les mêmes circonstances. »

Malheureusement, le nombre de ces précieux auxiliaires est trop restreint, comme le nombre des maladies qu'ils combattent victorieusement. Il serait à désirer que la pieuse pensée de Sydenham déjà citée : « que le Créateur, qui veille à la conservation de ses ouvrages, a pourvu à la guérison des maladies les plus considérables qui affligent le genre humain, en formant des spécifiques qui soient à portée de chaque homme, et dans son pays natal, » (Préface, pag. CXL, § XXIV) devienne bientôt une réalité palpable pour le bonheur de l'humanité. Cela simplifierait singulièrement la médecine et son étude. Un catalogue annuellement augmenté, revu et corrigé, avec l'énumération alphabétique des maladies, d'un côté, et celle des remèdes, de l'autre, suffirait et donnerait à nos in-folio pathologiques et thérapeutiques une dimension passablement mignonne. Mais quand nous considérons qu'il a fallu des milliers d'années, jusqu'à ce que le pur hasard nous fît découvrir deux seulement de ces merveilleux arcanes ; que les maladies, en attendant, se multiplient par tous les raffinements et toutes les misères de la civilisation, l'ardeur de nos espérances se refroidit considérablement, et nous pensons, avec une déception profonde, que les quarante années du désert seront encore longues et qu'il y aura encore beaucoup de chercheurs, comme Moïse, auxquels un bon esprit fait entrevoir la terre promise, mais qui n'y entreront point.

Les méthodes de Barthez ont été généralement adoptées par les disciples de son École. Ch.-L. Dumas, dans son beau

livre sur les *Maladies chroniques*, les a mises souvent à
profit ; F. Bérard les a approuvées sans critique ; Berthe en
a fait une heureuse application au traitement de la fièvre
jaune, maladie jusqu'alors traitée d'une manière aveugle et
empirique ; Caizergues et M. Lordat les ont développées avec
bonheur, et ont cherché à les propager. Grâce à leurs savants
écrits et à leurs utiles leçons, ces méthodes jouissent encore
aujourd'hui d'une autorité presque souveraine. Cependant,
pour qu'on ne nous accuse pas de partialité, nous devons
dire qu'elles ont été critiquées par un homme éminent, dont
l'opinion, quelle qu'elle soit, mérite d'être prise en sérieuse
considération.

En 1846, Risueño d'Amador, alors professeur de pathologie et de thérapeutique générales, fit sur ce sujet plusieurs
leçons, qui fournirent la substance de quelques dissertations
inaugurales. L'un de ses élèves, M. Manuel Gonzalès (*Des
méthodes en thérapeutique*, th. de Montpellier, 1850, n° 19),
a résumé les idées de son Maître dans un travail dont nous
allons examiner les points principaux.

R. d'Amador reprochait d'abord aux méthodes de Barthez
de ne pas être indépendantes entre elles, c'est-à-dire de ne
se trouver jamais isolées les unes des autres dans le traitement d'une maladie, où on les rencontre toujours réunies
au moins au nombre de deux.

Ce grave inconvénient tient, disait-il, à ce que, au moment
où Barthez composait ses méthodes, au lieu de prendre pour
point de départ une base unique, il en choisit deux et les
confondit entre elles. Ces deux bases sont les indications et
et l'action des médicaments.

Les méthodes de Barthez ne sont pas indépendantes entre
elles, plusieurs peuvent être suivies dans la même maladie.
Cela est vrai. Mais ce qu'on leur reproche comme défaut nous

semble plutôt être un avantage. L'objet des méthodes thérapeutiques, la maladie, est-elle un état immuable, simple, dans l'organisme, dont nous connaissons l'essence et les évolutions innombrables, pour qu'il soit possible d'inventer une méthode exclusive pour elle ; ou n'est-elle pas plutôt un phénomène protéiforme, qui se moque plus d'une fois des méthodes et des systèmes, et pour laquelle les systématiques eux-mêmes étaient souvent obligés d'inventer des méthodes *sui generis,* quand ils se trouvaient en sa présence ? Ne faut-il pas là des traitements assez souples pour s'accommoder à la contingence des faits vitaux ? Ne faut-il pas des méthodes qui puissent s'adapter, en raison de cette souplesse, aux caractères variables des maladies ? Donc nous croyons que la meilleure division est celle qui n'unifie pas assez pour ne pas offrir possibilité de séparation, qui ne sépare pas assez pour ne pas pouvoir être réunie à un moment donné, et qui est toujours prête à secourir une méthode par l'autre ou à la compléter.

La division de Barthez nous paraît, mieux que toute autre, remplir ces conditions, quoi qu'en dise M. Trousseau, qui n'y voit pas de système ni de principe. Nous y reconnaissons, au contraire, un système très-habile, celui d'un général qui, ayant à se battre contre un ennemi qui change à tout instant ses attaques et ses forces, adopte cette tactique qui lui permet de résister sur tous les points, avec un nombre et une force proportionnés à ceux de son adversaire. — Les anciens disaient de la maladie : *Morbus unus, sed partes dissimiles ;* ne pouvons-nous pas dire des méthodes de Barthez : *Methodus unus, sed partes dissimiles ?* Il nous semble qu'il y a là plus de système que l'illustre professeur de Paris n'y en veut voir, et qu'il y a plus de principes que dans la thérapeutique de ce dernier. Nous voudrions savoir quels sont

les principes d'après lesquels M. Trousseau nous énumère
le nom de tous les remèdes que contient sa *Pharmacologie,*
et nous cite ensuite toute une escouade de maladies destinées à chacun de ces arcanes. D'après cela, il paraîtrait que
c'est plutôt la maladie qui est faite pour le remède, que le
remède pour la maladie. Ou le remède est alors une panacée,
ou la maladie est partout la même. Plus loin, M. Trousseau
nomme la méthodeperturbatrice « factice », et veut en donner une partie à la méthode analytique, une autre à la méthode empirique. Nous serions curieux de voir comment il
exécuterait ce partage.

Le reproche le plus grave que le professeur de Paris lance
contre l'illustre chancelier, regarde justement cette méthode,
qui a jeté tant de clarté sur les cas les plus compliqués de la
médecine pratique. M. Trousseau dit : « La méthode analytique renferme les faits du physiologisme thérapeutique,
qui, faute de moyens spécifiques capables d'attaquer le principe de la maladie, combat chaque *symptôme* par des moyens
appropriés, ou qui, n'admettant pas ce principe spécifique
ou l'essentialité morbide, ne s'adresse qu'aux troubles fonctionnels et aux lésions, et fait, en définitive, à son insu ou
non, la pure médecine du symptôme » (*sic*). On se ferait
une singulière idée de l'homme éminent qui sera toujours
une des plus grandes figures de notre science, si on voulait
faire sa connaissance dans la critique de M. Trousseau.
Tantôt illuminé, tantôt pédant, c'est ainsi qu'on le fait pro-
mener sur la scène médicale.

Nous avons donné plus haut la définition de la méthode
analytique par Barthez lui-même ; nous n'empêcherons personne de disserter sur une chose aussi sérieuse, mais nous
avons le droit de relever des assertions fausses et des erreurs
qui tendent à renverser ce qui nous est sacré. Dans le do-

maine de la méthode analytique tombent les affections com-
posées et les affections compliquées, et nullement les faits
du physiologisme thérapeutique, que M. Trousseau introduit
de son gré pour arriver, par un procédé logique, fondé sur
une base arbitraire, à soutenir que Barthez se rattachait à
combattre les symptômes. N'en déplaise à M. Trousseau,
Barthez, et avec lui l'École de Montpellier, a toujours dé-
cliné l'honneur insigne du titre de médecin physiologiste,
dont il nous dote si gracieusement en Barthez. L'École de
Montpellier, et avec elle son grand représentant, reconnait
et comprend depuis longtemps l'essentialité des maladies, et
sait la distinguer de leur caractère purement symptomatique.
Barthez dit dans sa définition : « Après l'avoir décomposée
(la maladie) dans les affections essentielles,.... on attaque
directement ces éléments de la maladie. » Voilà les expressions de Barthez. Où peut-on voir là qu'il « combat des
symptômes et fait, en définitive, à son insu ou non, la pure
médecine du symptôme » ? Peut-on admettre qu'un savant
et qu'un professeur puisse confondre, à bon escient : affections essentielles, éléments de la maladie, avec symptôme?
Et cependant c'est bien imprimé dans le grand ouvrage de
MM. Troussseau et Pidoux (préface, pag. xxxiii).

Nous ne voulons pas défendre notre cause en retournant
seulement le glaive de notre adversaire sur lui-même ; nous
n'avons pas à relever ici le fil rouge de la symptomatologie
« pure », qui traverse l'ouvrage de M. Trousseau d'un bout à
l'autre : cela ne lui servirait pas à mieux apprécier le grand
homme dont nous nous honorons d'être un bien petit disciple ;
nous voulons uniquement signaler une injustice que des
hommes d'un grand talent souvent ne peuvent s'empêcher de
commettre, quand ils sont possédés du désir ardent, « *à
leur insu ou non* », de vouloir mieux faire que les autres.

Écoutons un moment Barthez lui-même, et M. Trousseau décidera s'il veut laisser subsister les mots : « *à son insu ou non* », dans la prochaine édition de son ouvrage.

Lorsque Barthez sut que Fouquet voulait le faire passer comme le copiste de M. Fordyce, il écrivit entre autres le passage suivant :

2° « Dans une méthode quelconque de traitement d'une maladie, il faut sans doute éviter ou prévenir les symptômes graves qu'elle peut avoir, et c'est ce que la raison la plus vulgaire a dit de tout temps avant Fordyce. Mais si l'on ne manque de bonne foi ou de sens commun, peut-on dire que les méthodes *symptomatiques*, en les considérant dans toute l'étendue qu'on a pu leur donner, ressemblent en aucune manière aux méthodes que j'appelle analytiques et dont je fais une classe distincte? » (Lordat ; *Doctrine de Barthez*, pag. 513.)

Ce passage prouve bien que Barthez n'agissait pas « *à son insu* » et qu'il savait à peu près ce qu'il faisait ; ce que nous souhaitons à tout le monde, sans en excepter même les hommes illustres. Cette façon d'agir ne pourrait que les rapprocher, et la science, comme tout le monde, y gagnerait.

En général, notre héros de province nous paraît un peu trop *capitalièrement* (qu'on nous passe le barbarisme) traité à côté des chapitres consacrés à Broussais ou Hahnemann.

Revenons, après cette courte passe-d'armes, à la seconde objection de d'Amador. Celle-ci paraît plus sérieuse : « Les méthodes de Barthez ne reposent pas sur une base unique.» Si l'illustre chancelier avait voulu donner le programme d'un traité de thérapeutique, ce défaut d'unité pourrait lui être reproché ; mais le but qu'il se proposait, en composant ses méthodes, était bien différent : il voulait seulement donner au praticien quelques conseils, lui tracer des formules générales, faciles à mettre dans la mémoire et pouvant le guider dans le traitement de la plupart des maladies. Pour cela, un certain manque d'unité était inévitable ; il fallait prélever ce qu'il y avait de plus important dans la pathologie et la thérapeutique, mentionner l'indication et le remède. Il n'est donc pas mauvais qu'à côté d'une méthode formulée d'après l'indication, il s'en trouve une basée sur la composition de la maladie et une troisième fondée sur l'action des médicaments.

Après cette critique générale, d'Amador examinait chaque méthode en particulier. Voici ce qu'il en pensait.

D'après lui, les méthodes naturelle et imitatrice devraient être confondues et regardées comme identiques. Nous n'avons pas besoin de revenir sur les différences qui les séparent ; il en a déjà été question, et personne aujourd'hui ne rattache l'ablation d'une tumeur cancéreuse, par exemple, à la méthode naturelle.

Pour ce qui est des méthodes analytiques, elles ne lui paraissaient pas mériter ce titre, car l'analyse n'est pas plus propre à la thérapeutique qu'à la chimie, à l'astronomie qu'à la botanique ; et il n'est permis d'appeler méthodes thérapeutiques que l'ensemble des vues déduites d'une donnée médicale proprement dite. Comme l'analyse d'ailleurs est un instrument que l'on emploie forcément dans toutes les méthodes, il serait difficile de justifier comme vue spéciale une donnée qui doit se trouver partout. En formulant cette méthode, Barthez ne voulait pas parler de l'analyse en général, il avait seulement en vue l'analyse médicale. Nous avouons que la qualification d'analytiques est un peu vague, et il aurait peut-être mieux valu les désigner par une expression plus heureuse, plus significative, qui fit connaître au lecteur qu'elles avaient pour but, non pas l'analyse d'une partie quelconque de la maladie, mais seulement l'étude et la distinction des affections , des états morbides élémentaires qui la constituent. On aurait alors pu les appeler *méthodes élémentaires*.

D'Amador rejette d'une manière absolue les méthodes empiriques. Je comprends, disait-il, qu'il y ait des méthodes; mais des méthodes empiriques , je ne le comprends ni ne le comprendrai jamais. Empirisme et méthodes s'excluent , et sitôt que l'empirisme s'élève à la hauteur d'une méthode, il n'existe plus. Cela parait péremptoire au premier abord , et cependant c'est jouer sur les mots. En effet , l'empirisme médical ne comprend que ce qui échappe à l'intelligence ; ce n'est pas un empirisme brut , aveugle , qui exclut la raison ; et , en considérant cela , le reproche de d'Amador n'est pas fondé. Dans les méthodes spécifiques, par exemple , il y a de l'empirisme , sans doute ; mais un pareil empirisme n'a t-il pas le droit de s'ériger en méthode ? Donne-t-on le quinquina , le mercure , indistinctement au premier venu , sans tenir compte du tempérament, des complications, etc. ? Prescrit-on indifféremment et sans règle telle ou telle préparation ? Mais , s'il y a des règles à suivre , il y a aussi une certaine méthode : c'est de l'empirisme raisonné.

Après avoir combattu les méthodes de Barthez , d'Amador en proposait d'autres reposant sur un principe unique, la faculté médicatrice. La nature suffit quelquefois pour opérer la solution des maladies ; quand elle ne peut y parvenir, l'art intervient et cherche à obtenir la guérison en imitant la nature ou en la contrariant. Partant de cette idée fondamentale , il ramenait les méthodes thérapeutiques à trois grandes classes :

1° La méthode naturelle , qui conviendrait aux maladies dans lesquelles la nature n'a besoin que d'être surveillée ou aidée pour que l'état pathologique arrive à bonne terminaison.

2° La méthode antagoniste, qui se propose de contrarier la nature sans jamais l'imiter ; elle comprend deux subdivisions : α *méthode par contrariété immédiate*, qui agit directement sur la maladie : on combat la faiblesse par les toniques , la douleur par l'opium , etc.; β *méthode par contrariété médiate* : son but est aussi de contrarier la nature du mal , mais elle exerce son action , non pas sur la maladie elle-même , mais sur un point plus ou moins éloigné de son siége. Elle est dite révulsive quand elle agit sur un point unique de l'économie , et perturbatrice quand elle influence le système tout entier pour y produire une secousse générale, mais rapide.

5' Entre ces deux méthodes naturelle et antagoniste , d'Amador plaçait les méthodes imitatrices , subdivisées en : α *méthode imitatrice analogique* , qui consiste à employer des moyens analogues à ceux dont la nature se sert quelquefois (provoquer artificiellement une crise); β *méthode imitatrice antagoniste*, qui contrarie la maladie dans son principe. Ainsi, dans l'embarras gastrique, lorsqu'on a fait vomir, on a recours à la méthode imitatrice analogique en provoquant le vomissement, et à la méthode imitatrice antagoniste en détruisant la maladie.

Il nous semble que toutes ces idées sont un peu confuses, et on ne se rend pas bien compte d'une méthode imitatrice dans laquelle on fait usage de moyens contraires à la maladie. D'ailleurs , quelle différence y a-t-il entre la méthode antagoniste et la méthode imitatrice par antagonisme ?

Comme on le voit, d'Amador ne mentionne pas les méthodes empiriques, et cependant il en admet toutes les subdivisions. D'après lui , l'administration des médicaments spécifiques dépend de la méthode imitatrice analogique, et la plupart des agents désignés sous ce nom jouissent de la pro-

priété de produire sur l'homme sain des symptômes analogues
à ceux de l'affection qu'ils ont le pouvoir de guérir. Pour le
moment, disait-il, c'est ma conviction profonde ; mais si, tôt
ou tard, on venait à démontrer que le mercure, l'arsenic, les
iodures , etc., etc., agissent différemment , ma classification
des méthodes est assez large pour leur offrir la place qui leur
correspond.

Les méthodes que nous venons d'exposer n'ont pas fait
fortune, et aujourd'hui on les connaît à peine , tandis que
celles de Barthez sont presque unanimement acceptées ; leur
étude prépare l'intelligence la plus modeste à comprendre le
rouage compliqué qui règle l'action thérapeutique , et à suffire à l'œuvre médicale avec cette certitude de jugement qui
distingue le vrai médecin du routinier, qui vise aux actions
d'éclat par une assurance feinte , masquant son ignorance
aux yeux du vulgaire seulement , dont il cherche à exploiter
la crédulité.

Moyens thérapeutiques.

Multa renascentur, quæ jam cecidere, cadentque
Quæ nunc sunt in honore.....
                                        HORACE.

Après le chapitre des indications et des méthodes, nous tombons tout naturellement sur ce qu'il faut employer pour les remplir, c'est-à-dire sur les moyens.

Qu'est-ce qu'un *moyen ?* Moyen, en général, est tout ce qui peut servir à remplir un but déterminé. En médecine, le but est de rétablir la santé ou au moins de soulager le malade. Tout, par conséquent, de quelque nature qu'il soit, peut être moyen, en tant qu'il peut servir à atteindre le but indiqué. Le nombre des moyens est donc illimité ; tout ce qui est en dedans de l'homme et en dehors de lui, les influences morales aussi bien que les influences physiques , peut jouer, dans des circonstances données, le rôle de moyen. Les facultés de la vie peuvent être aussi bien moyen que tout ce que renferme la nature organique et inorganique, et il n'y a pour ainsi dire pas une seule substance qui, en contact avec le corps, reste inerte et sans résultat sur lui.

Existe-t-il des moyens pour satisfaire tous les besoins de l'organisme malade ? Malheureusement non. La pieuse croyance de Sydenham, que nous avons rapportée plus haut, est encore loin d'être réalisée. Nous nous y associons par nos vœux et par notre espoir, car la nature doit cacher dans des endroits encore inexplorés des richesses immenses qui attendent d'être mises au jour pour le bonheur de l'humanité.

Un des moyens les plus puissants que nous ayons, l'hygiène, a été longtemps négligée. A peine a-t-elle repris son essor, et elle demande encore beaucoup d'études pour répondre efficacement aux besoins de la nature. La chirurgie, quoique vigoureusement poussée en avant dans ses moyens héroïques, n'a pas encore vaincu toutes les difficultés. Les remèdes proprement dits de la pharmaceutique (nous le disons avec regret) présentent, sous le rapport du nombre, de la quantité et de la qualité, de leur efficacité, un tableau d'une insuffisance désespérante. Nous pourrions dire, sans être taxé de paradoxe : plus notre pharmacologie enrichit ses registres interminables de drogues, de poudres, d'élixirs de toute sorte, plus nous devenons relativement pauvres en vrais médicaments. Toutes ces inventions de nouveaux remèdes sont plutôt une œuvre de spéculation qu'un effort légitime de recherche scientifique pour découvrir les substances salutaires et bienfaitrices que la nature cache dans son sein. Aussi « leur découverte n'est pas le partage du premier venu, ni des esprits paresseux », dit encore Sydenham. La fabrication des remèdes est tombée dans la main de l'industrie, qui envahit tout aujourd'hui avec ses bras de géant, et entraîne souvent les meilleurs lutteurs dans son tourbillon dévorant. On est bien loin encore d'exclure les médicaments factices des codes pharmaceutiques, comme on a exclu la médecine des charlatans de l'aréopage sacré de la science.

La science et l'art sont sérieusement menacés de se perdre dans ce nivellement universel, qui est la tendance de nos jours ; leur dignité est à tout instant mise en jeu, et elle périrait infailliblement, sans les voix éloquentes qui retentissent des sanctuaires où des défenseurs courageux s'opposent au torrent de ces tendances pernicieuses.

Notre École jouit à juste titre de la réputation d'être un de ces sanctuaires les plus célèbres. Loin de nous de vouloir en donner des preuves ; sa réputation traditionnelle, dont elle n'a jamais dévié, et qui a pris naissance lorsqu'elle dominait comme un phare lumineux tout l'empire de la médecine, nous en dispense ; si nous en ajoutons quelques-unes , c'est moins pour la glorifier que pour montrer que nous avons compris ses tendances salutaires et immuables, au milieu des tempêtes que lui suscitent de tout côté les aventuriers de la science.

Nos remarques générales ont déjà indiqué que la thérapeutique emprunte ses agents à trois sources différentes, qui sont étudiées parmi nous depuis longtemps sous les dénominations de : *hygiène de la maladie* ou *diététique, pharmacologie* et *chirurgie.*

Ces moyens, maniés avec habileté, soit isolément, soit combinés, suivant les cas, satisferont, dans les limites de l'état actuel de la science, à toutes les conditions pathologiques qui peuvent se présenter. Voyons le parti que notre École en tire.

L'École de Montpellier attribue une large part du traitement à l'hygiène de la maladie appelée *diététique,* fondée par Hippocrate et ses successeurs, et en apprécie dignement les bienfaits immenses. M. le professeur Dupré, qui traite ce sujet dans sa thèse de concours (pag. 15, 1852), s'exprime ainsi : « De ces considérations, il résulte que la thérapeutique alimentaire est un art d'un grand intérêt et d'une difficulté extrême ; que les problèmes dont il provoque l'examen et dont il cherche la solution, peuvent être compris au nombre des plus ardus de la pratique médicale. » Nous ne pouvons pas oublier de citer l'ouvrage classique *d'hygiène* du professeur Ribes[1], et les écrits de feu le professeur Golfin.

---

[1] Au moment de l'impression de notre travail, nous apprenons la mort prématurée de l'éminent professeur dont l'École de Montpellier était fière

Quant aux moyens chirurgicaux , l'École s'efforce de les employer énergiquement , quand ils sont indiqués, et de les perfectionner dans tous les sens , tout en rejetant les folies insensées d'une chirurgie dévastatrice à laquelle il faut des coutelas à plusieurs tranchants , des couperets à la vapeur, et des ciseaux monstres, pour tailler et diviser les os et les chairs humaines. Loin de là, elle opère avec circonspection et sagesse, et bannit impitoyablement de sa pratique des procédés meurtriers sans profit réel pour le patient, comme, par exemple , la résection d'une mâchoire tout entière dans les cas d'affection cancéreuse , et autres de cette nature. Elle est toujours prête à sacrifier aux véritables intérêts de l'humanité les occasions où elle pourrait briller momentanément par l'habileté dans le maniement du bistouri ou du couteau.

Bien au contraire, la chirurgie de Montpellier se souvenant toujours des préceptes de sa doctrine : de conserver la vie plutôt que de la mettre en danger pour satisfaire une vanité artistique , se distingue par des recherches qui rendent inutiles bon nombre d'interventions sanglantes, et se fait un plus grand mérite de la conservation d'un organe ou d'un membre, que de son amputation ou excision. Témoin l'ouvrage estimé de M. le professeur Alquié , intitulé : *Chirurgie conservatrice*. Tous les ouvrages sortis de notre École portent ce cachet éminemment humanitaire. Delpech dit (*Disc. prél. Précis élém. des malad. rép. chir.*, pag. v) : « La plupart des écrivains chirurgicaux n'ont pris la plume que pour décrire des procédés opératoires, comme si la connaissance des maladies pour lesquelles ils sont réservés n'était pas néces

---

à bon droit. Qu'il nous soit permis ici de payer un juste tribut de regrets à la mémoire de celui qui sut nous charmer pendant tant d'années par sa puissante parole, et dont le nom restera impérissable dans les annales de la science.

saire avant tout ; comme s'il n'était pas plus important de guérir sans opération , que d'apprendre à exécuter ces dernières. »

L'École cherche donc de toutes les manières à amoindrir les nombreuses causes de douleurs qui assaillent l'humanité souffrante , en rejetant tout ce qui peut les aggraver inutilement, en adoptant et en propageant les moyens les plus propres à les diminuer. Elle s'enorgueillit à juste titre de l'ouvrage remarquable sur l'*anesthésie* de M. le professeur Bouisson.

Passons dans les salles de clinique , au lit du malade , et voyons les moyens pharmaceutiques mis en activité. On remarquera avec quel discernement est fait leur choix, avec quelle sobriété on les ordonne , et avec quelle simplicité on les administre. Là , point de ces remèdes incendiaires dont l'efficacité est pour le moins douteuse, de ces nouveautés sans brevets d'expérience, de ces formules interminables en vogue; une médication rationnelle , simple , puissante , s'inspirant des *principes* du Père de la médecine, dont la matière médicale était fort restreinte [1], et qui loue les Cnidiens « *quod paucis remediis usi sunt* », mais qui guérissait , selon la belle expression du docteur J.-J. Virey, *avec du génie* plutôt qu'avec des drogues.

La *Pharmacodynamie* de Golfin et la *Pharmacologie générale et spéciale* de M. le professeur Jaumes, se distinguent par cet esprit éminemment philosophique qui pénètre, en vivifiant les branches les plus arides de la science, jusqu'aux moindres détails, et sait leur imprimer ce cachet supérieur qui caractérise l'œuvre entière de l'École de Montpellier et dont elle seule possède le secret.

---

[1] La collection des agents thérapeutiques d'Hippocrate se trouve dans le *Journal de pharmacie et des sciences accessoires* du mois de décembre 1815, n° XII, pag. 535 et suiv.

L'expression de *Diététique*, (de διαιτάω, je nourris d'une manière déterminée, je soumets à un régime), a un sens beaucoup plus étendu que ne l'indique son étymologie ; elle désigne la branche de la thérapeutique qui s'occupe des règles à suivre dans l'usage des choses qui font la matière de l'hygiène. Les anciens, dont la matière médicale était assez pauvre, mettaient souvent à contribution les ressources de l'hygiène ; ils les réglaient avec soin, éloignant ce qui pouvait nuire au malade, pendant qu'ils augmentaient l'activité de ce qu'ils pensaient lui devoir être utile. Il suffit de parcourir leurs écrits, pour être convaincu du rôle que jouait la diététique à cette époque, et pour s'assurer des résultats heureux qui lui étaient dus.

A mesure que la matière médicale fit des progrès, les médecins crurent avoir trouvé dans l'action médicamenteuse un moyen plus sûr et plus prompt de guérir les maladies. On s'occupa peu de la diététique, mais l'expérience ne tarda pas à montrer les inconvénients d'une pareille conduite : on se privait ainsi d'une ressource puissante, qui est reconnue aujourd'hui dans toute son importance, et qui fait le sujet d'une étude spéciale, traitée par des hommes considérables, parmi lesquels nous nous bornons à nommer Barbier (2 vol. in-8°, Paris 1811) et Ribes (1 vol.), qui nous ont fourni, sous le titre d'*Hygiène thérapeutique*, des ouvrages d'un grand mérite. Sous la protection d'une appréciation aussi lumineuse, la diététique est redevenue pour ainsi dire partie intégrante de la science, et tend à reconquérir dans la pratique le rang qu'elle n'aurait jamais dû perdre. La véritable médecine est celle qui sait mettre à profit l'action des agents de l'hygiène et des substances médicamenteuses, afin de les faire concourir au même but et d'assurer ainsi plus facilement le succès.

Le vulgaire, qui en général n'a guère de confiance que dans les remèdes empruntés à la pharmaceutique, qui ne comprend la médecine que par le prisme des fioles et des pilules, est porté à regarder comme nulle l'action curative des modificateurs hygiéniques. Le médecin ne doit jamais se laisser guider par ces appétits absurdes qui font le bonheur des pharmacopoles. Nous avouons qu'il est souvent difficile de combattre ces préjugés; mais en aucune manière le médecin ne doit céder à cette pression stupide, dût-il même recourir aux fameuses pilules de « mie de pain », afin de satisfaire la drogomanie de certains malades qui ont besoin de cette innocente supercherie pour conserver l'état moral, qui est souvent, comme on sait, la *conditio sine qua non* de guérison.

De conservatrice, préservatrice dans l'état de santé, l'hygiène devient médicatrice dans l'état de maladie. Quand l'homme est malade, ses rapports avec tout ce qui l'environne continuent, et il serait absurde de penser que les influences capables d'apporter des modifications dans son état de santé sont sans action sur lui pendant la maladie. L'hygiène est la médecine du sens commun, que la nature indique elle-même dans beaucoup de cas, en supprimant chez le malade les appétits, les envies ordinaires, parmi lesquels il y en a qui sont les causes de nos maladies. En effet, si les qualités sensibles de l'air, la saison, les localités, les aliments, le genre de vie, les professions, l'exercice ou le repos du corps, les passions de l'âme, etc., sont souvent la cause de nos maladies, ce que tout le monde admet, « pour rompre l'harmonie que la nature entretient avec tant de soin dans l'économie vivante, pour mettre sa prévoyance et son énergie en défaut, pour établir, en un mot, un état de trouble, ces causes ont dû développer une grande puissance. Oh ! si le médecin peut s'emparer de cette puissance, s'il peut provoquer son exercice comme à volonté, et la maîtriser assez pour diriger son action, n'est-il pas clair que les causes qui la recèleront deviendront aussitôt des remèdes efficaces, des agents pleins d'énergie, que la thérapeutique doit réclamer? Avouer que les circonstances actives dont nous voulons parler exercent sur nous une grande influence, qu'elles déterminent des changements constants et remarquables dans les mouvements des organes, dans les diverses fonctions de la vie, c'est dire en d'autres termes qu'elles peuvent faire l'office de remèdes dans la thérapeutique; c'est, en un mot, les mettre au niveau des médicaments, qui n'ont pas d'autre privilége. » (Barbier ; *Diét. des sc. méd.*, tom. II, pag. 555.)

La *pharmacologie* ou *matière médicale* nous fait connaître les propriétés des substances médicamenteuses ou *médicaments*. Ce nom s'applique à toute matière qui, n'ayant pas la propriété de nourrir comme aliment réparateur, peut produire dans l'économie certaines modifications utiles pour amener la guérison des maladies. Le caractère d'utilité est le seul qui distingue le médicament du *poison*. Celui-ci produit toujours des effets nuisibles. Il n'est pas nécessaire d'ajouter que la même substance, suivant le mode d'administration et suivant la dose, jouit de propriétés médicamenteuses ou toxiques.

L'acide cyanhydrique, par exemple, le plus violent des poisons, ne devient-il pas un médicament avantageux, si on le dépouille de son excès d'énergie en l'administrant en quantité très-faible ? L'arsenic, la strychnine, etc., qui ne sont pas moins redoutables, constituent, dans certains cas, des remèdes utiles, pourvu qu'on ait le soin d'en surveiller l'administration et de la suspendre dès que parait le moindre phénomène d'intoxication.

Les médicaments sont fournis par les trois règnes de la nature, et principalement par les règnes végétal et minéral ; leur nombre est immense, mais il s'en faut de beaucoup que toutes les substances qui figurent dans les différents traités de matière médicale méritent la même importance. Il y en a même un grand nombre qui, faute de mieux, s'y sont pour ainsi dire invétérées, sans aucun autre droit que d'y avoir pris place en des temps où toute chose qui ne pouvait servir à rien était bonne pour en faire un médicament.

En effet, si nous jetons pour un moment un coup d'œil rétrospectif, nous y verrons bien autre chose qu'un commerce plus ou moins lucratif avec les globules de l'homœopathie : un tableau *chaotique* effrayant de substances de toute nature, de tout genre et de toute qualité, empruntées à tous les règnes, que les vrais ou les faux adeptes avaient ramassées, inventées, accouplées, malaxées, pour s'en servir comme antidotes contre les maladies. Les matières les plus insignifiantes, les plus rebutantes, les plus immondes, les mélanges et les compositions les plus absurdes et les plus ridicules, les préparations les plus affreuses, formaient l'arsenal médical de ces temps-là et firent le tour du monde pendant de longs siècles, avec d'autant plus de vogue sur les anciens formulaires qu'ils étaient plus étranges et plus dégoûtants. Pour ne pas parler des excréments des bêtes et d'autres échantillons du même ordre, nous citerons, par exemple, le fiel du scorpion de mer, du rat de mer, de la tortue de mer, de la hyène, de la perdrix, de l'aigle, de la géline blanche, de la chèvre sauvage, du taureau, de l'ours, du bouc et du porc.

La cigogne fournit sa chair contre la peste, sa fiente prise en breuvage contre l'épilepsie, sa graisse contre la goutte, son estomac, ou plutôt la tunique extérieure de l'estomac, desséchée, mise en poudre, comme un secret merveilleux contre les poisons. On se sert du priape de cerf, soit en décoction, soit en poudre, pour provoquer les urines et pour exciter à la luxure, parce qu'il a la faculté d'augmenter la semence ; l'os du cœur de cerf est merveilleux pour conserver l'enfant au ventre de sa mère, à la dose d'un scrupule jusqu'à une drachme et davantage.

La cendre de la cigale rompt la pierre, de même le ver luisant, la fiente du coucou qui, de plus, prise en breuvage, guérit sûrement de la morsure d'un chien enragé. Les petits du cygne, cuits dans de l'huile avec de la moelle de cerf, sont bons pour les goutteux ; la peau en est merveilleuse, étant appliquée sur le nombril, contre les coliques, mais il faut en avoir ôté auparavant les plus grosses plumes, de sorte qu'il ne reste que le duvet.

L'artichaut cuit dans le vin entraîne, avec les urines, la puanteur des aisselles et de tout le corps.

Les testicules des chevaux qu'on a châtrés, desséchés et pulvérisés, sont excellents pour faire sortir l'arrière-faix ; la salive, ou plutôt l'écume de leur bouche, bue pendant trois jours consécutifs, guérit la toux ; leurs premières dents, pendues au col des enfants, facilitent l'éruption dentaire.

L'améthyste était usitée contre l'ivrognerie, le calcul de l'homme contre les obstructions de toute nature ; le crapaud, percé d'outre en outre et desséché dans un lieu sec, tenu dans la main, ou sous l'aisselle, ou pendu au col, était un spécifique contre les hémorrhagies. Van Helmont recommande beaucoup les amulettes préparées avec la poudre de crapaud desséché et les matières qu'il dégorge en mourant dans une coupe de cire, qu'on a mise sous lui tandis qu'il est suspendu par un pied, comme un spécifique pour préserver et guérir de la peste. Et la crapaudine donc!!...

. Les amulettes n'étaient pas seulement le privilége des charlatans et des sorciers de ces temps, mais aussi des vrais médecins, comme on le voit par Van Helmont et par bien d'autres. Pour guérir le mal caduc, il fallait prendre de l'*aqua hirundinum anti-epileptica*, faite avec une douzaine d'hirondelles qui sont encore dans le nid, qu'on met tout entières dans un alambic de verre, ajoutant par-dessus trois onces de la râclure de crâne humain, etc. On guérissait les fièvres intermittentes en appliquant sur le pouls du métacarpe une certaine araignée qui était recommandée particulièrem en pour la fièvre quarte, quand on la pend, enfermée dans une coque de noix, au col ou à quelque autre partie du corps.

L'article sur les punaises est trop curieux pour ne pas être mentionné : « Les modernes se servent des punaises pour faire uriner, les mettant toutes vives dans les conduits de l'urine, et Dioscoride dit que broyées et seringuées par la verge, elles font la même chose. Schrœder, médecin allemand, assure avoir vu donner trois punaises broyées pour faire sortir l'enfant mort du ventre de la mère et l'arrière-faix, et cela avec un heureux succès. Le même Dioscoride dit que sept punaises, prises et avalées dans des gousses de fèves, avant que l'accès vienne, donnent un grand soulagement à ceux qui ont la fièvre quarte, et que les femmes travaillées de suffocation de matrice, en flairant seulement les punaises, y trouvent un grand secours. »

Toutes ces belles choses, que je prends au hasard entre mille et mille (j'en passe, et des meilleures), se trouvent dans le « *Dictionnaire pharmaceutique ou apparat de médecine*, etc., tiré et recueilly des meilleurs auteurs, par M. de Menve, docteur en médecine, conseiller et médecin ordinaire du roy (5ᵉ édit., tom. I; Lyon, M.DC.XCV.)», qui dit dans sa préface : «C'est donc pour l'intérêt public et pour la gloire de ma profession que j'ay perfectionné cet ouvrage ; les malades y trouveront la sûreté de leur vie, etc., etc. » L'ouvrage est précédé de l'approbation des docteurs, régents en médecine de la Faculté de Paris, qui « n'y ont *rien* trouvé *de contraire* à la bonne méthode et qui l'ont jugé très-utile au public. » Suit le privilége du roi. Après de telles épreuves, il ne faut pas une forte dose de foi pour croire à la perpétuité de la médecine !

Qu'on ne nous dise pas que ces études rétrospectives sont stériles, qu'elles ne prêtent qu'au comique sans aucune autre utilité ; ce serait rejeter l'importance des leçons du passé, abolir l'école de l'avenir. Loin de là ! elles nous instruisent sur le mouvement de la science en général, et surtout de la nôtre, qui est bien de la plus ancienne date, puisqu'elle est née avec le bien et le mal, et à laquelle on a nié et on nie encore ce titre sous plus d'un rapport. En effet, cet assemblage de stupidité, où les quartiers de la lune jouaient le rôle de *deus ex machina* ; ces listes interminables de recettes fabuleuses, compilées par toutes sortes de charlatans, astrologues, chiromanciens, tireurs d'horoscope, sorciers et sorcières, par les docteurs et les bourreaux, les rois et les bergers, les moines et les bonnes femmes, ces fameux talismans et ces amulettes sans nombre, approuvés, préconisés et illustrés par les docteurs et régents des Facultés, en un mot toute cette médecine incroyable qui était l'apanage du bon vieux temps, ne donne-t-elle pas le droit à nos adversaires de nous reléguer dans le domaine de ce qu'ils appellent les pseudo-sciences ? Certes, en face d'un tableau aussi désespérant, nous n'oserons le leur refuser [1].

---

[1] Nous ne pouvons nous empêcher de citer ici le beau passage que Goethe met dans la bouche de Faust : (Traduction de Gérard de Nerval, pag. 13.)

« Mon père était un obscur honnête homme qui, de bien bonne foi,

Mais nous sommes sortis de ce triste chaos, proclame-t-on d'une voix triomphante; jetons le voile de la compassion et de l'oubli sur les péchés de nos aïeux, mettons au feu leurs in-folio, où chaque médicament commence par les vingt-cinq ingrédients sacramentaux, et tout sera dit. Est-il bien vrai que nous soyons arrivés à cet âge d'or où la science est parfaite, où l'intelligence, secondée par le bon sens, règne en souveraine; ou bien sommes-nous seulement dans une révolte salutaire contre un passé funeste à la science, et dont le dénoûment est encore loin? Question délicate, dont j'abandonne la solution à des juges plus compétents. Tout ce que j'en puis dire, c'est qu'un progrès considérable s'est déjà accompli, et que la raison humaine travaille, de nos jours, avec la même ardeur pour payer sa dette à la vérité, que les siècles passés pour l'erreur.

Mais ces faucheurs invincibles et infatigables dans le champ de notre science sont-ils ces hommes qui ne voient en médecine qu'une multitude disparate de faits pathologiques, dont chacun demande son remède à lui: ceux qui ont rayé le rat

---

raisonnait à sa manière sur la nature et ses divins secrets. Il avait coutume de s'enfermer avec une société d'adeptes dans un sombre laboratoire où, d'après des recettes infinies, il opérait les transfusions des contraires. C'était un *lion rouge*, hardi compagnon qu'il unissait dans un bain tiède à un lis; puis, les plaçant au milieu des flammes, il les transvasait d'un creuset à l'autre. Alors apparaissait dans un verre la *jeune reine**, aux couleurs variées; c'était là la médecine: les malades mouraient, et personne ne demandait: Qui a guéri? C'est ainsi qu'avec des *électuaires* infernaux nous avons fait dans ces montagnes et ces vallées plus de ravages que l'épidémie. J'ai moi-même offert le poison à des milliers d'hommes; ils sont morts, et moi, je survis, hardi meurtrier, pour qu'on m'adresse des louanges. »

---

* Noms de diverses compositions alchimiques.

grillé de la matière médicale, comme n'étant plus de notre temps, ou qui ont renversé le prestige des grenouilles vives, des vers de terre lavés dans du vin , de l'axonge de vipère dans l'emplâtre de Vigo, ou ceux encore qui ont démonétisé les amulettes et banni les talismans des livres de la science? C'est bien un mérite, nous le reconnaissons ; mais l'immense mérite de la véritable réforme appartient à ces grands génies qui, oubliant tout détail, parvinrent par des efforts surhumains, par des prodiges d'adresse et d'habileté, à arracher la science mutilée et profanée du règne absolu des faits, à la concentrer, à l'unifier et à la ramener à sa véritable source, à de saines doctrines.

Cette seule réflexion, tirée de la comparaison rétrospective précédente, pourrait suffire pour faire ressortir la valeur de son étude. C'est l'abandon des bonnes doctrines, ce sont les influences pernicieuses des faux prophètes, qui ont jeté la médecine dans toutes ces aberrations, dans toutes ces absurdités sans nom, qui l'ont déshonorée, rendue méconnaissable pendant des siècles, et lui ont valu un mépris dont elle n'est pas encore entièrement guérie, car très-souvent ce n'est que la violence de la douleur qui accepte nos secours. Avis à ceux qui, de nos jours, ne voient la médecine que dans les faits seuls, et qui croient le moment venu pour descendre des régions de cette «contemplation transcendante stérile» (je cite *ipsissima verba*), pour adorer uniquement la souveraineté des faits, sans songer que ce serait là l'interdiction de la marche normale de l'intelligence humaine , de la spéculation, sans laquelle nous ne serions que des routiniers de bas étage. Ne voient-ils pas qu'en suivant ce penchant funeste, qui malheureusement flatte leurs intérêts personnels , ils conduisent la science de nouveau à sa perte, comme l'ont fait quelques anciens? Malheur au médecin qui ne voit l'idéal de sa science

que dans son application pratique ! Une telle science cesse
d'être une science, et nous conduirait infailliblement à un empirisme brutal qui, ennemi de tout développement, et partant
impuissant devant chaque fait de nouvelle nature, finirait nécessairement par ramener sous une autre forme les beaux
temps de la sorcellerie et de la superstition ; en d'autres termes, par créer un autre moyen-âge pour la médecine. Qu'ils
y prennent bien garde, tous ces impatients qui cherchent à
renverser cet aréopage où trônent les patriarches de la médecine dans la lumière pure de la science, semblables aux
magistrats de Rome, insensibles sur leurs chaires curules aux
insultes des soldats gaulois !

Respectons plutôt ce sanctuaire inabordable à nos que-
relles de ménage, qui plane au-dessus de nous et forme le
foyer de toutes les aspirations, de tous les exercices de
l'intelligence humaine. Loin de nous de vouloir faire une
apologie de la stérilité et d'une cristallisation immobile, qui
s'enferme dans un cercle vicieux en excluant le but véritable
et le plus élevé de la médecine, son perfectionnement ! Nous
ne parlons ici que de cette infatigable activité de l'intelligence,
de cet ardent esprit de recherche de ce qu'il y a de plus élevé
dans la sphère de notre science, d'où découlent nos connaissances pratiques et qui signalent les hommes qui ont recréé
la science et illustré notre École, dont un écrivain allemand
distingué, en parlant de l'état de la science médicale en France,
dit : « Actuellement, comme par le passé, c'est à Montpellier qu'il faudra aller chercher la science. »

Regardons autour de nous. N'avons-nous pas un besoin
extrême de ces lutteurs d'esprit qui se meuvent dans les plus
hautes régions de la science ? que serait-elle sans ce prestige
d'en haut ? la propriété de tout guérisseur. Le médecin, que
serait-il ? le jouet des oracles de la localité. Sommes-nous

déjà au-dessus de toutes les sottises révoltantes du passé ?
Sommes-nous en dehors des étreintes de tous les exploiteurs
de la magie médicale contemporaine ? N'avons-nous pas sous
d'autres formes tout le cortége des faiseurs de miracles d'autrefois ? N'avons-nous pas vu tourner mainte bonne intelligence
auprès d'une table tournante ? Ne promène-t-on pas des re-
venants dans toutes les capitales de l'Europe ? Avons-nous
chassé les faux prêtres de toute sorte, qui interviennent journellement, à raison de l'autre monde, dans celui-ci ?

Certes non ! nous en avons de notre façon autant que le
bon vieux temps de la sienne. Les astrologues se promènent
en habit noir ; les sorcières sont les bonnes femmes, et les
excréments de cheval se sont transformés en cent poudres,
robs et élixirs à la mode, bons pour et contre tout, dont les
annonces pullulent dans nos journaux et que les pharma-
cies ont en dépôt. Malheureusement on trouve aussi beaucoup de ces soi-disant remèdes brevetés dans les Matières
médicales, dans les mémoriaux de la thérapeutique. Et que
pensera un jour de nos œuvres la génération à venir, pour
laquelle notre présent sera le passé ? « Rien ne vieillit vite
comme les ouvrages destinés à décrire les médicaments, »
dit M. le professeur Jaumes.

« Incohérent assemblage d'opinions elles-mêmes incohérentes, dit Bichat (*Anat. gén.*, pag. xlvj), au sujet de la
science de la matière médicale, « elle est peut-être, de toutes
les sciences physiologiques, celle où se peignent le mieux les
travers de l'esprit humain : que dis-je ? ce n'est point une
science pour un esprit méthodique, c'est un ensemble informe
d'idées inexactes, d'observations souvent puériles, de moyens
illusoires, de formules aussi brusquement conçues que fas-
tidieusement assemblées. »

Cela prouve que nous ne sommes pas encore arrivés au

point où nous puissions ouvrir de tels livres sans précaution, et sans nous prémunir des connaissances exactes, indispensables pour ne pas s'exposer à des erreurs.

Les médicaments qui forment le contenu de nos matières médicales actuelles, ne présentent pas tous le même intérêt, sous le rapport de leur efficacité : les uns sont doués de vertus faibles ou douteuses, « ils ne sont pas d'une nécessité absolue, dit M. le professeur Jaumes, à cause de la facilité avec laquelle on peut les remplacer » ; les autres, au contraire, ont des propriétés éprouvées par l'expérience, et se recommandent d'une manière spéciale à l'attention du praticien.

Pour que les médicaments développent leur action salutaire, il faut que la substance administrée impressionne d'une certaine manière le système vivant et le provoque à l'accomplissement de certains actes ayant pour but de rétablir l'harmonie des fonctions.

« La nature, l'énergie de cette impression, le degré d'attention que lui accorde le système vivant, le genre de facultés que celui-ci est actuellement le plus en mesure d'exercer, telles sont en nous les conditions nécessaires d'où naît la mutation pharmacodynamique et qui lui donnent sa raison d'être. » (Jaumes; *Pharmacol. gén.*, pag. 48.)

La faculté médicatrice utilise la modification dynamique produite par l'agent médicamenteux ; sans son concours, l'effet thérapeutique est nul, et la meilleure médication reste sans résultat.

« Il existe donc, à côté de l'effet physico-chimique, un effet dynamique d'où dépend uniquement l'effet thérapeutique. L'effet médicamenteux est le produit de deux actions : l'une est l'impression dépendante elle-même du stimulus pharmacologique et de la sensibilité des parties sur lesquelles il agit ; l'autre est la conséquence de cette impression, conséquence

modifiée selon la situation actuelle de l'économie vivante. »
(Jaumes, *loc. cit.*, pag. 50.) « Les effets des modificateurs
dépendent toujours de l'état de la sensibilité de l'organisme ;
c'est à travers elle et par elle qu'ils agissent tous, et leur action
n'est jamais que ce que celle-ci détermine. » (F. Bérard,
Esprit des doctrines méd. de Montpellier.)

Nous ne nions pas l'influence des agents physiques et
chimiques sur le corps, c'est-à-dire sur les matières fluides
et solides qui le composent ; nous savons fort bien que
l'homme est un être essentiellement sensible, et que toutes
les substances qui l'entourent produisent un certain effet sur
lui, mais nous nions avec raison que ces actions soient des
actions thérapeutiques. Nous ne nions pas que les forces physiques et chimiques puissent produire une activité particulière
du principe actif de la vie, mais nous nions que cette activité
soit une activité purement physique ou chimique. Elle aura
un caractère essentiellement vital, parce qu'il n'appartient
qu'à la force vitale de transformer l'impression reçue en action thérapeutique. Les effets de ces agents ne seront pas
absolus et déterminés d'après les lois générales qui régissent
les forces physiques et chimiques, mais d'une nature variable, selon la manière dont la force vitale impressionnée
les modifie, d'après des dispositions spéciales et contin-
gentes.

C'est là le fil mystérieux qui lie le cristal resplendissant
du laboratoire, la riante fleur de nos prairies, à la maladie
hideuse. Il ne suffit pas d'ingérer seulement la poudre ou le
suc ; il faut qu'une faculté de la vie les ressente, les perçoive,
les pénètre, les transforme en principes médicateurs et les
fasse agir selon les besoins de la nature lésée. Cette pensée
domine toute la thérapeutique médicamenteuse de notre
École. M. le professeur Jaumes dit : « Il est certain pour moi

que la cause prochaine efficiente des mutations pharmacolo-
giques est le dynamisme vivant. » (*Pharmacologie générale*,
pag. 55.) L'action physique et chimique des médicaments
n'est donc que secondaire, quoique nécessaire, et ne dépasse
pas les limites d'une simple excitation de l'action vitale.
Quand ces agents sont mis en rapport avec le corps vivant,
il est de fait, et d'ailleurs très-naturel, qu'ils produisent
d'abord une réaction physique ou chimique avec les matières
de l'agrégat qu'ils rencontrent; mais cette réaction reste étrangère à la vie et ne modifie en rien l'état morbide ; ce n'est en
quelque sorte qu'un acte préparateur pour effectuer une
impression sur le système vivant, une sorte de vivification de
la matière pour la rendre apte à l'impression. A partir de
ce moment commence l'effet propre de la médication, l'effet
dynamique que M. Jaumes appelle «*la mutation affective*»,
c'est-à-dire une modification directe, immédiate, que subit
la vie en percevant l'impression première. La mutation affective ne se rapporte qu'à la modification vitale et ne se transforme que par l'intervention de la faculté médicatrice, qu'elle
provoque, en mutation thérapeutique ou effet éloigné, médiat et curateur. «La mutation affective devient thérapeutique en incitant la faculté médicatrice à agir ; elle est donc
une provocation par rapport à celle-ci. » (Jaumes ; *loc. cit.*,
pag. 259.)

La mutation thérapeutique n'est donc que le résultat de
la mutation affective, provoqué par le contact des agents
curateurs avec le système vivant, et n'a rien de commun avec
l'agent curateur proprement dit. Ce dernier agit sur le corps
selon son énergie et sa qualité ; tout ce qui s'ensuit tombe
sous les lois de l'activité libre et spontanée de la vie.

Les animistes sont bien obligés d'abdiquer au lit du malade
leur principe vital doué d'intelligence, qui lui-même, en

vertu de cette qualité (nous ne savons pas trop pourquoi) , suscite les maladies. Serait-ce seulement pour le plaisir de les traiter toujours avec intelligence, de les guérir ou de ne pas les guérir selon son caprice ? Ce n'est guère admissible , puisque des cas sans nombre montrent tous les jours le triste rôle que ce principe mixte, vie et intelligence à la fois , joue dans la plupart des maladies, où il est sous la dépendance de tout accident, de sorte que ses partisans eux-mêmes sont presque toujours forcés d'intervenir et de lui appliquer force laxatifs, toniques, débilitants, pour lui corriger l'humeur. Que dire de ce principe intelligent, prévoyant , qu'il faut purger, saigner, juguler pour lui redresser le moral ? *Risum teneatis !*

C'est le propre des organiciens de réduire toute la thérapeutique à une sorte d'expérimentation physico-chimique , dans laquelle le corps humain joue le rôle de laboratoire. D'après eux, un médicament a un effet absolu, et n'agit uniquement qu'en vertu de ses propriétés physiques et chimiques. Le corps vivant est regardé comme matière inerte (un terrain), et les mutations qui s'y opèrent tombent tout simplement sous les lois générales de cette dernière. Impossible de ne pas reconnaître la fausseté de telles assertions. Pourquoi tel agent médicamenteux agit-il dans tel cas et non pas dans un autre semblable, ou pourquoi agit-il différemment, puisque la loi de combinaison , de neutralisation ou d'arrangement moléculaire est la même dans l'un et dans l'autre ? En vertu de quelle propriété agissent les spécifiques ? Ces simples questions devraient ouvrir les yeux aux plus aveugles et les avertir qu'il y a une différence infinie entre un creuset et l'estomac , entre une machine hydraulique et l'organisme humain ; ensuite elles devraient leur rappeler que le médicament, un corps brut , ne peut agir sur le corps, animé d'une essence toute différente, que par le parti que ce dernier en peut tirer en vertu de son activité essentielle et du nouvel état dans lequel il est placé. « Le médicament, dit M. Jaumes, est par lui-même incapable de produire les mutations dont son administration est suivie; il n'a pas plus de force pharmacodynamique que l'aliment n'a de force digestive. » (*Loc. cit.*, pag. 55.) Et plus loin (pag. 55) : « Le dynamisme est sollicité par l'agent pharmacologique. voilà tout; il agit ensuite selon les aptitudes qui constituent son individualité. »

« Tout médicament agit à travers et par la sensibilité propre des organes, modifié spécifiquement par l'état de maladie. » (F. Bérard, *loc. cit.*, pag. 81.)

Il faut donc rejeter une théorie qui fait, contre toute évidence, aussi bon marché de tout élément intermédiaire d'ordre supérieur, et renvoie toute recherche de cause dans le royaume des utopies, qui crie continuellement au fait, et se complaît à n'accepter en thérapeutique que l'action réciproque des corps bruts mis les uns en présence des autres. Cette thérapeutique physico-chimique ne peut tenir devant l'examen le plus superficiel ; aussi voyons-nous tous les jours que ses adeptes n'hésitent pas à donner, dans des cas de fièvres intermittentes, le sulfate de quinine en dépit de leur théorie dite la *seule* rationnelle. Ce n'est au fond qu'un sensualisme grossier, dont le seul mérite est d'avoir provoqué et de provoquer encore une réaction salutaire qui se fait sentir jusque dans les régions les plus élevées du corps médical , et qui compte bon nombre des noms les plus illustres dans ses rangs. Nous nous bornons à signaler cette heureuse tendance à retourner à de sains principes , qui seuls peuvent faire fructifier la science, dont la mission est la guérison et le soulagement de l'humanité souffrante.

La classification des médicaments n'est pas exempte de difficultés, il est aisé de s'en assurer en parcourant les principaux traités de matière médicale.

Il y a bon nombre de classifications proposées; ce n'est donc pas par le manque de ce côté que la matière médicale pèche , c'est plutôt par le caractère de ses classifications. La plupart sont complètement vicieuses et doivent être rejetées, tandis que d'autres, bien que défectueuses, méritent cependant la préférence , parce qu'elles groupent ensemble les substances douées de propriétés analogues. Ce mode de classification serait à l'abri de tout reproche , si chaque médicament n'avait qu'une seule vertu; mais il s'en faut de beaucoup qu'il en soit ainsi. En effet, comme les médicaments n'ont pas un effet absolu, mais relatif, selon les circonstances dans lesquelles on les administre , comme cet effet est par conséquent différent pour chacun d'eux, et que souvent la même substance produit des effets complexes, ou , comme dit F. Bérard , « qu'il n'est point de substance médicamenteuse qui ne puisse produire d'une manière directe des effets diamétralement opposés, selon la disposition de l'organisme » et qui obligent à la faire figurer dans plusieurs classes, il est manifeste que le problème d'une classification tout à fait irréprochable rencontre des difficultés presque insurmontables, et forme un chapitre des plus délicats de la médecine pratique. Les essais faits pour résoudre ce problème ne manquent pas, mais toutes les classifications qui en résultent sont dissemblables entre elles, selon les systèmes sur lesquels elles sont basées, et ne se ressemblent que par leur imperfection reconnue et avouée. Ce sont, pour la plupart, plutôt des catalogues de remèdes, avec l'indication de leurs différents effets et la manière de s'en servir, que des séries de divisions rationnelles, qui ramènent les médicaments et leur mode d'action à un petit nombre de genres, dont l'esprit peut facilement saisir l'ensemble et les détails.

Cependant, dans l'état actuel de la science, on ne doit pas

hésiter à adopter l'ordre thérapeutique; il est le seul, malgré ses imperfections, qui s'adapte aux besoins de la pratique. La classification qui répond le mieux à nos vues médicales et qui, selon nous, se rapproche le plus des exigences de la science et de la pratique, est celle que nous donne.M. le professeur Jaumes dans sa *Pharmacologie spéciale*. Conséquemment, nous diviserons avec lui les agents de la matière médicale de la manière suivante, en nous réservant quelques observations que nous nous permettrons d'exprimer sur divers points, qui prouveront que nous ne prétendons nullement que la classification adoptée par nous soit le dernier mot de la science. Nous aimons à constater quels sont les changements qui pourront être opérés, et nous croyons agir, sous ce rapport, aussi bien dans l'esprit de notre École en général, que dans celui du savant auteur lui-même. Nous donnons la classification en entier sans en rien retrancher, pour qu'on puisse apprécier sa combinaison ingénieuse et juger son utilité pratique, et nous renvoyons le lecteur à la note [1], dans laquelle nous nous sommes permis d'exposer les

---

[1] Dans l'état actuel de la science, il est permis de retrancher de cette liste plusieurs médicaments dont le mode d'action est connu. Ainsi, on ne peut plus admettre au rang des spécifiques, les *antiblennorrhagiques* et les *antipsoriques*.

Le copahu, qui est si utile dans le traitement des écoulements blennorrhagiques urétraux, ne se comporte pas à la manière des spécifiques, qui produisent un résultat donné sans qu'il soit possible à l'esprit de saisir le phénomène intermédiaire qui lie ce médicament à son effet. D'abord le copahu n'est pas utile dans la blennorrhagie par son action générale sur toute l'économie, il a besoin d'agir localement sur la muqueuse dont il faut modifier l'état. Comme preuve à l'appui, il suffit de se rappeler ce qui a lieu dans la blennorrhagie de la femme. On sait que, quand l'inflammation est limitée à la muqueuse urétrale, le copahu réussit très-bien; tandis qu'il est le plus souvent impuissant quand l'écoulement provient de la muqueuse vulvaire, vaginale ou utérine. Dans les cas où

motifs qui nous feraient désirer quelques modifications importantes, et cela aussi bien sous le point de vue des principes que sous celui de la pratique. On verra également que l'œuvre de notre estimable Maître est si habilement conçue, qu'on peut y introduire tout changement que les progrès de la science exigent ou pourront exiger, sans porter atteinte au plan général.

---

l'urètre et toutes ses parties sont affectés simultanément, il est ordinaire de voir le flux urétral cesser sous l'action du copahu, et cela sans que l'état des autres points affectés soit en rien modifié. On ne peut, il nous semble, s'empêcher d'expliquer cette action circonscrite autrement que par le passage des urines charriant avec elles une certaine quantité de copahu et modifiant ainsi la paroi interne du canal d'émission.

Pour ce qui est des antipsoriques, il est bien démontré aujourd'hui que la gale n'est pas une affection, par conséquent qu'elle n'a rien de spécifique ; de plus, qu'elle n'est pas contagieuse, mais seulement mécaniquement transmissible. C'est une maladie locale tenant à la présence sous l'épiderme d'un parasite (*acarus scabiei*) qui peut être transplanté sur un autre individu par un rapprochement ou attouchement quelconque, et qu'il suffit de tuer sur place pour obtenir rapidement la guérison. Le soufre, dont l'usage est vulgaire dans cet état pathologique, a un mode d'action parfaitement connu : il guérit en faisant périr le parasite.

Pour ce qui regarde les caustiques, que nous voyons figurer dans la classification que nous adoptons comme médicaments désorganisateurs, nous croyons pouvoir leur refuser le titre de médicaments proprement dits, ce dont le savant auteur convient lui-même, si nous avons bien compris ce qu'il énonce, *Pharmacologie générale*, page 26 : « Le médicament est une substance matérielle dont l'action essentielle est *dynamique*..... Un agent par conséquent qui ne produit que des modifications de l'ordre physique ou chimique, comme ceux de la chirurgie, n'est pas un médicament proprement dit, puisque « la mutation pharmacodynamique efficace est toujours de l'ordre vital.... » *Ibid.*, page 25 : Ce qui n'a pas lieu pour les caustiques, qui détruisent la vitalité des organes et ne la modifient point, c'est-à-dire, après la destruction vient la désorganisation des organes.

Classification des Médicaments. (JAUMES; *Pharmac. spéc.*)

Médicaments dont le mode d'action nécessaire à l'effet thérapeutique est connu.

- à action pathologique et provoquant des fonctions nouvelles.
  - Médicaments irritants.........
    - Rubéfiants.
    - Vésicants.
  - Médicaments désorganisateurs..
    - Caustiques.
- à action modificatrice des fonctions existant déjà.
  - Médicaments modificateurs des fonctions spéciales ou médicaments spéciaux.
    - Émétiques.
    - Purgatifs.
    - Diurétiques.
    - Sudorifiques.
    - Expectorants.
    - Emménagogues.
  - Médicaments modificateurs des fonctions générales ou médicaments généraux. (Sthéniques. Asthéniques.)
    - Toniques.
    - Astringents.
    - Excitants.
    - Émollients.
    - Tempérants.
    - Narcotiques.
    - Antispasmodiques.

Médicaments dont le mode d'action nécessaire à l'effet thérapeutique est inconnu.

- ....
  - Antiblennorrhagiques.
  - Antisyphilitiques.
  - Antipsoriques.
  - Anti-dartreux.
  - Anti-scrofuleux.
  - Anti-scorbutiques.
  - Anti-périodiques.
  - Anthelmintiques.

Les moyens chirurgicaux, dont nous avons à dire quelques mots en terminant, sont les procédés mécaniques destinés à remédier à des lésions qui ne peuvent être guéries par les ressources de la diététique et de la matière médicale. On est obligé d'y recourir dans une foule de cas où l'on n'a rien à espérer des agents qui se bornent à modifier la vitalité des organes.

Les anciens ramenaient toutes les opérations chirurgicales à quatre modes particuliers, qu'ils désignaient sous les noms de *synthèse*, de *diérèse*, d'*exérèse* et de *prothèse*.

La synthèse a pour but le rapprochement des parties; la diérèse se propose la division des parties réunies ; l'exérèse, l'extraction des corps étrangers ; enfin, la prothèse remplace artificiellement les organes qui manquent.

Ces quatre méthodes générales sont très-rarement employées d'une manière isolée ; les opérations les plus simples exigent le concours de plusieurs, et dans quelques cas même on a besoin de l'intervention de toutes. Quand on opère une hernie étranglée, ne faut-il pas diviser, réduire, suppléer par un bandage à la faiblesse des parois abdominales, et quelquefois retrancher une partie de l'intestin ou de l'épiploon mortifié ?

L'action chirurgicale est nécessaire toutes les fois qu'il convient :

1° D'opérer la réunion des parties divisées, que la solution de continuité porte sur des parties molles ou sur la charpente osseuse ;

2° De diviser les parties réunies (incision , ponction, destruction des tissus) ;

3° De replacer dans les rapports normaux des organes accidentellement déplacés (luxations, hernies, etc.);

4° De favoriser l'issue de ce qui doit être éliminé (collection de sang, de pus, de sérosité, de fluides aériformes, fragments d'os, nécroses, calculs vésicaux, corps étrangers venus du dehors, etc.) ;

5° De rétablir les conduits obstrués ou rétrécis ;

6° D'exercer une compression quand les circonstances l'exigent, pour rétablir le jeu normal de certaines fonctions, et pour faire cesser certains états pathologiques (anévrismes, varices, compression artérielle dans les hémorrhagies, etc.) ;

7° D'enlever les excroissances pathologiques d'un grand volume ou de mauvaise nature (lipome, tumeur cancéreuse) ;

8° De retrancher un organe ou une partie d'organe qui est le siége d'une altération grave, capable de compromettre la vie du sujet (amputations, désarticulations) ;

9° Enfin, de suppléer à l'absence ou à l'imperfection de certains organes par l'adaptation de moyens mécaniques ou par la restauration opérée au moyen de tissus vivants. Dans le premier cas on a recours à la prothèse mécanique ; dans le second, à l'autoplastie, méthode dont la chirurgie moderne fait tous les jours de si belles et de si utiles applications.

La thérapeutique chirurgicale n'a pas seulement pour effet de remédier à des désordres locaux ; elle fournit aussi au praticien les moyens d'agir d'une manière efficace sur les phénomènes vitaux, en provoquant sur les différentes parties du corps des actions qui modifient avantageusement l'état général. Les opérations dites de petite chirurgie sont d'un usage continuel, soit qu'on veuille affaiblir artificiellement le système vivant, en produisant des évacuations sanguines au moyen des sangsues, des ventouses scarifiées, de la saignée ; soit qu'on cherche à produire des suppurations artificielles, dans le but de résoudre certains engorgements, de tenir en échec un état constitutionnel, ou de détourner la fluxion d'un organe important, comme on le fait par l'application du vésicatoire, du cautère, du moxa, du séton, etc.

Nous avons indiqué aussi brièvement que possible la liste des moyens qui sont généralement acceptés dans la science et dont l'emploi pratique se fait journellement dans notre École. Qu'il nous soit permis d'espérer que les recherches actives et continues de nos savants et de nos cliniciens parvien. lront à en agrandir le cadre de plus en plus. Maint chapitre obscur est encore à éclairer, mainte prétention à examiner, à constater ou à rejeter, des préjugés sans nombre à déraciner, des essais à tenter, pour réduire, d'un côté. la pharmacologie et ce qui en dépend à une collection rationnelle de moyens dont l'efficacité est incontestable ; pour découvrir, de l'autre, dans la richesse immense de la nature, de nouveaux remèdes pour le vrai salut des malades et augmenter ainsi les chances de les guérir ou de les soulager.

Notre École comprend la Thérapeutique ainsi ; ses constants efforts dans ce sens le démontrent sans que nous ayons besoin d'entrer dans des détails superflus, en face de l'opinion presque universelle du monde médical. Elle persévérera dans cette voie, nonobstant les anathèmes des petits systèmes du jour et les attaques insensées des novateurs isolés. Ferme dans ses convictions, inébranlable dans ses dogmes, elle ne reculera devant aucun effort, devant aucun sacrifice, comme le divin Vieillard l'enseignait, pour contribuer aux progrès de la science dont le but est la conservation, le rétablissement de la santé, la guérison et le soulagement des maux qui frappent l'humanité sous mille formes et à coups redoublés.

Nous terminons par ces considérations, et nous revenons un instant seulement sur la pensée fondamentale qui nous a inspiré et guidé, lorsque nous avons osé entreprendre un travail aussi délicat que difficile.

On nous accusera peut-être d'une audace téméraire ; on nous reprochera sans doute d'avoir fouillé d'une main sacri-lége dans le patrimoine de notre École, d'avoir mal em-ployé les trésors qu'elle renferme ! Nous n'en serons nulle-ment étonné ; notre obscurité légitime un tel reproche, nous le supporterons patiemment, et nous sommes prêt à faire amende honorable. L'amertume d'une ambition déchue ne nous tourmentera pas ; ce ne sera qu'un effort manqué par l'insuffisance de nos moyens, un échec dont nous porterons le deuil sans arrière-pensée, si toutefois nos Juges veulent bien le couvrir du voile d'un silence compatissant.

Loin de nous la prétention de vouloir faire une apologie somptueuse de notre École ou de dire du neuf ; nous n'avons aucune autorisation pour la première de ces deux choses, et, quant à la seconde, nous abandonnons la partie à ceux qui se vouent spécialement au culte de la Science, en nous bor-nant au rôle modeste du simple praticien. Comme tel, notre but n'était autre que d'exposer ce que nous croyons vrai, en nous basant sur les préceptes consacrés de l'École dont nous nous glorifions d'être un disciple docile et reconnais-sant.

Le reproche qu'on fait si souvent à l'École de Montpellier de se tenir dans les abstractions, dans les discussions méta-physiques, de s'opposer de la sorte au progrès de la science, d'être inhabile à la pratique, quoique usé et sans fondement, retentit encore assez souvent autour de nous pour qu'il soit besoin de le repousser à l'occasion et par la parole et par le fait.

On nous accorde volontiers des théoriciens, mais on nous refuse les praticiens ; et cependant c'est bien moins des pre-miers que des derniers surtout que date la gloire de notre École.

Avons-nous besoin de rappeler qu'à toutes les époques de son existence, Montpellier s'est efforcé de suivre consciencieusement les pures traditions d'Hippocrate, du plus grand praticien de tous les temps, et que pendant de longues années et jusqu'aux derniers temps, les premiers médecins des rois de France ont été choisis parmi les illustrations de la vieille cité médicale !

La réputation de l'École était donc due plutôt à sa pratique médicale qu'à ses théories et aux principes qu'on y défendait.

Nous ne voulons pas discuter si la théorie et la pratique se tenaient toujours dans un juste équilibre ; nous voulons seulement constater que toutes les deux existaient constamment l'une à côté de l'autre, n'importe dans quelle proportion.

En médecine, il faut bien distinguer le simple praticien de l'homme de science, du chef d'école ; de plus, il faut bien distinguer son œuvre de celle d'une école. Autant le praticien a besoin de se conformer à l'application des bons principes, autant le savant et l'école ont besoin de soutenir, de défendre et de propager les principes, les doctrines et les dogmes dont ils ont reconnu la vérité et l'utilité pratique. Le rôle de ces derniers se trouve donc naturellement plutôt dans la discussion abstraite, dans la pratique médiate ou pour ainsi dire en gros, tandis que celui de l'homme de l'art est davantage dans la pratique immédiate ou de détail. Si c'était réellement un reproche pour une école de s'occuper des principes, il ne le serait qu'à la condition que la science ne trouverait pas sa justification dans l'art ; mais nos cliniques, dirigées par d'habiles maîtres, sont continuellement occupées de combler la lacune qui existe entre la science abstraite et le devoir du simple praticien. Au lit du malade, on cherche à relier la théorie à la pratique, à lui donner un objet, à appliquer les principes et les doctrines qui sont proclamés sur les bancs de l'école, et des milliers d'éminents praticiens sortis de ces bancs sont là pour donner à notre dire l'appui le plus éclatant. Tous conviendront que c'est à la science seule, à l'enseignement des bonnes doctrines, qu'ils sont redevables de leur habileté, et que ces conditions sont indispensables pour former le vrai médecin.

Pourquoi donc le praticien rirait-il du théoricien? pourquoi ce dernier mépriserait-il le premier? Ne sont-ils pas tous les deux des enfants de la même mère, de la Science, quoiqu'ils disposent différemment de ses dons? N'ont-ils pas tous les deux leur rôle marqué dans le sanctuaire commun? Ne sont-ils pas, en le remplissant consciencieusement, également estimables et utiles? Ne devraient-ils pas, au lieu de se combattre dans des luttes fratricides, toujours funestes à la science et préjudiciables à ses défenseurs, se prêter un concours mutuel et vider les questions litigieuses par une discussion franche et loyale?

« La science est à l'un la déesse sublime, céleste; à l'autre une bonne vache qui lui fournit du beurre », dit Schiller dans une épigramme; vérité bien applicable à la médecine. Si la seconde conception suffit seule pour la pratique, elles doivent être représentées l'une à côté de l'autre dans le sein d'une école.

Il se peut que l'une devienne momentanément prépondérante, comme cela a eu lieu pendant une certaine époque pour l'École de Montpellier, sous la forme d'une réaction philosophique contre les envahissements de différentes innovations brutales et dangereuses; mais ce sont là des nécessités conditionnées par la force des choses, et l'on commettrait une grave erreur si on voulait en déduire une décadence. C'était « le présent gros de l'avenir », c'étaient des phases d'évolution inévitables, qui témoignent de la vie d'une institution et desquelles se dégage, par un enfantement plus ou moins laborieux, le nouvel esprit qui conduit à la conquête de l'avenir.

Aussi nous voyons sous nos yeux se rétablir l'équilibre, et nous avons le ferme espoir que l'époque n'est pas éloignée où l'antagonisme théorique et pratique de l'ancien et du nouveau se résoudront dans une harmonie salutaire qui confirmera la gloire séculaire de notre École et lui désignera une place d'honneur parmi ses sœurs de la science moderne.

C'est dans ce sens que nous avons cherché à relier les principes abstraits à l'observation et à la pratique, en voulant démontrer que nos doctrines sont une terre féconde pour quiconque veut les cultiver sérieusement ; que, loin d'être séparées par une barrière infranchissable de leur application pratique, elles sont plutôt aussi intimement liées avec elle que l'arbre au fruit ; que, loin de former un cercle vicieux sans issue et de s'opposer au progrès, elles sont plutôt admirablement conçues pour être étendues dans tous les sens et pour s'assimiler tout ce qui est vraiment utile et bon, sans avoir besoin de changer la base sur laquelle le Père de la médecine les a établies, et qui restera éternellement :

$$\Phi\acute{\upsilon}\sigma\iota\varsigma\ \nu o\acute{\upsilon}\sigma\omega\nu\ \iota\eta\tau\acute{\eta}\rho.$$

Si nous avons réussi, dans ce travail, à rester fidèle à cette pensée dominante, nous nous soumettrons humblement au blâme que méritent les imperfections de notre exposé, en nous abandonnant sans réserve au fatal :

« *Habent sua fata libelli* »

FIN.

TABLE DES MATIÈRES

PREMIÈRE PARTIE.

DE LA VIE.

SECONDE PARTIE.

CHAPITRE PREMIER.

DE LA MALADIE.